Médecin du Tour

DU MÊME AUTEUR

Guide du cyclisme, Albin Michel, 1995.
Guide Sport Santé, Hachette, 1995, avec Pascal Boulanger et Alain Ducardonnet.
La Médecine des sports, Anthropos, 1995, ouvrage collectif.
Guide de la forme et des sports, Larousse, 1985, avec Roland Messmeur.
Médecine du cyclisme, Masson, 1983, avec Henri Judet.

Dr Gérard Porte

Médecin du Tour

Avec la contribution de Pascal Boulanger

Préface de Michel Drucker

Albin Michel

En couverture :
Le suisse Fabian Cancellara pendant le Tour de France 2010.

À ma mère, qui nous a quittés en regardant le Tour 2000.

À mon père, qui m'a transmis cette grande passion pour le cyclisme et qui est parti pendant que j'écrivais ce livre.

Ils auront toujours toute mon affection et ma reconnaissance pour m'avoir aidé et laissé suivre ma voie.

Sommaire

Préface

Les coureurs ne sont pas les seuls à réaliser leur rêve de gosse en participant au Tour de France. Gérard Porte, le toubib du Tour, spécialiste de la médecine sportive, se prenait pour Poulidor quand il était gamin dans son village de Haute-Marne, près de Colombey-les-Deux-Églises… Son jeune frère, devenu comédien, puis auteur, défendait, lui, Anquetil.

Vingt-cinq ans après, le petit Gérard est devenu le médecin-chef du Tour et il n'en revient pas.

Entré comme infirmier en 1972, aux côtés de Philippe Miserez, il était alors étudiant en médecine.

Des premières années, qu'il passa à l'arrière de la caravane, dans une ambulance, il garde un souvenir ému. Les scènes poignantes des blessés ne voulant pas abandonner sont toujours ancrées dans sa mémoire. Depuis cette époque, le docteur Porte a pris du galon, mais son enthousiasme, sa simplicité et sa sensibilité sont intacts. Il aime les coureurs.

Il les protège et quand il parle d'eux, on a l'impression d'entendre un père parler de ses enfants.

Chaque jour, une heure après l'arrivée de l'étape, il fait le tour des chambres. Là, il panse, suture, nettoie et même plâtre parfois. Mais il remonte aussi le moral des troupes.

Tous l'appellent Gérard. Et cette marque d'affection des coureurs pour leur médecin le touche beaucoup.

Quand on lui demande d'évoquer ses souvenirs, il tient à préciser que dans la souffrance et l'adversité les coureurs sont égaux, qu'ils soient stars ou simples équipiers.

Pourtant, si l'on insiste un peu, il laisse échapper le nom d'Eddy Merckx qui, en 1975, avec une fracture à la face, avait toutes les raisons d'abandonner après cinq victoires dans le Tour, mais qui tint à terminer à Paris, deuxième derrière Thévenet.

Gérard Porte est un médecin comme on n'en fait plus. Chaleureux et sentimental, dévoué et passionné. Ce n'est pas par hasard si le jour de ses noces Jacques Goddet et… Jacques Anquetil ont été ses témoins. Tout un symbole.

Michel Drucker

1

Au pays du général de Gaulle

« Je serai coureur ». D'aussi loin que je m'en souvienne, j'ai toujours eu cette réponse à la traditionnelle question que posent les adultes quand ils veulent savoir ce que l'on veut faire plus tard. La même question sur le cadeau qui pourrait me faire plaisir à Noël. Pour beaucoup c'était une panoplie qui occupait leurs rêves. Pour moi, dès l'âge de 4 ans, c'était un vélo. Je me voyais coureur cycliste.

Cette passion m'a toujours habité, avec des pensées paradoxales. C'était un rêve. Un vrai rêve au sens propre du terme, si bien qu'il me paraissait inaccessible.

Il faut dire que nous habitions un petit village, dans le nord de la Haute-Marne. Montier-en-Der. Et il se passait peu de choses à Montier-en-Der...

La grande distraction du dimanche après-midi, c'était le match du club de football local. En hiver, nous passions des heures à encourager les joueurs le long de la rambarde avec mon père, mon grand-père et mon petit frère. Mes cousins jouaient et j'étais leur plus fidèle supporter.

Nous partagions aussi en famille le feu d'artifice du 14 juillet, mais le bruit m'effrayait et je ne voulais surtout pas lâcher la main de mes parents. La grande peur de les perdre, dans le noir, au milieu de la foule...

Le rallye de Monte-Carlo et les marcheurs du Strasbourg-Paris

En dehors de ces événements mineurs il ne se passait réellement rien. Rien à l'exception du rallye de Monte-Carlo qui nous rendait visite parfois en janvier. L'étape qui s'élançait de Reims traversait notre village. J'avais une admiration sans borne pour les pilotes et les voitures de compétition. Ces monstres de puissance me semblaient irréels.

Une autre compétition, aussi étrange que célèbre, traversait notre petit village : le Strasbourg-Paris à la marche (nous étions au milieu de ce long chemin). Avec mes parents nous suivions, fascinés, ces hommes hors du commun qui parcouraient plus de 500 km à pied en quelques jours. Montier-en-Der était en ébullition. Je me souviens que le pâtissier du village, M. Germay, remettait une pièce aux concurrents lors de leur passage pour les encourager. À cette époque, je n'imaginais pas qu'un jour, à partir de 1972, j'assurerais l'assistance médicale de cette épreuve mythique organisée par le journal *L'Équipe.*

Quelquefois, notre père nous emmenait à Troyes, à 60 km de là, voir un match de football professionnel. La foule, l'ambiance m'impressionnaient. Je me souviens avoir vu la célèbre équipe de Reims des années 1960 avec Raymond Kopa, Roger Piantoni et une autre fois Roger Marche, tous internationaux de haut niveau. Aucune commune mesure avec les matchs du dimanche au village où nous n'étions que quelques spectateurs.

Ce fut mes seuls contacts avec le sport de haut niveau durant ma petite enfance. Le vélo n'en a pas fait partie. Je m'intéressais à quelques petites courses locales. Un jour de fête patronale, j'eus la chance d'apercevoir un champion de France militaire avec son maillot. Cela me paraissait irréel, tout comme cet éphémère Tour de Champagne où j'avais aperçu Raymond Mastrotto, surnommé « le taureau de Nay ». Un professionnel ! Mais le peloton est passé si vite...

Le Tour de France, lui, était encore absent de mon petit univers. Il existait dans un autre monde : les journaux, les radios, la télé mais pas « en vrai ». La Grande Boucle était inaccessible vue d'un petit village comme le nôtre... Lorsqu'on est gamin, on a ce genre d'idées arrêtées.

Un calendrier des Postes et une rédaction

Je me souviens d'une fin d'après-midi d'hiver. J'étais seul à la maison avec ma mère quand la sonnette retentit. C'était le facteur qui venait proposer le traditionnel calendrier de la Poste. Comme d'habitude, ma chère maman me laissa choisir. Ce jour-là, ma préférence se porta sur une photo du peloton du Tour de France dans les lacets d'un grand col pyrénéen. Une image classique du Tour, que j'ai toujours en tête 55 ans plus tard.

À l'école communale nous avions régulièrement une rédaction à faire. Je ne me souviens plus du sujet imposé mais je me rappelle fort bien avoir raconté la chute de Roger Rivière dans le col du Perjuret. J'ai oublié l'appréciation de l'instituteur mais, lors de la correction, il me demanda si j'étais sûr du nom de ce col. La réponse était oui, évidemment. Ce drame du Tour m'avait marqué malgré mon jeune âge.

C'est justement Roger Rivière qui m'a offert mon premier vrai et grand souvenir de vélo. La France entière fut émue par sa terrible chute dans la descente de ce fameux col. Le Tour de France 1960 traversait les Cévennes. J'avais neuf ans et demi et nous étions en vacances au bord du bassin d'Arcachon, à Andernos-les-Bains. Mon père suivait le Tour à la radio (la télévision n'était pas encore dans tous les foyers). Et voilà que le vainqueur potentiel du Tour, un jeune Français plein d'avenir venait de chuter gravement. Le lendemain matin, nous nous sommes précipités à la librairie du village pour acheter *L'Équipe*. Je revois encore cette première page avec la photo de Roger Rivière allongé sur le côté, inanimé. Une autre photo m'a également marqué : il était allongé sur une civière portée par des suiveurs dans la pente raide qui menait à la route. Ce drame a été le premier chapitre de ma culture cycliste.

Mon père, Denis, était passionné de sport en général et de cyclisme en particulier. Il m'a communiqué sa passion. J'ai été « vacciné avec un rayon de bicyclette ». Ensemble, nous lisions et commentions les vieux *Miroir Sprint* et *Miroir des Sports*, nous attardant sur les numéros spéciaux Tour de France. Il me racontait l'histoire du Tour, me parlait de deux coureurs, les seuls qui, à l'époque, totalisaient trois victoires : le Belge Philippe Thys et le Français Louison Bobet, bien avant que Jacques Anquetil ne pulvérise ce record. Adolescent, il avait eu pour héros Georges Speicher, Roger et Guy Lapébie, Antonin Magne, André Leduc et Louison Bobet que j'eus la chance de rencontrer plus tard. Au fil des années, je me suis souvent retrouvé en présence d'une idole de mon père et, à chaque fois, j'ai pensé à lui avec émotion. J'ai même eu le bonheur de pouvoir lui en présenter quelques-unes. Ce fut ma façon de le remercier de tout ce qu'il m'avait donné.

Roger Rivière à la maison

L'accident de Roger Rivière mit fin à sa carrière professionnelle, en 1960. Mais il était resté mon idole et le hasard voulut que, trois ans plus tard, il vienne à la maison en tant que directeur sportif d'une équipe cycliste amateur de Saint-Étienne, sa ville d'origine.

Au village, un ami de mon père, Jean Pérard, était commissaire auprès de la Fédération française de cyclisme. Après avoir gravi tous les échelons, il était devenu commissaire adjoint du Tour de France, puis commissaire international des plus grandes courses. Jean Leulliot, journaliste à *L'Aurore* à l'époque, organisait des épreuves par étapes aussi variées que Paris-Nice et la Route de France. Cette année-là, Montier-en-Der était ville départ. L'organisateur avait prévu que les coureurs et l'encadrement logeraient au collège, qui était libre pendant les vacances scolaires. Roger Rivière avait gardé des séquelles douloureuses de sa fracture de la colonne vertébrale consécutive à sa terrible chute. Il ne souhaitait pas dormir dans un dortoir de collège et en avait fait part à Jean Pérard, qui connaissait la passion de la famille Porte pour le vélo. Notre ami vînt donc nous demander une chambre pour l'ancien grand champion. Il savait qu'en lui rendant service il nous faisait, à mon frère et à moi, un plaisir immense. C'était le plus beau jour de notre vie. Nous n'en avons pas dormi plusieurs jours de suite.

J'avais une douzaine d'années et je me souviens d'un champion adorable. Roger Rivière a dîné à la maison, entre mon frère et moi. C'est bien simple : j'avais un dieu à côté de moi ! Il nous a dédicacé des photos sur lesquelles il portait son maillot de champion du monde de poursuite.

Il nous raconta avec fierté qu'il était le seul coureur que Jacques Anquetil, LE champion de l'époque, n'avait jamais battu au contre-la-montre. Anquetil avait deux ans de plus que Roger Rivière et le cyclisme aurait probablement connu de grands moments si ce jeune champion stéphanois, un peu chien fou, n'avait pas pris des risques insensés dans ce maudit col du Perjuret, près du mont Aigoual, à la poursuite de l'italien Nencini.

Rivière était aussi très fier de son record de l'heure : 47,346 km sur la piste du fameux Vigorelli de Milan. Et il ne manquait pas de préciser que, sans une crevaison, il aurait probablement dépassé les 48 km. Plus tard il ouvrira à Saint-Étienne un café-restaurant qui portera le nom de « Vigorelli ». Il nous parlait aussi des footballeurs de Saint-Étienne et ne se lassait pas d'opposer la nécessaire hygiène de vie des cyclistes aux sorties nocturnes des footballeurs après les matches.

Ce jour-là, il nous a offert un rêve inestimable, qui a bien sûr renforcé ma passion pour le vélo.

Anquetil et le peloton

Mon premier vrai contact avec le Tour remonte à 1962. En vacances avec mes grands-parents à Valloire, nous étions au centre de deux légendes : le col du Télégraphe et le mythique col du Galibier. L'étape Briançon-Aix-les-Bains ne passait pas par le Galibier mais par le Lautaret où nous avions pris place près du sommet. Après le passage de la caravane nous avons eu la chance de voir passer un peloton à faible allure, et notamment le maillot jaune : Jacques Anquetil. Un dieu venait de passer sous mes yeux ! Comment aurais-je pu imaginer que, 24 ans plus tard, nous serions devenus de grands amis et qu'il me ferait l'honneur d'accepter, avec Jacques Goddet, d'être mon témoin de mariage ?

Après ce passage du peloton, mon frère Régis et moi n'avions qu'une hâte : rentrer chez nous et enfourcher nos vélos comme les champions que nous venions de voir. Régis était Anquetil, j'étais Poulidor. Nous roulions beaucoup, pour le plaisir uniquement, sauf lorsque nous décidions, avec les copains d'école, de faire une petite course. Nous n'étions qu'une dizaine mais cela suffisait à ressentir les frissons de la compétition. Parfois, on se lançait même dans une course par étapes, type Tour de France bien évidemment, quatre ou cinq jours de suite. Le rêve était là.

Le Tour et le général

Chaque année, Jean Pérard, l'ami de la famille qui avait le privilège de suivre le Tour, nous envoyait une carte postale avec les autographes des plus grands coureurs de l'époque : Anquetil, Van Looy, Nencini, Darrigade, Bobet, Altig, Stablinski... Nous attendions sa carte avec impatience. Au retour, il nous racontait la course. C'était incroyable d'entendre ce monsieur, chez nous, dans notre petit village, raconter ses rencontres avec les plus grands coureurs.

C'est grâce à lui que j'ai pu voir une arrivée du Tour pour la première fois, en 1963. L'avant-dernière étape se terminait à Troyes, à 60 km de notre maison, et Jean Pérard nous avait obtenu des places en tribune d'arrivée. Quel beau cadeau ! C'était magique car, dans ces années-là, le Tour de l'Avenir arrivait au même endroit environ deux heures avant le Tour. Venait ensuite la caravane, très attendue par les enfants puis, en apothéose, l'arrivée des professionnels et ce jour-là une victoire du belge De Breuker. Images fugaces car, en quelques secondes, tout était terminé. Souvenons-nous qu'à l'époque il n'y avait pas d'écran géant ni de ralenti...

Une autre étape du Tour se terminant à Troyes est restée célèbre pour une tout autre raison. En 1960, la Grande Boucle passait par Colombey-les-Deux-Églises. Le général de Gaulle était au bord de la route comme un spectateur ordinaire et le peloton s'est arrêté pour saluer le grand homme. Il serra la main du maillot jaune et futur vainqueur, l'italien Gastone Nencini, et d'Henry Anglade, ancien champion de France et 2e du Tour l'année précédente.

Le Tour à la radio, dans les journaux et... sur mon vélo

Comme tous les gosses, je vivais ma passion du vélo pendant le Tour en écoutant la radio. Je guettais le flash spécial « En direct de la route du Tour » et son célèbre *jingle* au klaxon italien. J'imaginais les coureurs, les paysages, la course. Parfois le médecin du Tour de l'époque, le Dr Pierre Dumas, qui a officié pendant 16 ans, était interviewé. J'avais déjà envie de faire médecine et je ne pouvais m'empêcher de penser que cet homme qui côtoyait les plus grands champions avait beaucoup de chance. Je scrutais avec intérêt les photographies du journal où l'on voyait parfois ce médecin soigner les coureurs depuis son cabriolet.

Je découpais avec soin les pages sportives du journal local, *La Haute-Marne libérée.* Dans un cahier d'écolier, chaque jour, je collais méthodiquement les gros titres, les commentaires et les classements de l'étape, du maillot jaune, du maillot vert et du Grand Prix de la Montagne qui n'était pas encore un maillot à pois.

Le soir, la télévision résumait la course. Quelques minutes seulement, si attendues et si précieuses. Il n'y avait pas encore de direct. Les téléspectateurs se contentaient de ces quelques images qui aujourd'hui alimentent les magnifiques rétrospectives de mon ami Jean-Paul Ollivier.

Mon enfance et mon adolescence ont aussi été marquées par le temps passé sur mon vélo. Le nord de la Haute-Marne, côté ouest, jouxte l'Aube et la Marne. La région est peu vallonnée, ou du moins accessible aux cyclistes qui ne sont pas des grimpeurs. C'était mon cas. Quelques bosses, mais jamais très longues ni très dures. J'ai toujours eu un plaisir immense à sillonner les routes de notre région : les odeurs des blés fraîchement coupés, des tournesols, des forêts, un silence parfois absolu et des petites routes très peu fréquentées. Le charme des villages, des églises de campagne, des vastes fermes, des champs colorés, des forêts de chênes a toujours été une motivation pour mes sorties cyclistes. Quel bonheur de rouler durant des heures et de faire de nouvelles découvertes à chaque virage.

Je faisais régulièrement ces balades avec mon frère Régis, mais il était davantage passionné par l'équitation que par le vélo. Lui se prenait pour Anquetil et moi pour Poulidor ! Par la suite, j'ai pu lui offrir un vélo que Laurent Fignon avait utilisé sur un de ses Tours victorieux. Un grand bonheur... pour moi !

Au retour de mes sorties cyclistes, je notais les kilomètres parcourus et je me faisais une liste de tous les villages par lesquels j'étais passé. Le plus célèbre, Colombey-les-Deux-Églises, était à une trentaine de kilomètres, facile d'accès. J'allais saluer le curé du général de Gaulle, l'abbé Jaugey qui, quelques années plus tôt, m'avait baptisé et avait célébré ma communion solennelle. Encore un plaisir et un honneur pour l'enfant que j'étais : entendre parler du général par une personne qui l'approchait régulièrement et allait chaque semaine déjeuner à la Boisserie !

Dans les années 1960, le général de Gaulle sillonnait les provinces françaises et prenait systématiquement des bains de foule. Un jour, il choisit sa région d'adoption, la Haute-Marne, et notre village était sur son chemin. Tous les enfants des écoles et du collège furent convoqués sur la place du village, devant la mairie, et mis en rang pour l'arrivée du grand homme. Après son discours il vint vers nous et, suprême honneur, il me serra la main. J'en garde encore un souvenir ému.

Pour ma communion solennelle, le principal cadeau fut mon premier « vrai » vélo. Un demi-course, comme on disait à l'époque, couleur jaune paille. Il occupait mes pensées, je ne voulais plus en descendre. J'ai beaucoup roulé avec ce vélo ! Je passais la majeure partie de mes vacances d'été sur sa selle, dans mon village. Un certain été j'ai parcouru environ 3 000 km, soit les trois quarts de la distance du Tour de France de l'époque. Une vraie fierté.

Le Tour vu d'Allemagne

Notre village, grâce au dynamisme d'un notaire, Maître Pierre Martan, était jumelé avec un village allemand, Buchschlag, dans la banlieue de Francfort-sur-le-Main. Plusieurs années de suite, je suis allé là-bas pendant les vacances d'été. En juillet, j'écoutais le Tour de France à la radio et je me souviens que lorsque mes parents venaient me rechercher, mes hôtes allemands leur expliquaient que j'avais passé une partie de mes après-midi l'oreille collée au transistor. Même loin de la France, ma passion du Tour ne m'abandonnait pas. C'est ainsi que j'ai vécu le grand duel Anquetil-Poulidor du Tour 1964 dans le Puy-de-Dôme, en direct à la radio... depuis une petite route de campagne allemande.

Mes hôtes étaient charmants et faisaient tout leur possible pour faire plaisir à leur petit Français. En 1966, les championnats du Monde de cyclisme avaient lieu en Allemagne et les épreuves sur piste se déroulaient à Francfort. Mes amis avaient pris des places pour un après-midi. Le hasard faisant bien les choses, j'ai pu assister aux premières demi-finales et finales de tandem de l'histoire des Mondiaux. L'épreuve a disparu aujourd'hui mais elle était terriblement spectaculaire : un sprint à deux, très technique, très rapide et parfois dangereux. Deux des plus grands champions français de la piste étaient associés ce jour-là : Daniel Morelon et Pierre Trentin. Et ils gagnèrent devant les Allemands ! Admiratif, je me souviens d'avoir pu tapoter l'épaule de Daniel Morelon alors qu'il montait les marches au milieu des tribunes pour se rendre aux interviews. Je me rappelle surtout cette Marseillaise interprétée dans un stade allemand. Inoubliable ! Là encore, je n'imaginais pas que onze ans plus tard, c'est en tant que médecin des équipes de France que j'accompagnerais Daniel Morelon, encore coureur puis entraîneur auprès de la Fédération française de cyclisme.

Devant ma passion pour le sport, mes amis allemands m'avaient également emmené voir un match de football dans le grand stade de l'Eintracht de Francfort. Des dizaines de milliers de spectateurs... je n'avais jamais vu autant de monde de ma vie ni connu une telle ambiance de supporters. J'écarquillais mes yeux d'adolescent qui n'avait connu que les matches amateurs de son petit village.

Les héros du Galibier

Alors que nous passions notre mois de juillet en vacances à Valloire avec mes parents et grands-parents, ceux-ci découvrirent qu'à Plan Lachat, à mi-chemin entre Valloire et le sommet du Galibier, un endroit bien connu des cyclos qui grimpent chaque année ce célèbre col, il y avait une colonie de vacances originaire de la Haute-Marne, notre département. La décision fut rapidement prise de nous y envoyer, mon frère et moi, chaque année au mois de juillet. L'atmosphère était agréable : on était à deux mille mètres d'altitude, isolés, en pleine montagne, les paysages étaient extraordinaires. On avait encore le droit de cueillir des edelweiss à cette époque. On les faisait sécher et on en faisait des sous-verres. L'activité principale était la marche et nous connaissions tous les sentiers, si agréables, de la région. J'y suis allé pendant plusieurs années, d'abord comme « colon » puis comme moniteur.

En 1967, le Tour de France empruntait le col du Galibier, tout près de notre colonie. Nous étions fin prêts pour l'événement. Les plus grands avaient quartier libre et je me souviens être monté assez haut dans le col où j'ai choisi un virage bien précis. Je pouvais apercevoir les coureurs en contrebas puis les détailler de loin. Ce fut un moment magique. En haute montagne les coureurs roulent relativement lentement et la course s'étire. Roger Pingeon avait pris le maillot jaune et Raymond Poulidor avait perdu toute chance de gagner le Tour après une chute dans les Vosges. Il s'était mis au service de Pingeon. Le maillot jaune n'était pas dans les premiers dans le Galibier et Raymond Poulidor, très digne dans son maillot de l'équipe de France, semblait l'attendre. Pingeon était appliqué, courageux... Poulidor, lui, montait facilement en tenant son guidon d'une main. Il encourageait Pingeon en permanence. Ce jour-là, j'ai eu le bonheur de voir tous les plus grands coureurs passer à quelques mètres de moi. Je me souviens particulièrement de Felice Gimondi, vainqueur du Tour 1965. L'élégant Italien – on l'appelait le Bergamasque – gagna l'étape du jour. Il y avait aussi le Néerlandais Jan Janssen, futur vainqueur du Tour 1968, ou encore Lucien Aimar, Jean Stablinski, Raymond Riotte.

Le Dr Pierre Dumas est aussi passé devant moi dans son cabriolet Aspro. Et puis Robert Chapatte, LE commentateur de l'époque, ainsi que Jacques Goddet et Félix Lévitan dans leurs voitures directoriales...

Je n'ai pensé qu'à cette journée jusqu'à la fin des vacances. J'étais tellement enthousiaste que dès le lendemain, j'écrivais à Roger Pingeon pour encore l'encourager. Quelques semaines plus tard, je reçus une photo dédicacée ! Des années après, j'ai eu l'occasion de lui raconter l'anecdote et de le remercier chaleureusement. Les personnages connus estiment souvent mal ou oublient combien on peut faire plaisir à un gamin avec une simple photo dédicacée. Ce simple geste avait renforcé mon immense admiration pour les coureurs cyclistes.

Malheureusement, ce Tour restera marqué dans la mémoire du cyclisme en raison du décès d'un coureur. Le britannique Tom Simpson perdit la vie dans l'ascension du Ventoux, le 13 juillet, au cours de la 13e étape entre Marseille et Carpentras, alors qu'il était 7e au classement général. Ce drame, tout le monde le sait, a frappé les esprits et marqué le vrai début de la lutte antidopage dans le cyclisme. Nous y reviendrons dans les pages qui suivent.

Je ferai médecine

Ma passion du sport et du cyclisme en particulier, je la partageais avec de nombreux copains et surtout avec mes cousins germains. Ces derniers – Jean-Marie, Michel, Alain et Daniel – étaient beaucoup plus footeux mais le Tour, tout le monde le suivait. Nous faisions des sorties vélo ensemble, nous jouions au football (mais je n'ai jamais été doué). Parfois... on gardait les vaches car mon oncle était agriculteur et éleveur. J'allais rejoindre mon cousin Michel au milieu des champs et on rêvait. Lorsque le clocher du village sonnait 5 heures il fallait ramener les vaches à la ferme. Pour faire passer le temps, nous avions imaginé le retour des vaches sous la forme d'une course cycliste. Elles avaient toutes le nom des plus grands champions de l'époque. Nous avions nos favorites et, curieusement, à l'arrivée à la ferme le classement était pratiquement toujours le même ! Je crois que nous ne l'aurions jamais remarqué sans cette idée...

Après quatre années passées au collège de mon village, je suis parti au lycée à Wassy, à 14 km de là. Ce n'était pas loin mais, à l'époque, la distance justifiait d'être interne, et l'internat commençait le lundi matin à 8 heures pour finir le samedi soir à 18 heures. Les week-ends étaient courts ! Pour moi il n'y avait plus de vélo que pendant les vacances. J'avais pourtant lancé à la maison l'idée de faire des courses officielles mais avais essuyé un refus absolu de mes parents : « Fais tes études d'abord et de toute façon comme tu es interne tu ne pourras pas t'entraîner ». Je sais aujourd'hui que je n'aurais pas été bon mais j'ai toujours eu ce regret. Je me voyais au départ d'une course avec un beau maillot, anxieux, tremblant et enthousiaste à la fois. Je n'ai jamais connu ces émotions. De celles qu'a pu vivre un copain de mon âge, François Collet. Il a gagné quelques courses en cadet. Quand j'apprenais ses victoires, je lui écrivais depuis le lycée pour le féliciter. Il était devenu mon idole. Sa carrière n'a pas été bien longue mais il s'est fait plaisir et m'a fait rêver.

Au cours de ces années, mon envie de faire des études de médecine s'est renforcée. J'y pensais depuis longtemps : en janvier 1959, j'avais 8 ans, des amis de mes parents avaient eu un terrible accident de voiture. L'homme avait perdu la vie, et sa femme avait les deux jambes fracturées. C'est en lui rendant visite à l'hôpital avec mes parents que j'en eu la révélation : je travaillerai en blouse blanche, pour aider mon prochain. Cette idée ne m'a jamais quitté même si j'ai longtemps pensé qu'une telle profession était réservée aux fils de médecin, de notaire, d'avocat ou de notable, ce qui n'était pas mon cas. L'enseignement ou la comptabilité, car j'ai toujours aimé les chiffres, me semblaient plus correspondre à ma condition.

Cependant, à l'âge de 14 ans j'ai dû me faire opérer. Une simple petite exostose (excroissance sur un os). J'ai demandé au chirurgien s'il était possible de ne pas m'endormir car je voulais voir et comprendre ce qu'il allait me faire. Ce fut la seconde révélation ou plutôt la confirmation. Je serai médecin et plus précisément chirurgien.

L'ambiance du bloc opératoire m'avait plu. Je dévorais les livres racontant les histoires médicales, notamment *Les Hommes en blanc.* Cela ne faisait que renforcer mon désir.

J'ai donc orienté mes études vers les branches scientifiques. Obtenir le baccalauréat ne fut pas trop difficile : je fais partie de la génération qui passa l'examen en 1968 ! En province tous les lycées étaient fermés en raison des événements de mai. Aucune information ne nous parvenait sur les prochaines épreuves du bac. Je faisais du vélo dans ma campagne et j'allais aux renseignements qui arrivaient au compte-gouttes, une fois par semaine. Aujourd'hui encore, je raconte volontiers que j'ai préparé le bac sur mon vélo. À la fin du mois de juin, nous avons été prévenus que nous passerions simplement des épreuves orales, quatre jours plus tard à la Préfecture du département. Et encore, sur quelques matières seulement...

En 1967, mes parents avaient quitté la province pour s'installer à Paris, essentiellement pour accompagner mes études et celles de mon frère. Ils préféraient la capitale à une ville de province qui aurait pu être Reims ou Nancy.

Mais, fin 1968, à Paris, plus rien dans le domaine de l'enseignement ne fonctionnait normalement. Mes études de médecine démarrèrent difficilement. Tout était à remettre sur pied dans les facultés. Impossible de savoir où s'inscrire ni à quelle date. Il fallut attendre janvier 1969 pour assister à une véritable reprise. Comme nos prédécesseurs, pendant deux ans nous n'avons appris que du scientifique et pas du tout de médecine. Je me souviens qu'on nous demandait de calculer à quelle vitesse une fusée devait voler pour échapper à l'attraction terrestre... Intéressant mais quel lien avec la médecine ? C'est ainsi que sur 900 inscrits en première année, nous n'étions plus que 300 environ en troisième année, là où l'enseignement commence à être en rapport avec nos desideratas.

En 1971, je fis mes débuts à l'hôpital Saint-Louis à Paris, en chirurgie orthopédique. D'emblée je fus affecté au bloc opératoire. Je découvrais enfin l'ambiance dont j'avais tant rêvé ! Ma décision était prise : je serai chirurgien orthopédique. Mais c'était sans compter que ma passion pour le vélo serait encore la plus forte...

2

Rue du Faubourg-Montmartre

Arrivé à Paris, il fallait penser aux études. Celles de médecine ne sont probablement pas plus difficiles que les autres mais elles demandent du sérieux et du travail. Le cyclisme n'était plus ma préoccupation première. Loin de mon village de Haute-Marne, j'avais perdu l'habitude d'enfourcher mon vélo.

Toutefois, il restait bien présent dans mon esprit. J'écoutais régulièrement une émission quotidienne sur RTL. La station de la rue Bayard invitait régulièrement ses auditeurs à participer à un événement de l'actualité en accompagnant un journaliste de la rédaction. Un jour, Guy Kédia, patron des sports et grand spécialiste du cyclisme, invita un auditeur à le suivre sur Paris-Camembert, une petite semi classique française qui est toujours inscrite au calendrier du championnat de France. Je pris mon téléphone et quelle ne fut pas ma surprise d'avoir au bout du fil Guy Kédia en personne ! Le simple fait de parler avec ce journaliste célèbre me semblait un honneur. Ma candidature ne fut pas retenue, mais j'ai toujours en mémoire cette grande voix du Tour qui avait pris personnellement le temps de répondre au petit provincial que j'étais.

Plus tard, en octobre 1971, et à nouveau sur RTL, j'appris que la carte du Tour 1972 allait être présentée.

Le départ de cette nouvelle édition serait donné après la fin des examens universitaires. Je me mis à rêver d'y être présent.

À l'époque, Félix Lévitan, l'un des deux directeurs du Tour avec Jacques Goddet, tenait une chronique quotidienne sur la même station. Je l'écoutais tous les jours. L'homme me paraissait familier. Je pris un bottin pour trouver le numéro de RTL et pour l'appeler. Quand on est jeune, on croit que tout est possible... On me répondit que Félix Lévitan travaillait au journal *Le Parisien libéré*, que sa chronique était enregistrée et que je ne pourrais pas le joindre à la station de radio. Qu'à cela ne tienne ! J'appelai immédiatement le journal pour obtenir un rendez-vous. Une secrétaire charmante m'informa que, pour le Tour de France, c'était au siège de *L'Équipe*, 10, rue du Faubourg-Montmartre, qu'il fallait poser sa candidature. Nouvel appel, nouvelles explications, mais toujours pas de rendez-vous. « On » en parlerait à qui de droit et « on » me rappellerait. Bref, cela ressemblait clairement à une fin de non-recevoir.

Pourtant, à ma grande surprise, le téléphone sonna quelques jours plus tard... mais c'était pour me préciser qu'il fallait écrire. Mais à 20 ans, il en faut plus pour se décourager. Je pris donc la décision d'aller me présenter directement !

Un costume, une cravate, des chaussures bien cirées et me voilà en route pour les bureaux de *L'Équipe*. Là, une secrétaire me répond : « On vous a dit qu'il fallait nous écrire ». – Oui madame, mais j'ai peur que vous ayez tant de candidatures que la mienne ne soit jamais prise en compte ». Elle me rassure, me redemande d'écrire, me promet que ma lettre serait examinée et qu'une réponse me serait donnée.

Cette fois, il n'y avait plus rien d'autre à faire. Quelle déception pour moi qui pensait que l'on m'attendait ! Je pris ma plume quand même, sans trop y croire...

J'avais parlé de ma candidature à notre ami Jean Pérard, et j'espérais secrètement qu'il pourrait peut-être l'appuyer, lui qui connaissait tant de monde. Il me demanda à qui j'avais écrit et, quand je lui répondis Félix Lévitan, fit une moue dubitative en disant que j'aurais mieux fait d'écrire à Jacques Goddet. Décidément...

Quelque temps plus tard je reçus un appel du Tour. On me demandait de venir me présenter au chef du personnel de *L'Équipe* qui occupait en même temps la fonction de fondé de pouvoir sur le Tour de France. À nouveau en costume et cravate, mais cette fois j'avais un rendez-vous. C'était impressionnant d'être convoqué dans ce vieil immeuble, rue du Faubourg-Montmartre, là où se fabriquaient non seulement le journal *L'Équipe* mais aussi le Tour de France et d'autres courses.

Les bâtiments étaient anciens, les couloirs étroits, les bureaux minuscules, et les planchers craquaient. Je fus reçu par Pierre Verdier, petit homme très classe, aimable, genre chef comptable à lunettes, et par son jeune adjoint, Jean-Claude Hérault, pas plus grand que son patron mais qui n'allait pas tarder à monter en grade pour finir directeur commercial du Tour. J'avais l'impression de passer un oral d'examen. J'expliquai ma passion du cyclisme, mes études de médecine, mes activités d'infirmier pendant l'été pour gagner un peu d'argent. L'entretien avait été courtois et j'avais un petit espoir. Mais, toujours réaliste, j'avais l'impression qu'on m'avait reçu avant tout par politesse et qu'il n'y aurait pas de suite.

Un Paris-Roubaix pour commencer

Pourtant, les miracles finissent par arriver. En avril 1972, le téléphone sonna à nouveau : « Ici la société du Tour de France. Êtes-vous libre le week-end prochain ? » C'était inespéré. J'allais rejoindre l'équipe médicale sur Paris-Roubaix, la reine des classiques, la course la plus mythique au monde. Je rêvais déjà des pavés du Nord.

En une fraction de seconde, je passais du statut de petit Français moyen anonyme auquel il n'arrivait rien de significatif à celui de privilégié qui aurait l'honneur de suivre la plus grande classique cycliste au monde. Je n'en revenais pas.

Passé l'euphorie, arriva l'inquiétude. Je ne connaissais pas le milieu cycliste professionnel. Ma seule expérience se limitait au travail d'infirmier à l'hôpital, mais je ne l'étais pas vraiment (j'étais en fait en quatrième année de médecine). Comment un jeune homme de 21 ans serait-il accueilli dans cette grande épreuve ?

À l'époque, nous étions convoqués le matin de la course à Saint-Ouen, près de la porte de Clignancourt, au siège du *Parisien libéré*. Au milieu des véhicules de course, j'avais dans la poche une adresse et un nom : Jacques Flandin, chef du garage. Je ne connaissais absolument personne. J'aperçus Robert Chapatte, ancien cycliste professionnel devenu l'un des plus grands journalistes sportifs de la télévision, un homme que je ne pensais pas côtoyer un jour.

Mon père m'accompagnait et, comme il aimait parler, il ne put s'empêcher de dire, très fier, au chef du garage : « Vous savez, mon fils est un vrai passionné. Il en rêvait et il est heureux d'être là ». Jacques Flandin eut cette réponse péremptoire : « Vous savez, on en a vu beaucoup qui rêvaient du Tour et qui ont vite disparu ». Mais mon père ne se laissa pas impressionner et lui répliqua : « Oui, certainement, mais lui, il est vraiment passionné ». Mon cher père avait raison : 39 ans plus tard je suis toujours là, et la passion est intacte.

Chacun était affairé et personne n'était disponible pour informer le petit nouveau. Après les politesses d'usage, on m'indiqua mon ambulance, son pilote et tout était dit. J'ai tout juste aperçu le médecin de la course sans que nous ayons l'opportunité de parler. C'était le Dr Jean Jolain, médecin du sport et généraliste à Paris. Grand, sympathique, aux allures un peu bohêmes, je ne l'ai jamais revu sur les courses. Mais quelle ne fut pas ma surprise quand dix ans plus tard, devenu médecin-chef du Palais Omnisport de Paris-Bercy, je le retrouvai parmi les médecins qui avaient accepté à ma demande de prendre des gardes. Depuis, nous ne nous sommes plus jamais perdus de vue.

Le contenu de l'ambulance m'effraya. Il n'y avait pratiquement rien ! Quelques compresses, un désinfectant, des bandes mais pas de pinces pour nettoyer proprement une plaie. J'étais heureux d'être au départ de ma première course mais un peu paniqué par le manque de moyens.

La première heure de course se passa sans encombre. J'entendais Jacques Goddet, le grand patron, célèbre dans sa tenue coloniale, qui commentait la course sur Radio Tour, le canal interne que reçoivent tous les véhicules de la course et qui informe les suiveurs en permanence. Je ne le voyais pas mais j'étais ému d'entendre sa voix… jusqu'à ce que mon pilote m'informe que ce n'était pas lui mais un journaliste de *L'Équipe*, Robert Silva, qui commentait. Petite déception quand même ..

Tous ceux qui connaissent Paris-Roubaix savent que la course s'accélère dans les 50 ou 30 derniers kilomètres avant le 1er secteur pavé. Pour avoir une chance de gagner il faut être aux avant-postes, toujours dans les 20 ou 30 premiers. À ce petit jeu, le Belge Frans Verbeeck, 3e du Tour des Flandres une semaine plus tôt, était l'un des meilleurs. Mais ce jour-là, il se « frotta les oreilles » avec un Italien. Et ce qui devait arriver arriva. On entendit brusquement sur Radio Tour : « Chute : Frans Verbeeck reste au sol ». J'étais dans mes petits souliers. Je savais que j'allais intervenir pour la première fois, et de plus auprès d'un coureur prestigieux.

Il est monté dans l'ambulance et présentait une fracture de la clavicule. Quelques plaies à nettoyer, un petit bandage à faire mais rien de bien grave. Heureusement, car j'avais la confirmation que j'étais totalement démuni dans ma pauvre ambulance ! Je n'avais rien laissé paraître de mon désarroi et Frans Verbeeck me remercia gentiment pour les soins. Pourtant, il aurait eu de bonnes raisons d'être de mauvaise humeur. Il avait perdu la course, lui, l'un des favoris. Au bout de quelques kilomètres, il se détendit et se permit même de demander une cigarette à son soigneur qui nous avait rejoints dans l'ambulance !

Il m'arrive encore de rencontrer Frans Verbeeck et, à chaque fois, il me montre sa clavicule cassée ce jour-là. Les années ont passé mais il vient toujours sur le Tour lorsque celui-ci passe près de chez lui, en Belgique. À chaque fois je suis touché de savoir qu'il se souvient du petit infirmier qui l'avait soigné sur le Paris-Roubaix 1972.

Ironie de la vie, il était récemment derrière les barrières sans laissez-passer. Sur le Tour de France, cela vous condamne à rester dans la foule. Je le reconnus et j'eus beaucoup de plaisir et de fierté à le faire passer du côté des officiels. Il m'en a été très reconnaissant mais, dans l'instant, c'était moi le plus heureux des deux. Les rôles étaient inversés : lui l'ancien champion, moi l'ex-infirmier, et c'est lui qui me remerciait ! Les gestes ou les témoignages d'amitié des anciens champions m'ont toujours beaucoup touché. Ils restent encore aujourd'hui mes plus belles récompenses.

Pendant que Verbeeck était avec moi dans l'ambulance, le médecin de la course vint nous voir pour demander des nouvelles. L'ambulancier fut très rassurant et je crois que son avis a beaucoup compté pour la suite de ma carrière. Cette course était la première mais elle aurait bien pu être la dernière s'il y avait eu le moindre problème. J'avais bien négocié « L'Enfer du Nord ».

Ce jour d'avril 1972, tout s'était bien passé. Roger de Vlaeminck, « Le Gitan », avait entamé sa série de 4 victoires, ce qui lui valut le surnom de « Monsieur Paris-Roubaix », et moi je fus engagé pour la course suivante, le Tour de l'Oise. Course locale éminemment sympathique dont le patron était Georges Pagnoud, journaliste sportif au *Parisien libéré.* Vin d'honneur à la mairie, repas officiels, bals populaires, miss Tour de l'Oise... Tout y était.

Du cyclisme à la marche athlétique

En juin de la même année, on m'appela un lundi pour savoir si je serais libre du jeudi au dimanche de la même semaine. J'avais un examen très important la semaine suivante et je m'étais réservé quelques jours pour travailler sérieusement. La raison aurait voulu que je dise non mais je retenais surtout qu'on me donnait une nouvelle chance d'évoluer dans le milieu qui me faisait rêver. Je ne pouvais pas la gâcher en refusant.

Il s'agissait cette fois de suivre Strasbourg-Paris à la marche, ce qui m'enthousiasmait beaucoup moins. J'ai emmené mes bouquins et j'ai travaillé autant que j'ai pu dans l'ambulance. C'était une épreuve très spéciale. Plus de 500 km à pied avec des champions qui marchaient à des allures époustouflantes. Ils avaient les pieds couverts d'ampoules. À l'arrivée, ils chaussaient au moins deux pointures de plus qu'au départ !

L'un de ces hommes courageux, un étranger, avait été victime de poliomyélite dans son enfance. Il avait une jambe plus faible que l'autre et ce jour-là, dans le col de la Schlucht, il souffrait de troubles digestifs. Nous traversions les Vosges après plus de 48 heures de marche quasiment ininterrompue. Je suis descendu de l'ambulance pour lui donner quelques médicaments et le soutenir psychologiquement en marchant à ses côtés. Surprise : j'avais 21 ans, j'étais en plein forme, bien reposé et je n'arrivais pas à le suivre, lui qui était handicapé, malade et qui marchait depuis plus de deux jours ! Ce sont là de grands athlètes dont les mérites sont totalement ignorés.

J'ai couvert par la suite d'autres Strasbourg-Paris. L'ambiance était sympathique. Les athlètes étaient de vrais amateurs, accompagnés de leur famille qui leur préparait à manger, les soignait, les bichonnait. Quant à nous, équipe médicale, nous faisions pas mal d'allers-retours entre le premier et le dernier concurrent. Le principal problème était que la course s'étalait sur plus de 50 km et qu'il n'y avait, à l'époque, aucun moyen de géolocalisation. Les téléphones portables n'existaient pas et tout se faisait à vue, avec un peu d'expérience. N'ayant pas d'hôtel, la toilette était sommaire et je me souviens m'être lavé les dents, les cheveux et rasé dans le vignoble champenois à un point d'eau en pleine campagne. Plus de 500 km à moins de 10 km/h, cela laisse du temps quand on est en voiture…

Nous étions en juin 1972. Je venais de faire ma B.A. pour la société du Tour en acceptant de couvrir Strasbourg-Paris malgré mes examens qui, d'ailleurs, s'étaient bien passés. J'attendais maintenant fébrilement pour le Tour de France, et j'avais un espoir réel d'être rappelé.

3

Le Tour 1972

Peu après l'arrivée de Strasbourg-Paris, je fus convoqué par Pierre Verdier rue du Faubourg-Montmartre. Le début de saison s'était bien passé. Il me proposait de suivre le Tour de France. J'accédais enfin au rêve de ma vie en songeant que, huit mois plus tôt, tout cela n'était qu'utopie pour moi. J'étais dans l'antre du Tour de France et j'allais avoir le bonheur de partager le quotidien des coureurs et de la caravane.

Vous serez payé

Pierre Verdier me détaillait le contrat. Il parlait de travail, de repas, d'hôtel, d'équipement vestimentaire (à l'époque une simple blouse blanche avec un autocollant Aspro) et il m'apprit que je serais rémunéré. J'étais tellement heureux que je lui répondis que je n'attendais rien. J'aurais pu venir comme bénévole, mais le Tour de France, organisation prévoyante, avait toujours refusé le bénévolat. Il ne fallait rien laisser au hasard dans l'éventualité d'un accident, d'une maladie, d'un conflit interne... Bref, chacun avait bel et bien un travail, avec des responsabilités qu'il aurait été plus difficiles d'imposer à des bénévoles. L'organisation estimait que cette fonction et cette subordination méritaient une rémunération même si, pour les équipiers, elle était modeste la plupart du temps. Sur ce plan, cette belle entreprise a toujours su « profiter » de la passion des candidats...

J'ai touché 800 francs pour mon premier Tour, soit un peu plus de 120 euros pour un mois, mais nous étions en 1972 ! Je me souviens que ma première colonie de vacances comme moniteur m'avait rapporté 300 francs. De toute façon, j'avais encore du mal à imaginer que j'étais payé pour suivre le Tour de France.

Je suis convaincu que nous avons tous une chance à saisir. Elle vient rarement seule et il faut parfois la provoquer. Mais quand elle se présente, il faut la saisir immédiatement.

J'appris plus tard que ma chance était liée au désistement d'un sponsor et au départ de son personnel. La société du Tour avait dû recréer un service médical dans l'urgence. Trouver des médecins qui avaient déjà suivi des courses n'était pas un problème mais c'était plus difficile de recruter les ambulanciers et les infirmiers. Pas question d'infirmières à cette époque ! Le cyclisme était totalement misogyne. Il n'y avait aucune femme sinon quelques infirmières de la Croix-Rouge dans les années 1950.

Ma chance, je l'ai provoquée en présentant ma candidature avec insistance alors que je ne connaissais personne. Et ce fut la bonne candidature, au bon moment.

Angers : mon premier départ

Et me voilà à Angers, le 1er juillet 1972, au départ de mon premier Tour de France. Mon rêve prenait forme et commençait par la fameuse visite médicale d'avant-course. J'étais impressionné devant tous ces grands champions dont je ne connaissais l'existence et les exploits qu'à travers les journaux, la radio ou la télévision.

Je me retrouvais au milieu d'un univers de suiveurs, d'anciens coureurs, de journalistes. Autant de gens connus et passionnés de cyclisme qui me semblaient inabordables quelques mois plus tôt. J'étais parachuté dans cette grande famille où tout le monde semblait se connaître et j'avais parfois le sentiment d'être un intrus !

C'est évidemment au départ d'Angers que je fis connaissance avec le célèbre docteur Pierre Dumas. Avec sa barbe et son visage buriné, il avait tout d'un vieux loup de mer. L'homme imposait le respect. Je conserve chez moi les livres où il apparaît, dans son cabriolet, torse nu et bronzé, soignant des coureurs, parfois en équilibre, la jambe droite en dehors de la voiture, ce que je n'ai jamais fait par la suite ; mais les voitures ont beaucoup changé et les conditions de travail aussi. Et j'étais là, face à ce grand personnage…

Pierre Dumas a été médecin sur le Tour pendant 16 ans. Il a abandonné sa fonction de médecin-chef à la suite de la mort de Tom Simpson en 1967. Dès l'année suivante, il instaurait les premiers contrôles anti-dopage et venait désormais sur le Tour avec sa nouvelle fonction de médecin contrôleur.

Sachant qu'il travaillait à l'INS (Institut National des Sports) à Vincennes et ayant déjà ma petite idée sur une orientation possible de ma carrière, je me suis permis de lui demander s'il ne serait pas possible de venir en stage de dernière année dans cet endroit dédié au sport et où pratiquement tous les plus grands sportifs français sont passés. Un rendez-vous fut pris pour la rentrée et j'étais très fier d'envisager de travailler un jour avec le médecin du Tour.

Le service médical de l'époque avait pour médecin-chef un cardiologue, immense par la taille et le charisme : Philippe Miserez. C'était un journaliste sportif du *Parisien,* Jean Cormier, qui l'avait recommandé à Félix Lévitan. Miserez avait deux adjoints dont l'un était un de mes internes à l'hôpital Saint-Louis en chirurgie orthopédique : François Chadouteau. On se connaissait à peine et le Tour nous a rapprochés. Le second médecin était gynécologue : le Dr Jean-Jacques Brossard. Ce n'est pas courant dans le monde cycliste, et pas forcément utile mais, comme il était aussi rugbyman, il connaissait parfaitement la médecine sportive.

Course à l'arrière d'une ambulance

Le service médical de l'époque n'était pas aussi bien pourvu qu'aujourd'hui. Nous avions une voiture médecin et seulement deux ambulances. Nous étions deux infirmiers accompagnant les trois médecins. J'étais dans la première ambulance, avec un médecin à l'avant à côté du chauffeur, et moi dans la cellule de soin. Un endroit peu confortable, isolé et éloigné de l'avant du véhicule, sans grande visibilité ni possibilité de communiquer sauf à travers la minuscule fenêtre coulissante de séparation. Sur le côté droit, la vitre avait été occultée. Mais cet endroit me convenait. J'avais rangé tous mes produits et matériels dans de petits cartons de manière à avoir tout sous la main. J'étais loin de la course, je ne voyais pas grand-chose mais j'étais sur le Tour.

Cette bonne organisation a souvent amené le médecin-chef Philippe Miserez à venir nous voir en pleine course. Il savait qu'il trouverait ce qu'il cherchait dans mon ambulance... la sienne n'étant pas aussi bien rangée.

De 1972 à 1975, jusqu'à ce que je sois médecin adjoint, j'ai occupé cette place à l'arrière d'une ambulance, ce qui me permet aujourd'hui de répondre à mes équipiers, qui souhaitent parfois avoir une position plus stratégique que celle qui leur est attribuée, qu'il faut d'une part remplir tous les postes et que d'autre part on peut trouver du plaisir à tout niveau si l'on est passionné. D'ailleurs, la dimension qu'a prise le service médical m'a permis, depuis que je suis médecin-chef, de n'avoir que deux personnes par véhicule. Aujourd'hui, plus un seul équipier du médical n'est « condamné » à suivre le Tour ou toute autre course dans des conditions peu confortables, à l'arrière d'une ambulance, pendant plusieurs heures.

Cette position, en apparence peu enviable, est en réalité assez privilégiée car c'est de là que j'ai connu l'arrière de la course. Bien évidemment en plaine, l'ambulance est au moins la vingt-cinquième voiture derrière le peloton et l'on ne voit pour ainsi dire jamais de coureurs. Mais en montagne, toutes les voitures doublent les retardataires, excepté certaines ambulances. Et là, vitre baissée, nous étions au niveau des coureurs, le plus souvent anonymes, ceux qui ont beaucoup de mal dès que la route commence à grimper. La « lanterne rouge » (le dernier du classement général) en fait partie ! Et c'est ainsi que je faisais connaissance puis sympathisais avec de nombreux coureurs. Chaque jour, je leur donnais à boire, à manger, je les encourageais. Ils étaient livrés à eux-mêmes et n'avaient que nous pour les soutenir ou les aider. Le directeur sportif était devant avec les leaders, ceux qui peuvent gagner l'étape ou prendre le maillot jaune. Il faut savoir que le coureur attardé ne voit plus personne de son entourage avant l'arrivée. C'est ainsi que les liens se créaient avec l'équipe médicale. J'allais les voir le matin avant le départ et je suis devenu très ami avec nombre d'entre eux. J'en revois même encore quelques-uns aujourd'hui. Ce ne sont pas les plus grands champions de l'histoire mais ils faisaient le Tour et je les admirais.

Merckx, Ocaña et les autres

Mon premier Tour fut un grand Tour sur le plan sportif : il a marqué l'histoire du Tour. J'y ai vécu des moments très forts. Vainqueur des trois éditions précédentes, Eddy Merckx, « Le cannibale » était le grand favori. Ses principaux outsiders s'appelaient Zoetemelk, Van Impe, Thévenet, tous futurs vainqueurs du Tour. Mais son adversaire le plus redoutable était l'espagnol Luis Ocaña.

La France avait gardé en mémoire l'héroïque Tour 1971 et les multiples offensives de l'Espagnol, notamment sur les pentes du Puy-de-Dôme. Ocaña avait près de 9 minutes d'avance sur Merckx et il portait le maillot jaune le soir de l'arrivée à Orcières-Merlette. Le lendemain, il y eut une immense bagarre avec l'équipe de Merckx qui attaque dès le départ pour terminer à Marseille après 251 km de course à plus de 45 km/h de moyenne mais pour reprendre seulement 2 minutes 12 à Ocaña. Jusqu'à ce que survienne le tournant du Tour :

la chute du champion espagnol paré de son maillot jaune, dans la descente du col de Mente. Sous une pluie d'apocalypse, il abandonna dans cette étape dantesque qui reliait Revel à Luchon. Merckx reprit le maillot jaune et le garderait jusqu'au bout.

1972 fut donc l'année de la grande revanche. Les deux champions étaient au départ, et ce Tour partit sur les chapeaux de roue. Merckx s'empara du maillot jaune dès le prologue à Angers avant de le céder au français Cyrille Guimard dès le lendemain. À plusieurs reprises Merckx et Guimard s'échangeront le maillot jaune et la France se passionnera pour ce duel.

Je côtoyais mes idoles : Felice Gimondi et sa grande classe, Jan Janssens vainqueur du Tour 1968, Roger Pingeon vainqueur en 1967, celui qui m'avait adressé une photo dédicacée. Les autres grands acteurs de ce Tour s'appelaient Van Impe, Zoetemelk, Agostinho et les Français Thévenet, Martinez, Hézard et toujours Poulidor... inusable. Je tentais parfois de faire une photo avec eux ou d'avoir un autographe pour mon frère et mon père. Mais j'étais encore timide et je n'osais pas trop les approcher.

C'est aussi en 1972 que j'eus le plaisir de rencontrer Jacques Anquetil. Sa carrière était terminée. Il s'était reconverti en consultant pour Europe 1. Un très grand monsieur : simple, intelligent, disponible malgré son immense palmarès.

Je fus un peu plus déçu par Raymond Poulidor, qui était mon idole. Il était tellement populaire qu'il était impossible de l'approcher. Si l'on y parvenait, il se révélait assez peu disponible. J'ai quand même pu faire une photo avec lui mais pas lui parler réellement. Ce fut une grande déception. Nous en avons discuté plus tard et j'admis, par expérience, qu'un champion très populaire ne peut pas être disponible. Trop de sollicitations, trop d'obligations. Il lui est impossible de répondre à tout le monde et de faire son métier en même temps. Pour ces champions, l'entourage est protecteur. Mais il est difficile de faire comprendre tout cela à un jeune supporter.

Quand Bernard Thévenet perd la mémoire…

Mon premier grand souvenir médical du Tour se passa cette année 1972 dans les Pyrénées. Je rêvais de voir ces montagnes que je n'avais aperçues qu'une fois à 14 ans, en faisant un pèlerinage à Lourdes avec ma grand-mère Marie. Malheureusement, la pluie avait été omniprésente et je me souviens de n'avoir pas vu un seul des beaux paysages pyrénéens ni cette verdure que j'allais tant admirer par la suite.

L'étape Bayonne-Pau se fit sous un véritable déluge. Il n'y avait plus de peloton mais des coureurs partout, des chutes innombrables et un service médical disséminé, ne pouvant pas être présent sur toutes les chutes à la fois. À l'arrivée à Pau, nous apprîmes que l'infortuné Bernard Thévenet était tombé lourdement mais qu'il était reparti sans avoir reçu l'aide d'un médecin. Il raconta plus tard qu'il ne savait plus dans quel sens il devait rouler ni même sur quelle course il était. Lorsque la voiture de Gaston Plaud, son directeur sportif chez Peugeot, le rejoignit, il regarda alors la plaque officielle du véhicule pour avoir la réponse à la question qu'il n'osait pas poser !

Après l'arrivée, prévenus de ces troubles de mémoire, les médecins du Tour l'examinèrent et décidèrent de l'hospitaliser en urgence à Pau. À l'époque, il n'y avait ni scanner, ni IRM. L'abandon était envisagé. Thévenet resta en observation toute la nuit et il fallut toute sa persuasion, celle de son équipe et la caution des médecins du Tour pour que les responsables de l'hôpital de Pau acceptent de le laisser sortir le lendemain matin afin de prendre le départ de l'étape vers Luchon ! Non seulement le champion français n'eut plus aucun trouble, mais il franchit en vainqueur quatre jours plus tard la ligne d'arrivée du mont Ventoux ! Six étapes plus tard il gagnait encore au ballon d'Alsace !

Cette histoire m'a toujours fait réfléchir avant de prendre la décision de faire abandonner un coureur. Si nous avions suivi les conseils des médecins de l'hôpital, Thévenet serait resté 48 h en observation et n'aurait jamais gagné ces deux magnifiques étapes.

Les coureurs sont des sujets d'exception. Jeunes, solides, en parfaite santé, ils vous rappellent en permanence que sur une course à étapes il est toujours possible de connaître les pires comme les plus beaux moments. Finir une étape, repartir le lendemain s'il n'y a pas de contre-indication médicale absolue est donc capital. Il faut être très vigilant et parfois suivre de très près le coureur accidenté, quitte à le faire abandonner en cours de route si l'on voit qu'il existe un risque. C'est une notion que j'ai toujours inculquée aux médecins de mon équipe. Elle est importante et spécifique à ce sport.

J'ai souvent accueilli d'autres médecins dans ma voiture, et les blessures des coureurs leur ont souvent laissé penser qu'ils ne pourraient pas repartir. Ils étaient surpris à chaque fois de me voir les laisser reprendre leur vélo alors qu'eux, pour la même blessure, auraient donné cinq à sept jours d'arrêt de travail. Nombreux sont les coureurs qui, après avoir récupéré, sont venus nous remercier de leur avoir permis de poursuivre la course après une chute apparemment sérieuse.

Le courage de Robert Mintkewicz

Autre grand moment médical de ce Tour, la chute, non médiatisée, d'un équipier modèle. Au sein de la formation Sonolor, Robert Mintkewicz était l'un des plus fidèles soutiens de Lucien Van Impe, qu'il aidera à gagner le Tour quatre ans plus tard. Il sera même le capitaine de route d'un certain Bernard Hinault, à qui il apprendra toutes les ficelles du métier. Hinault lui en est toujours reconnaissant. Même le grand Eddy Merckx avait choisi Mintkewicz dans son équipe en fin de carrière. Il a toujours regretté de ne pas l'avoir embauché plus tôt.

Robert n'était pas un grand grimpeur et il était devenu, pour cette raison, une connaissance familière, roulant près de mon ambulance, à l'arrière de la course. Un jour, dans la descente d'un col alpestre, Mintkewicz crève sa roue avant. Situation périlleuse qui, souvent, mène à la chute. C'est ce qui arriva. À peine relevé, le pauvre Robert se plaignit du bas-ventre. À la fin de l'étape, nous nous aperçûmes qu'il y avait du sang dans son cuissard. Il s'était semble-t-il blessé au niveau des organes génitaux. À l'hôpital le plus proche, un chirurgien accepta de le recevoir immédiatement. Il y avait effectivement une plaie des bourses et le chirurgien souhaitait l'endormir pour l'explorer et vérifier qu'il n'y avait pas de lésion profonde. Robert refusa immédiatement et vigoureusement. Il ne voulait pas d'anesthésie générale car il tenait à repartir le lendemain. Le chirurgien, qui y était farouchement opposé, accepta cependant de travailler sous anesthésie locale. Robert mordait les draps pour ne pas laisser paraître la douleur. Il repartit de l'hôpital le soir-même dans notre ambulance et le lendemain matin, il était au départ ! Le chirurgien, lui, aurait volontiers gardé ce patient trois à quatre jours en observation... Malgré la douleur, Robert finira ce Tour 1972 – dans les derniers du classement général bien entendu – mais il est arrivé à Paris à force de courage et de ténacité.

Bien plus tard, Robert Mintkewicz est devenu l'un de mes meilleurs amis et, pendant des années, il a été mon pilote sur les courses. Ce jour-là, il avait forcé mon respect. Aujourd'hui encore, il est l'un des anciens cyclistes les plus populaires du Nord, bien qu'il n'ait pas le palmarès qu'il méritait. Pourtant, il aurait pu laisser son nom dans l'Histoire du vélo car il a bien failli gagner en 1975 la première arrivée d'étape sur les Champs-Élysées, battu d'un cheveu par Walter Godefroot. Il est toujours l'un des piliers de la très belle course qu'est le Grand Prix de Denain.

Jean Réveillon, ancien coureur régional et actuellement conseiller spécial du Président de France Télévisions, me raconta que, lorsqu'il était junior, Robert Mintkewicz était déjà la terreur de la région, pratiquement invincible. Pourtant, un jour, Jean Réveillon, bien placé, battut Robert au sprint ! Quarante ans après, il en parle encore avec enthousiasme et considère toujours cette victoire devant Robert comme « sa » journée de gloire !

La bronchite d'Ocaña

Décidément, il y eut pas mal de « bobos » dans ce Tour 1972. Ocaña avait perdu plus de 8 minutes sur Eddy Merckx dans les 2 demi-étapes Briançon-Valloire Le Galibier et Valloire Le Galibier-Aix-les-Bains. Le soir, à Aix, vers 10 heures, Ocaña appella le service médical (il n'y avait pas de médecin d'équipe à l'époque). Dans sa petite chambre d'hôtel, les médecins diagnostiquèrent une bronchite sérieuse. On parlementa, on proposa un traitement efficace mais Ocaña avait déjà pris sa décision. Il n'avait pas l'intention de continuer et attendait une confirmation médicale. Depuis plusieurs jours, il se plaignait d'avoir pris froid. Il perdait trop de terrain et allait abandonner. J'eus à ce moment l'impression d'être le témoin privilégié d'un grand moment d'histoire du cyclisme. J'étais dans la chambre d'un champion qui aurait pu gagner le Tour 1971 sans sa chute dans le col de Mente. Celle-ci faisait déjà partie de l'histoire du Tour. Je l'avais vécue un an plus tôt, chez moi, devant ma télévision. Rien ne laissait présager que douze mois plus tard, je serais dans sa chambre le soir de son abandon. C'était poignant. Un moment très fort pour moi. J'étais sur une autre planète. La suite du Tour allait totalement changer sans cette rivalité Merckx-Ocaña. Les médias ne connaissaient pas encore l'information mais moi, petit infirmier, j'étais dans la confidence, je vivais l'événement en direct. Cette soirée m'a marqué pour toujours.

Les genoux de Guimard

Cyrille Guimard avait à l'époque 25 ans. C'était un excellent coureur, sprinter, malin et grand tacticien. Ce Tour le révéla au grand public car il tenut tête à Eddy Merckx, le grand champion de l'époque. D'emblée il gagna au sprint la première étape Angers-Saint-Brieuc et prit le maillot jaune à Merckx qui avait remporté le prologue la veille. Il gagna à nouveau une étape à Royan, puis la courte étape Aix-les-Bains – Le

Revard, 28 km de montée, que Merckx pensait avoir gagnée. L'image est devenue célèbre de Merckx levant le bras droit en signe de victoire et de Guimard qui le dépasse juste sur la ligne, grâce à un dernier coup de rein. Un échec pour 1 cm ! Merckx a tenu à regarder lui-même la photo-finish tant il n'y croyait pas.

Guimard portait le maillot vert de meilleur sprinter, mais il souffrait des genoux. Il avait beaucoup donné sur ce Tour et – au fil des étapes – ses douleurs ne faisaient qu'empirer. Chaque jour, il appelait le Dr Miserez afin de recevoir des soins pour mieux supporter la douleur. Mais, plus on avançait, plus la douleur s'installait ! Lors de l'étape Vesoul-Auxerre, peu de temps après le départ, Cyrille décida d'abandonner. Il ne restait plus que deux étapes et il aurait ramené le maillot vert à Paris. Mais la souffrance était si insupportable qu'il lui était impossible de continuer, même si près du but. Ce fut un autre des moments les plus marquants de ma vie. Guimard à l'arrière de mon ambulance avec son manager Claude Sudres de l'équipe Gan Mercier Hutchinson. La presse attendait l'abandon de Guimard. Les journalistes étaient donc très nombreux à moto autour de lui puis autour de l'ambulance. Nous avions le plus grand mal à fermer la porte tant les reporters voulaient faire une photo de Cyrille dans l'ambulance. Tous voulaient une interview.

Quand l'ambulance repartit, Claude Sudres pleurait à chaudes larmes. L'ambiance était lourde. Dès mon premier Tour, je vivais le deuxième abandon d'un champion en quelques jours. Cyrille, que j'admirais bien avant, était déçu mais pas abattu. Il passa la majeure partie de l'étape avec moi dans l'ambulance et, après quelques minutes de grand silence, nous avons parlé. Cyrille est quelqu'un de très intelligent et nos discussions ont toujours été passionnantes. Je lui avouai ma déception de ne pas avoir été autorisé par mes parents à courir. Je fus à la fois surpris et déçu par sa réponse, pourtant pleine de bon sens : « Tu sais, des coureurs il y en a beaucoup, mais il y en a très peu de bons, et avant de réussir il faut beaucoup de temps et de sacrifices. Tes parents ont eu raison. Tu n'as rien à regretter. Un jour tu seras médecin. Tu t'occuperas du vélo et tu y trouveras beaucoup de satisfactions ». Il avait raison mais ma déception était profonde car je m'attendais à ce qu'un grand champion comme lui partage mon regret de ne pas avoir couru.

Depuis cette triste journée pour lui nous sommes restés très amis. Quelques années plus tard, Cyrille est devenu directeur sportif et moi médecin. Il me demanda d'être le médecin de son équipe. Après mûre réflexion, j'ai refusé son offre. Ma fonction dans le Tour et les autres courses me plaisait. J'aurais eu l'impression de trahir Jacques Goddet et Félix Lévitan qui m'avaient fait confiance alors que je n'avais que 21 ans. C'était pourtant le début de l'époque Hinault et j'aurais sans doute vécu de très grands moments dans cette équipe…

L'autographe de Van Impe

Durant ce Tour 1972, grâce à Robert Mintkewicz, je fis connaissance de toute l'équipe Sonolor et de son leader, le belge Lucien Van Impe.

La fin du Tour approchant, je me mis en quête de quelques autographes pour mon frère Régis. Je voulais particulièrement celui de Van Impe. Je me dirigeai vers lui avec un carnet pour le lui faire signer. Il me tendit alors la main chaleureusement en me disant avec son délicieux accent belge : « Merci Docteur pour ce que tu as fait pour moi et pour l'équipe. Sans toi, je n'aurais pas pu terminer ». J'en suis resté bouche bée. Je l'ai remercié à mon tour… et n'ai jamais osé lui demander le fameux autographe !

Ce Tour initiatique a été merveilleux pour moi. J'avais participé à la plus grande course cycliste du monde. J'appréciais la réalisation de mon rêve de gosse à sa juste valeur. J'avais côtoyé des champions et des cyclistes anonymes avec lesquels je suis devenu ami. J'avais partagé les histoires et les anecdotes quotidiennes des journalistes, des organisateurs, de la caravane.

Je n'espérais qu'une chose : faire un deuxième Tour !

4

Les années infirmier

La clavicule de Hennie Kuiper et Robert Oubron

Après le Tour, la saison 1972 se poursuivit par le Tour de l'Avenir, le Grand Prix des Nations et Paris-Tours. Parmi toutes ces épreuves, le Tour de l'Avenir me marqua beaucoup par les rencontres que j'y fis. Je pense d'abord à Hennie Kuiper. Le Néerlandais arrivait tout auréolé de son titre de champion olympique sur route, décroché aux Jeux de Munich.

J'ai toujours eu un immense respect pour les Jeux olympiques. J'ai encore en mémoire les reportages télévisés des Jeux de Rome de 1960. Nous n'avions pas encore la télévision, mais un voisin nous invitait mon frère et moi. Très jeune, je lisais déjà des livres sur les JO et les images de Jesse Owens, quadruple champion olympique à Berlin en 1936, me marquèrent beaucoup. J'ai toujours beaucoup de fierté à croiser un médaillé olympique. L'or olympique est tellement prestigieux que je l'ai toujours associé à la reconnaissance suprême.

À ce titre, je portais un regard très admiratif sur Hennie Kuiper, médaillé d'or olympique ! Qui plus est en cyclisme ! Nous n'avons pas vraiment fait connaissance cette année-là. J'étais trop timide pour me présenter à lui et, heureusement, il n'a pas eu besoin du service médical. C'est un peu plus tard, sur le Tour 1978, qu'un événement nous a rapprochés. Une chute se soldant par une fracture de la clavicule dans la descente du col du Granier.

Je l'ai secouru et nous avons réellement fait connaissance. Sa carrière fut riche en trophées : champion du monde, champion des Pays-Bas, deux fois deuxième du Tour, vainqueur du Tour des Flandres, du Tour de Lombardie, de Milan-San Remo. Un parcours exemplaire.

Sur le Tour, il s'occupe désormais des relations publiques d'une grande banque néerlandaise et, lorsque l'on se croise, il raconte toujours à ses invités qu'après sa fracture de la clavicule, il avait posé sa tête sur mon épaule pour rejoindre l'ambulance. C'est étonnant comme certains moments douloureux peuvent marquer à vie les plus grands champions. Le plus extraordinaire est qu'il m'en soit toujours reconnaissant plus de trente ans plus tard ! Le médecin accompagne souvent le patient dans les moments les plus importants de sa vie.

Sur le Tour de l'Avenir, un autre personnage m'avait impressionné : Robert Oubron. Directeur sportif de l'équipe de France amateur sur route, il était également un ancien grand champion de cyclo-cross. Cinq fois champion de France, il était très connu car à son époque le cyclo-cross était aussi populaire que la route. Mon père m'en avait tellement parlé qu'il m'était familier bien que je ne l'aie jamais vu courir. L'homme était haut en couleur, chauve, rondouillard, plein de bonhomie, hyperactif. Très respecté dans le monde cycliste, il était adulé dans les pays de l'Est, où il était reçu comme un ministre, ceci dit sans exagération ! Jamais il ne dînait avec nous car il avait toujours une invitation dans un ministère, une ambassade, une fédération…

Plus tard, nous deviendrons de grands amis et même

des complices. Il était l'entraîneur des équipes de France sur route hommes et femmes (Toto Gérardin s'occupait des pistards), et j'ai eu l'occasion de suivre beaucoup de courses par étapes amateurs avec lui et mon fidèle ami Pierrot Cargnelli, un kinésithérapeute. Sans compter les équipes de France de cyclo-cross dont il s'occupait également. Les stages hivernaux se déroulaient dans la belle petite station de Prémanon, dans le Jura, près des Rousses, le pays d'origine du champion du monde de ski Léo Lacroix. On y faisait essentiellement du ski de fond, les routes étant impraticables à vélo.

La cheville de Fedor Den Hertog

Le Tour de l'Avenir 1972 fut remporté par Fedor Den Hertog. Un autre Néerlandais sacré champion olympique à Mexico en 1968 dans l'épreuve du 100 km contre la montre par équipe. J'ai suivi toute sa carrière professionnelle, et nos rapports ont toujours été agréables même si, en 1977, sur le Tour de France, il m'a mis dans l'embarras.

Avec son maillot de champion des Pays-Bas, il avait bien commencé le Tour par une victoire dans la 10e étape, Bagnoles-de-l'Orne–Rouen. Malheureusement, dès le lendemain, il fut victime d'une chute collective mais apparemment sans gravité. Tous les coureurs repartirent immédiatement, lui compris. La petite plaie superficielle qu'il avait au niveau de la cheville ne pouvait pas le gêner. 24 heures plus tard, il semblait pourtant souffrir et m'appela à plusieurs reprises durant la course. À l'examen, rien d'inquiétant. La plaie cicatrisait, il n'y avait pas d'infection. Un petit antalgique aurait dû lui suffire, mais rien n'y faisait.

Deux jours après la chute, la journée de repos à Charleroi tombait bien. Lors d'une rencontre en ville, l'un des responsables de son équipe m'apprit qu'il souffrait de plus en plus. Il avait passé des radiographies mais elles n'avaient rien révélé.

Le troisième jour, il ne prit pas le départ. Je m'interrogeai... Son directeur sportif éclata de rire à ma demande d'explication. Il me dit : « Ne t'inquiète pas. Fedor est champion de Hollande, il a gagné une étape sur ce Tour. Il a donc rempli son contrat d'un point de vue sportif. Mais ce que tu ne sais pas, c'est qu'il est jeune marié, qu'il est très amoureux, très jaloux et qu'il n'a qu'une hâte, rentrer chez lui. Tu ne pouvais rien faire pour lui ». Son entourage n'était pas dupe, et je compris pour la première fois que l'alibi médical est parfois utilisé par les sportifs, et pas seulement les cyclistes...

Infirmier de nuit

À l'exception du Critérium National de la Route, qui se déroule en début de saison, j'avais pratiquement couvert intégralement l'année 1972. La réalité était conforme à mes rêves et j'entretenais l'espoir d'être à nouveau présent sur les routes en 1973. Un rendez-vous avec Pierre Verdier me fit penser que c'était envisageable.

Lorsqu'il me convoqua, l'homme avait coiffé une autre casquette. Il était cette fois chef du personnel de *L'Équipe* et du *Parisien libéré*. Il me demanda si j'accepterais de venir travailler comme infirmier de nuit de 18 h à 3 h du matin, le dimanche soir dans les imprimeries du *Parisien*, situées à l'époque rue d'Enghien dans le 10e arrondissement de Paris. J'acceptai et je remplis cette fonction pendant plusieurs années jusqu'à ce qu'une grève importante et prolongée condamne le site. Le travail n'était pas trop pénible. Je soignais essentiellement des petits bobos et faisais quelques vaccinations. J'en profitais pour visiter l'imprimerie avec ses impressionnantes rotatives, la composition du journal, le départ des journaux dès minuit. Et je croisais bien sûr les journalistes sportifs : Jean Cormier, grand reporter pour le rugby et le cyclisme, Georges Pagnoud, biographe de nombreux champions cyclistes ou encore Albert Bouvet, ancien vainqueur de Paris-Tours, qui venait le dimanche soir recueillir par téléphone les résultats des petites courses locales.

Sur le Tour de France, Albert Bouvet était régulateur à moto – une sorte de commissaire – mais il allait rapidement devenir un très respecté directeur des services sportifs. Aujourd'hui, cette fonction est assurée par Jean-François Pescheux, un ancien coureur professionnel lui aussi.

Je repartais de l'imprimerie vers 3 ou 4 heures du matin, à chaque fois très fier d'apporter à mes parents les nouvelles les plus fraîches au petit déjeuner. L'aventure fut belle et j'en remercie encore Pierre Verdier.

Le mythe de Bordeaux-Paris

J'étais à nouveau présent dès le début de la saison 1973, et je peux dire que de 1972 à 1975, j'ai rempli ma fonction d'infirmier avec le plus grand bonheur ! Je ne me lassais pas de vivre pleinement ce privilège d'être présent sur les plus grandes courses, malgré ma place finalement un peu inconfortable, à l'arrière de la course… mais on s'y fait !

Ma saison commença par le Critérium National, qui deviendra International quelques années plus tard, et je découvris, intrigué, l'étonnant et mythique Bordeaux-Paris. La course, hélas, a disparu du calendrier depuis 1989. Le départ était donné traditionnellement à une heure du matin, place des Quinconces à Bordeaux. Ambiance feutrée et fraîche malgré la saison, début juin. Les coureurs partaient emmitouflés, portant bonnet, gants d'hiver et jambières. Les suiveurs étaient à moitié endormis et le peloton groupé roulait à la lueur des feux de voitures. Curieusement, les spectateurs étaient assez nombreux. Certains ne quittaient pas leur robe de chambre tandis qu'au petit matin les coureurs faisaient un arrêt prolongé pour le retrait des vêtements de nuit. Après une petite collation, ce peloton étrange reprenait la route en direction de Poitiers ou de Châtellerault. C'est à cet endroit que chaque coureur se plaçait dans le sillage d'un engin motorisé appelé « derny ».

Moment rare et fantastique. Sur une route très large apparaissaient soudain 30 à 40 motos pétaradantes et fumantes, avec leurs pilotes vêtus de cuir, assis bien droit pour mieux abriter leur coureur. Les concurrents cherchaient leurs entraîneurs et réciproquement. C'était impressionnant car, en quelques centaines de mètres, la course passait de 35 à 70-80 km/h alors que les coureurs avaient déjà parcouru plus de 200 km ! À ce stade-là de la course, il restait encore environ 400 km à parcourir…

Cette année-là, c'est le français Enzo Mattioda qui l'emporta devant Guimard et Godefroot. Deux grands routiers sprinters capables de couvrir 600 km d'une seule traite juste avant le Tour de France ! Impensable aujourd'hui !

Bien plus tard, j'ai eu le plaisir de rencontrer Bernard Gauthier, surnommé « Monsieur Bordeaux-Paris » en raison de ses 4 victoires dans les années 1950. Il racontait ses victoires aussi modestement que le reste de sa carrière. Bernard Gauthier avait, entre autres, gagné l'avant-dernière étape du Tour 1948 et été champion de France en 1956.

Le gigantisme du Tour

Lorsque l'on participe à son premier Tour on découvre tout. On pose beaucoup de questions. On ne connaît pas vraiment les fonctions des uns et des autres. Et encore, en 1972 nous étions loin du grand barnum que l'on connaît aujourd'hui. À partir du deuxième Tour, on commence à connaître quelques personnes. On a quelques repères mais il reste tellement à découvrir… C'est au troisième Tour que je me suis senti à l'aise. Je savais qu'il fallait être patient, apprendre, observer, savoir se rendre utile, se faire apprécier. Si l'on n'a pas été coureur, on peut attendre plusieurs années avant d'être reconnu par ce milieu très fermé.

Mon impression profonde est que, comme l'a si bien écrit l'académicien Jean-Loup Dabadie pour Jean Gabin dans une célèbre chanson : « Je sais qu'on ne sait jamais ». La réplique va comme un gant au Tour de France. Il est tellement gigantesque. On ne peut pas tout connaître.

Je crois même que le grand patron du Tour, qu'il s'appelle Christian Prudhomme ou Jean-Marie Leblanc, ne peut pas tout savoir. Chaque chef de service connaît son domaine et rend des comptes, mais tout maîtriser est impossible.

Les métiers sont divers et très nombreux. Il y a ceux qui précèdent la course de 24 heures. Ils préparent, installent, vérifient. Avant le passage de la course, il y a la caravane publicitaire, qui nécessite une préparation et une coordination quasi militaires.

Sur chaque étape, il y a d'une part l'avant-course avec la presse et les invités. D'autre part, de plus en plus de journalistes, qui – ne pouvant rien voir de la journée – s'installent en salle de presse plusieurs heures avant l'arrivée et suivent la course sur écran géant. Leur seul contact avec les coureurs consiste à les croiser le matin au village ou le soir dans leur hôtel.

À l'arrière de la course on retrouve les directeurs sportifs, les commissaires, le service médical, le dépannage.

Et à côté de toute cette organisation, il y a tout un monde hors épreuve, qui ne voit jamais personne, que l'on ne voit jamais, dont on ne parle pas ou trop peu et qui pourtant est indispensable à cette grande organisation : les installateurs des lignes de départ et d'arrivée, des villages de départ et relais-étape.

Je dis souvent que l'on peut suivre le Tour avec son meilleur ami, mais qu'il est possible que l'on ne s'y croise pas une seule fois si vos fonctions sont différentes. Quant à dîner ensemble, ce que l'on se propose réciproquement à chaque départ, c'est généralement impossible car les hôtels sont trop éloignés les uns des autres, les horaires très différents…

J'aurais bien aimé suivre le Tour à des postes différents. Avec l'organisation avant course, avec les monteurs de barrière, les installateurs du village départ et ceux de la ligne d'arrivée, avec la presse écrite, la presse télévisée ou radiophonique, avec les photographes, avec la direction, avec les directeurs sportifs, avec les soigneurs, avec les commissaires, avec le service dépannage neutre, avec mon ami Daniel Mangeas, le speaker officiel qui a commencé deux ans après moi, avec la caravane… bref, il y a tant de métiers sur le Tour… On ne connaît finalement bien que son propre domaine d'action !

Ocaña dans mon ambulance mais en bonne santé

Après l'abandon d'Ocaña en 1972, nous sommes devenus amis. Malgré mon jeune âge, il me connaissait bien. En 1973, à l'arrivée de l'étape Moutiers-Les Orres qu'il venait de gagner, le champion espagnol portait le maillot jaune. En descendant du podium protocolaire, il me fit un signe au passage de notre ambulance. Luis Ocaña me demandait de le reconduire à son hôtel dans la vallée ! C'était un tel honneur que mon pilote Michel Dorgère et moi lui avons immédiatement dit oui. Nous avons passé un moment riche pour des passionnés de vélo. Le maillot jaune, vainqueur de l'étape du jour, dans notre voiture ! Je devais me pincer pour y croire !

Une telle chose, impensable aujourd'hui, était encore réalisable à cette époque car l'organisation n'était pas la même. Le podium était minuscule, seulement trois ou quatre marches. Claude Picard, un neveu de Félix Lévitan, tenait à bout de bras une banderole au nom du sponsor derrière le coureur récompensé. Les journalistes faisaient les photos d'usage et le coureur repartait immédiatement. Il n'y avait pas de télévision, pas d'interviews, pas de contrôles anti-dopage systématiques. Ocaña n'avait pas besoin de son directeur sportif pour regagner rapidement son hôtel. Il fut le vainqueur de ce Tour 1973, en l'absence d'Eddy Merckx.

Le Tour en Angleterre

En 1974, le Tour, parti de Brest, se rendit pour la première fois en Angleterre. Au soir de la première étape remportée par l'italien Ercole Gualazzini à Saint-Pol-de-Léon, les coureurs prirent l'avion pour Plymouth. Les suiveurs embarquaient à Roscoff sur un immense bateau de la compagnie Britanny Ferries pour se rendre durant la nuit en Angleterre. Cette traversée n'enchantait personne mais notre fonction l'exigeait. En bon Français, une fois les véhicules installés sur le ferry, nous cherchions le bar. Chacun voulait offrir sa tournée mais c'était peine perdue : tout était gratuit ! La Britanny Ferries inaugurait la liaison Roscoff / Plymouth et voulait fêter l'événement. Le buffet était digne des plus grandes réceptions : langoustes, fruits de mer, champagne, whisky, associés aux meilleurs vins. Certains eurent beaucoup de mal à retrouver le chemin de leur cabine… Des pulls marins au nom de la compagnie furent offerts à tous les passagers et plus personne ne regretta ce voyage obligatoire en bateau. À mes côtés, des hommes aussi expérimentés que Jean-Paul Brouchon ou Émile Toulouse de France Inter me racontèrent qu'ils n'avaient jamais vu de leur vie bien remplie une aussi belle réception !

En Angleterre, la course fut banale. Plusieurs allers-retours sans intérêt sur une portion d'autoroute plate et un public absent. Heureusement, le Tour en Angleterre connaît désormais un succès populaire immense.

Si l'aller à Plymouth fut une grande fête, le retour laissa un souvenir plus mitigé. Sur le même bateau, avec le même buffet copieux, les convives cherchaient plutôt un fauteuil en plein air en raison du tangage ! C'est curieux, nous n'avions plus le même appétit…

Le Tour dans mon village

Le Tour 1974 fut un grand événement à titre personnel car pour la première fois, en 61 éditions, il passait à Montier-en-Der ! Évidemment, toute la famille était au bord de la route. Afin de ne pas stopper notre grosse ambulance en plein village, mes parents et grands-parents étaient venus quelques kilomètres en amont. Le lieu avait été choisi à l'avance sur un large parking. Ce fut un grand moment d'émotion des deux côtés. Ma famille était fière, alors que je n'étais qu'un petit infirmier, et moi j'étais heureux qu'ils me voient dans ma fonction, celle dont j'avais toujours rêvé ! Marie, ma grand-mère paternelle, nous a quittés trois ans plus tard et je suis heureux et fier d'avoir pu l'embrasser au bord de la route du Tour, elle qui m'a vu si souvent sur mon vélo.

Ce jour-là, au milieu de mon village, il y avait un point chaud. Je connaissais parfaitement l'endroit : une longue ligne droite de plus d'un kilomètre et la banderole placée juste devant le collège où j'avais passé quatre années. J'avais prévenu mon ami Robert Mintkewicz, bon sprinteur, car j'aurais aimé qu'il franchisse la ligne en tête. Malheureusement pour lui, c'est le Belge André Dierickx, échappé, qui remporta ce point chaud. Robert était en deuxième position. J'étais tout de même très fier !

Il s'agissait d'une demi-étape, Châlons-sur-Marne – Chaumont : 136 km. Et le destin me fit encore un clin d'œil : c'est Cyrille Guimard, que je connaissais bien désormais, qui l'emporta à Chaumont. Je fus heureux de le féliciter et de lui faire savoir qu'il avait gagné chez moi !

L'après-midi, les coureurs repartirent vers Besançon et la victoire fut pour le belge Patrick Sercu, le maillot vert à Paris. Le peloton avait couvert 288 km dans la journée avec une coupure de 2 à 3 heures ! Pas étonnant que les moyennes de l'époque aient été inférieures à celles d'aujourd'hui !

Un drame évité

Le Tour 1975 restera dans les annales comme étant celui de la première victoire de Bernard Thévenet mais surtout de la défaite d'Eddy Merckx, déjà 5 fois vainqueurs.

Maillot jaune, Merckx avait d'abord reçu un coup de poing au niveau du foie de la part d'un spectateur à environ 200 m de l'arrivée du sommet du Puy-de-Dôme. Personne ne fut capable d'affirmer si ce geste était volontaire ou non, mais il fit polémique et il a durement marqué Eddy. Lorsque nous l'avons examiné avec les médecins de la course, il n'y avait pas de signe de gravité apparente et il avait pu finir la redoutable montée du Puy-de-Dôme. Mais il était diminué, tant psychologiquement que physiquement. Par chance, la journée du lendemain accordait du repos aux coureurs, à Nice. On ne saura jamais si ce coup de poing aura eu une influence décisive sur l'étape Nice–Pra-Loup, le jour suivant...

Ce jour-là Merckx, toujours dominateur, est soudain victime d'une grosse défaillance dans la dernière montée vers Pra-Loup. Bernard Thévenet le passe allègrement et gagne l'étape devant Gimondi, Zoetemelk, Van Impe. Merckx accuse 1 minute 56 de retard. Thévenet s'empare du maillot jaune et le gardera jusqu'à Paris.

Ce même jour, le Tour faillit virer au drame dans la descente très périlleuse du col d'Allos. À bord de sa voiture, Giancarlo Ferretti, un Italien adorable fila tout droit dans un virage, côté ravin. Il était le directeur sportif de l'équipe Bianchi dont le leader, Felice Gimondi, était en tête de course à ce moment-là. La voiture bleu ciel fit un saut d'environ 80 m. Des photographies l'ont montrée, planant tel un sauteur à ski. La pente, pas trop raide, était couverte de caillasses et il n'y avait pas d'obstacle. Par miracle la voiture atterrit sur ses roues. Giancarlo Ferretti fut éjecté mais son mécano était encore dans le véhicule. Lorsque je suis arrivé avec mon ambulance, Jacques Lohmuller, régulateur, nous arrêta affolé en nous disant que le mécano avait la jambe fracturée. Les non médecins paniquent souvent en cas de situation d'urgence. Le mécanicien avait réussi à remonter la pente par ses propres moyens et je lui fis remarquer que s'il avait bien des plaies au niveau des deux membres inférieurs il ne pouvait en aucun cas présenter une fracture grave. Quant à son directeur sportif, il s'en sortait avec des plaies et contusions multiples mais ne fut pas obligé de quitter la course. Seule la voiture resta dans le col. Le drame fut évité. On dit souvent que « le bon Dieu aime les cyclistes »...

Hinault et son premier Paris-Roubaix

En 1975, un certain Bernard Hinault faisait ses débuts dans l'équipe Gitane de Jean Stablinski avant que Cyrille Guimard ne prenne la place de directeur sportif l'année suivante. Pour l'aguerrir,

Jean Stablinski voulait que Hinault participe à un maximum de courses dès sa première année ; ce qui ne plaisait pas du tout au futur champion qui avait planifié sa progression différemment. C'est ainsi que Stablinski l'avait inscrit à Paris-Roubaix. Hinault n'en avait aucune envie. La course ne l'attirait pas. Il s'estimait trop jeune. Contre son gré, il se retrouva donc au départ. À l'époque il n'était pas connu mais, l'ayant accompagné dans les rangs amateurs, nous étions déjà amis et complices. Il m'avait dit qu'il n'irait pas plus loin que Valenciennes, c'est-à-dire après les premiers secteurs pavés. Et, en effet, à Valenciennes, Hinault abandonna. De là, un bus de l'organisation ou la voiture d'équipe ramenait les coureurs à Roubaix où ils pouvaient se doucher, se changer et attendre l'arrivée de la course.

À l'arrivée de mon ambulance, Bernard, qui était déjà douché et prêt à repartir, me demanda si je pouvais le ramener à Paris. J'étais très heureux de cette marque d'amitié, mais je m'étonnai que son directeur sportif n'ait pas programmé son retour. En réalité, à l'époque, les coureurs se débrouillaient tout seuls, surtout les « petits », et Hinault n'était pas encore une vedette.

Son vélo était plein de boue. On démonta les roues, on protégea le matelas et en route vers Paris en ambulance. À Paris, le dernier train pour la Bretagne était parti et Bernard Hinault accepta de dormir à la maison, c'est-à-dire chez mes parents. Ce fut une fête pour eux de partager un tel moment avec un coureur si prometteur ! L'appartement était petit et Bernard fut obligé de partager mon lit ce qui ne nous gêna ni l'un ni l'autre. Le lendemain, il voulut retirer de l'argent à la banque. Je l'accompagnai tout en me disant que les guichetiers ne sauraient probablement jamais qu'ils avaient eu en face d'eux un futur grand coureur. Pour moi, Paris-Roubaix se terminait dans ma petite R5 blanche, avec le vélo de Bernard Hinault dans le coffre, en route vers la gare Montparnasse.

5

Médecin-chef du Tour

L'Institut national du sport

La saison 1972 a joué un rôle décisif sur l'orientation de ma carrière. Le sport me plaisait beaucoup et j'ai compris que la médecine du sport pouvait être intéressante et rendre d'immenses services. Bien sûr, mon rêve de chirurgie orthopédique était toujours là. Le professeur Witvoët, chef de service à l'hôpital Saint-Louis à Paris, m'avait demandé d'être son aide opératoire dans une clinique privée. C'était la preuve qu'il avait confiance en moi, mais comme tant d'autres avant moi je me suis demandé si, quarante ans plus tard, j'aurais toujours le même plaisir à poser des prothèses totales de hanche ou à opérer des ménisques. Aurais-je encore la passion pour le bloc opératoire ?

Je commençais à trouver que la pratique d'une médecine où l'on peut parler longuement avec le malade, où l'on diagnostique, où l'on soigne de l'« extérieur » sans être invasif, uniquement en questionnant et en réfléchissant sur un dossier, sur des résultats d'analyses ou des radios, était au moins aussi intéressante que la chirurgie où l'on pose aussi un diagnostic bien sûr, mais où l'on adapte souvent son geste technique et mécanique à ce que l'on trouve. Bref, je commençais à me dire que je pourrais certainement avoir une vie tout aussi passionnante en faisant de la médecine du sport.

Dès cet instant, je repris contact avec le Dr Pierre Dumas à l'Institut national du sport (INS) devenu ensuite l'INSEP (Institut national du sport et de l'éducation physique), et plus récemment Institut national du sport, de l'expertise et de la performance. Il accepta de me prendre en stage pour ma dernière année d'études en m'invitant à commencer immédiatement. C'est exactement ce que je souhaitais.

Je venais régulièrement à l'INS à Vincennes, en plus des stages et des cours à la faculté de médecine. J'étais passionné et j'ai beaucoup appris avec les docteurs Andrivet, médecin de l'athlétisme, Chignon, cardiologue, et Dumas, les trois seuls médecins de l'INS à l'époque.

La médecine du sport, je l'ai apprise avec eux en consultation, et sur le terrain avec les cyclistes, bien avant que les diplômes officiels n'existent.

Ce qui est passionnant dans la médecine du sport, c'est que la spécialité est très vaste. On vérifie l'aptitude des patients avec des examens plus ou moins poussés selon l'âge et les facteurs de risques. On soigne toutes les pathologies de l'appareil locomoteur (tendinites, claquages, entorses, fractures parfois), mais on aborde aussi la cardiologie, la diététique, l'endocrinologie, la psychologie, la kinésithérapie, si importante en sport.

En outre, tout sportif de haut niveau peut présenter n'importe quel autre problème de médecine générale qu'il faut savoir également prendre en compte.

Travailler à l'INS était un grand bonheur. Lorsque j'étais gamin, en vacances à Paris, je passais devant cet institut avec un de mes oncles. Il me disait toujours : « Tu vois, ici, c'est la grande "usine à champions" ».

Pratiquement tous les athlètes français de haut niveau y séjournaient un jour ou l'autre. Je pensais que mon cousin Michel, excellent footballeur, stagiaire de l'équipe professionnelle de Sochaux, y viendrait certainement, et j'étais très fier de penser que quelqu'un de la famille pourrait y séjourner un jour. Finalement, sa carrière s'est arrêtée en raison d'une blessure grave lors d'un match et il n'a jamais connu l'INS. Contre toute attente, c'est moi qui y suis resté plusieurs années. Moi qui n'avais pas les qualités sportives du haut niveau.

À Vincennes, j'ai côtoyé d'autres champions que les cyclistes : Guy Drut, futur champion olympique et membre du Comité international olympique, Marcel Cerdan junior, le boxeur qui ressemblait terriblement à son père, Jean-Luc Rougé, le judoka, futur président de la Fédération de judo, et bien d'autres que je revois toujours.

L'INSEP nous permettait également de faire beaucoup de sport. Nous bénéficiions des plus belles installations : piscine chauffée, piste cycliste, salle d'armes, dojo et le bois de Vincennes qui se prête parfaitement aux séances de footing.

Le bataillon de Joinville

La fin de mes études de médecine approchant, je voulais aussi me dégager des obligations militaires. Je ne voyais rien de mieux que d'aller au bataillon de Joinville, là où tous les sportifs masculins français de haut niveau faisaient leur service militaire. Cette caserne très spéciale avait été créée à Joinville (d'où son nom), mais était basée à Fontainebleau depuis quelques années. L'École interarmées des sports (EIS) accueillait des sportifs de niveau national ou international. Leurs obligations militaires étaient réduites au strict minimum et tout était organisé pour faciliter leur entraînement. Ainsi, ils participaient généralement aux compétitions habituelles auxquelles venaient s'ajouter des championnats de France ou du monde militaires.

J'avais préparé le terrain à l'avance ! Je me suis présenté au médecin-chef de l'époque : le colonel Maurice Vrillac. Il était le médecin des équipes de France de football. Il me reçut de manière très conviviale, sportive mais avec la rigueur due à son rang de colonel. Il m'écouta sans rien me promettre. Au fond de moi cependant, j'avais la conviction que je ferais mon service militaire à Fontainebleau, et qu'il m'aiderait.

Pour tous les médecins, pharmaciens et dentistes, le service militaire commençait par cinq semaines de classe à Libourne, en Gironde. Évidemment, nous étions formés aux pathologies de guerre, aux effets des radiations atomiques, aux substances chimiques toxiques, aux pathologies tropicales, à l'organisation d'un camp médical militaire, aux situations de catastrophes... et tout se terminait par un examen général. Il y avait un classement et chacun choisissait son affectation dans sa spécialité en fonction de son résultat.

Je suis parti à Libourne le 1er août 1975, juste après la fin du Tour de France, que je ne voulais manquer sous aucun prétexte. J'en étais déjà à ma quatrième participation et j'éprouvais toujours autant de plaisir. Ceci d'autant plus que je commençais à bien connaître le milieu et à avoir mes repères. Mais il fallait se « débarrasser » du service militaire.

Je savais qu'en partant à cette date il y aurait une place libre à Fontainebleau. J'étais donc très confiant. Lorsque les autorités militaires nous ont fait connaître les places disponibles, j'ai eu confirmation qu'il y en avait bien une à l'EIS. Tout se présentait bien. Problème, nous étions trois médecins du sport pour une seule place, et apparemment aucune consigne n'avait été donnée en ma faveur. Je savais qu'un autre poste rattaché au sport se situait près d'Orléans à Cercottes, auprès des services secrets. Comme mes deux collègues, j'avais dû remplir de nombreuses fiches de renseignements très complètes. Il fallait répondre à des questions sur notre vie, nos activités, nos fréquentations. Il y eut même des questions sur nos parents et nos grands-parents ! Nous sentions sérieusement cette ambiance « services secrets ». Les trois postulants furent convoqués individuellement chez le colonel commandant du régiment. La conversation était consacrée comme il se doit à la spécificité du poste, mais je pense surtout que nous étions là pour un test. Un troisième poste était à pourvoir dans le sud de la France. Il était sans intérêt pour moi. À vrai dire, je n'étais plus très optimiste. J'étais certain cette fois qu'aucune intervention en ma faveur n'avait eu lieu. Heureusement, j'ai obtenu la meilleure note des trois candidats et j'ai choisi, comme je l'espérais, le bataillon de Joinville.

Je n'ai jamais regretté ce choix, au contraire, mais j'ai souvent pensé que j'étais passé à côté de l'occasion de connaître une petite partie des services secrets français. L'expérience aurait sans doute compté car peu de gens ont la chance de la vivre. Mais c'était sans regret.

Début octobre 1975, j'étais donc à l'entrée du fameux bataillon de Joinville. Quel honneur à nouveau ! Faire son service militaire là où vont tous les plus grands champions français... Anquetil, Thévenet, Fignon, Madiot entre autres y sont passés.

En tant que médecins, nous étions très favorisés et bien traités : mess des officiers, synonyme de repas améliorés, logement dans un bâtiment d'officiers avec une grande chambre pour deux, beaucoup de respect de la part des sous-officiers de carrière dont nous étions les supérieurs hiérarchiques, malgré de bien maigres compétences militaires ! Quant aux officiers, ils nous considéraient avec respect également comme si nous étions leurs propres médecins. L'ambiance était sympathique, décontractée et nous avions peu d'obligations. Fontainebleau étant à 70 km de Paris et, ne payant qu'une somme modique pour prendre le train, je pris rapidement l'habitude de rentrer presque chaque soir chez moi. Nous faisions beaucoup de consultations, autant pour les sportifs que pour les familles de militaires. Nous avions quelques gardes qui donnaient l'occasion d'aller se promener dans la région ou d'être invité par les militaires de carrière en poste. Bref, il y avait pire comme service militaire... La tenue militaire, par exemple, n'était pratiquement jamais portée. Nous travaillions le plus souvent en survêtement et même en short et tee-shirt, pendant l'été.

La peur de ma vie

Comme à Vincennes, nous avions toutes les facilités pour faire du sport : terrains de football et de rugby, terrains couverts, piste d'athlétisme, salle de gymnastique et piscine. Nous avions même la chance de pouvoir faire du parachutisme avec l'équipe de France militaire. Je crois que c'est l'un des plus grands bonheurs de ma vie... et ma plus grande peur !

Je n'oublierai jamais mon premier saut ! Nous étions quatre candidats pour ce baptême peu ordinaire. Il fallait se jeter dans le vide hors d'un petit avion. Je me souviens que nous étions tous très pâles, même ceux qui, au sol, jouaient habituellement les gros bras. Les trois premiers furent éjectés de l'avion, pratiquement contre leur gré. J'étais le dernier, et je crois que j'aurais tout donné pour ne pas sauter ! Pour me motiver, je me répétais que mes camarades l'avaient fait. Je ne pouvais pas me « dégonfler ». Au moment où je quittai l'avion j'eus vraiment l'impression que tout était fini. Je fus ballotté dans tous les sens et puis, au bout de quelques secondes, je vis le parachute, à l'époque des coupoles, ouvert au-dessus de moi. J'étais suspendu dans les airs, avec cette impression étrange de ne pas descendre. Il n'y avait aucun bruit, l'avion étant déjà loin. Passé l'émotion, je pris le temps de contempler la campagne. J'avais un point d'observation privilégié. Tout était beau et j'en garde un souvenir ému. Au second saut j'étais déjà en confiance et je me jetai hors de l'avion avec plaisir et enthousiasme, comme on saute dans une piscine. Et là, ce fut un nouveau grand bonheur. Les instructeurs, qui avaient trouvé à redire au premier saut, ont jugé le second bien différemment !

La forêt de Fontainebleau se prêtait particulièrement bien aux sorties cyclistes. Avec mes amis Christian Decloquement, dentiste, Michel Babeau, futur médecin sur le Critérium du *Midi Libre*, Patrice Brun, pharmacien, et Paul Raymond, médecin néphrologue qui sera plus tard membre de mon équipe sur le Tour, nous avions réussi à convaincre le médecin colonel Barrau, successeur du colonel Vrillac, qu'il serait sympathique d'organiser des sorties cyclistes du service médical. Nous étions un petit groupe et dès le printemps nous faisions une fois par semaine une belle sortie à vélo. Les distances variaient selon les capacités de chacun. Nous nous arrêtions pour manger dans un petit restaurant choisi à l'avance et nous vivions des moments très conviviaux entre haut gradés, sous-officiers et appelés sans distinction de grade ni de fonction. Nos sorties avaient beaucoup de succès, à tel point que le colonel commandant l'EIS avait souhaité se joindre à nous. Il était très heureux de nous accompagner mais le vélo n'était pas son fort et on avait remarqué qu'il avait systématiquement des ennuis de chaîne ou de dérailleur dès que la route commençait à s'élever. Il ne voulait surtout pas que l'on s'arrête pour l'aider ni qu'on l'attende. Il nous rejoindrait… et il nous a toujours rejoint… au restaurant généralement avec sa voiture et son chauffeur…

L'été était souvent une période calme et à midi, avec le médecin colonel nous commandions un repas froid et nous partions à vélo pour un pique-nique au bord d'un étang. Il nous arrivait même de nous baigner avant de reprendre les consultations de l'après-midi.

Mais le vélo ne s'arrêtait pas à ces quelques sorties. Aux beaux jours, nous étions tout un groupe à rouler presque quotidiennement. Après la journée de travail, nous mangions très tôt pour faire quelques dizaines de kilomètres en forêt avant la nuit. Je crois que c'est l'époque de ma vie où j'ai le plus roulé. J'étais si bien préparé qu'avec un cousin, Jean L'Her, un cyclosportif qui avait fait Paris-Brest-Paris et d'autres belles « cyclos », nous nous sommes inscrits à plusieurs randonnées de type Audax. Les distances étaient supérieures à 200 km, mais j'avais le temps de me préparer.

C'est aussi à cette époque que j'ai participé comme coureur à mes seules petites compétitions cyclistes officielles, au sein d'une association de médecins cyclistes. Le président était le dynamique Dr Jacques Brucker. Il organisait quelques épreuves ou randonnées de différents niveaux nous permettant de nous retrouver en des endroits sympathiques comme le Touquet, ou mythiques comme le circuit de Montlhéry et sa fameuse côte

Lapize. C'est là que j'ai gagné la seule compétition de ma vie avec une coupe remise à l'arrivée ! J'étais très fier mais, honnêtement, je crois me souvenir que nous n'étions que quelques-uns dans ma catégorie...

Jacques Brucker, malgré son travail d'ORL, trouvait encore le temps de s'occuper d'une revue écrite par des médecins du cyclisme : *Caducycle*. Plus tard, il m'a embauché pour écrire quelques articles.

Avec le recul, il faut bien reconnaître que mon année de service militaire fut idéale. Mes supérieurs m'avaient autorisé à travailler pour la société du Tour de France, et j'ai donc suivi toutes les courses, y compris le Tour 1976, avec la bénédiction du commandant en chef. Je crois même avoir dépassé mon quota de permission ! Je ne prenais pas de vacances, mais cela ne me manquait pas.

Après cette année militaire, et si on excepte le vélo, je n'avais pas d'activité programmée pour mon retour à la vie civile. Il fallait pourtant que je pense à gagner ma vie ! J'avais envie de me consacrer à la rééducation fonctionnelle, une spécialité qui se rapproche du sport, mais je voulais garder ma liberté afin de rester disponible pour les courses cyclistes.

C'est alors que le médecin colonel me proposa de rester au bataillon de Joinville comme « officier de réserve en situation d'activité ». L'idée ne me déplaisait pas, bien que je n'aie pas un esprit très militaire. Cette proposition méritait réflexion car elle me permettait de continuer les courses, de poursuivre mes études, et de travailler dans les excellentes conditions du bataillon tout en étant rémunéré. Il restait cependant une condition à remplir : avoir ma thèse et là, je n'avais rien prévu... Il fallait faire vite !

J'en parlai longuement avec mon médecin-chef, un ami et un excellent conseiller. Bien évidemment j'optai pour la médecine du sport et le cyclisme en particulier. J'ai beaucoup lu, beaucoup écrit. J'ai pris des notes innombrables et compulsé toutes sortes d'ouvrages spécialisés. Finalement, je me suis décidé à faire une sorte de synthèse de tout ce qui existait à l'époque sur le cyclisme. Ma thèse était intitulée : *Aptitude au cyclisme et contrôle de l'entraînement.* Comme toujours, j'aurais aimé avoir beaucoup plus de temps pour la rédiger mais le jury fit un bon accueil à mon travail. Il avait trouvé l'idée originale, et mon travail très complet. Je fus félicité pour la masse d'informations variées de ma thèse. Je reçus un prix (une médaille d'argent), qui me donna le droit de mettre sur ma plaque de médecin et sur mes ordonnances le titre honorifique de « Lauréat de la faculté de médecine ». Certains en sont très fiers !

Le colonel Marillier

La rédaction de cette thèse m'avait permis de prendre contact avec la Fédération française de Cyclisme où je ne connaissais personne, mais le Dr Pierre Dumas m'avait recommandé au directeur technique national de l'époque, le commandant Richard Marillier.

Militaire de carrière, il avait fait la guerre d'Algérie et c'est sur le terrain, à la guerre, qu'il avait gagné ses galons. En sa présence, on sentait immédiatement un esprit combattant, guerrier. Richard Marillier était un meneur d'hommes, de la trempe de ceux qui ont réellement risqué leur vie pour la patrie. Il était si convaincant que je suis certain que ceux qui partaient au combat avec lui, y allaient en toute confiance, sans réfléchir. Il a écrit un livre sur cette guerre : *Les Com-*

pagnons de Taberga[1]. Un film a été tiré de l'ouvrage : *Les Déracinés.*

Marillier était un homme droit, n'ayant pas peur des mots, remettant facilement les gens à leur place mais, s'il vous appréciait, il pouvait passer des heures à vous raconter de manière méticuleuse un tas de choses. Il était d'une précision phénoménale et sa mémoire était infaillible. Sa carrière militaire terminée, il était entré naturellement dans le monde du cyclisme parce qu'il était marié avec la fille d'un fabricant de cycles. Lorsque je fis sa connaissance il était le directeur technique national de la Fédération française de Cyclisme. D'emblée, le courant était passé. Il m'aimait bien. J'admirais cet homme et je l'admire toujours. Ses analyses me plaisaient. Sa bienveillance est probablement venue en partie du fait que j'avais décidé de rester chez les militaires. Il m'a pris un peu sous sa coupe et j'ai toujours pu entrer dans son bureau à tout moment alors que d'autres attendaient parfois longuement un rendez-vous avec ce DTN tant redouté ! Je l'ai toujours considéré, comme le dit la chanson de Serge Lama, comme « mon maître et mon ami ». Je l'ai toujours vouvoyé et j'ai toujours un immense respect pour lui.

Nous avons beaucoup parlé de ma thèse et ses conseils m'ont été fort utiles. Comme mon travail lui avait plu, il me demanda l'autorisation de le publier au titre de la Fédération. La thèse fut adressée à tous les directeurs techniques régionaux, aux entraîneurs nationaux et à tous ceux qui souhaitaient la consulter par l'intermédiaire de la Fédération. Internet n'existait pas à l'époque !

---

1. *Les Compagnons de Taberga,* de Richard Marillier, Nouvelles Éditions latines.

Cette thèse constituera, plus tard, la base de mon mémoire de médecine du sport avec lequel j'ai pu obtenir la spécialité appelée alors « Biologie et médecine du sport ». Le titre est honorifique car la médecine du sport en France n'a jamais été reconnue comme une spécialité à part entière, ni par la Sécurité sociale (qui nous considère uniquement comme des généralistes) ni par le Conseil de l'Ordre des médecins (qui considère ce diplôme comme une simple compétence particulière).

Toujours est-il que cette thèse m'a permis non seulement de signer un contrat avec les militaires pour une durée de deux ans au bataillon de Joinville, mais aussi de devenir médecin sur les courses cyclistes, en particulier le Tour de France.

Seul médecin sur les courses

C'est en 1976 que j'ai fait mon premier Tour en tant que médecin, toujours avec Philippe Miserez comme responsable. L'entente était bonne, nous étions très complémentaires. Le vélo n'était pas sa passion mais il se plaisait sur le Tour. Il savait qu'il pouvait compter sur moi pour aller voir les coureurs, pour le renseigner sur le cyclisme en général, pour lui fournir le produit qu'il ne trouvait pas dans sa voiture.

Après ce Tour 1976 gagné par Van Impe, je repris, le 1er août, le chemin du bataillon de Joinville, mais cette fois en tant que capitaine. J'étais payé et tout continuait comme je l'espérais puisque le travail et mes fonctions à Fontainebleau n'avaient pas été modifiés pour autant.

C'est sur le plan des courses que tout changea brutalement. Pour la société du Tour, plus besoin de chercher un médecin à chaque course. Gérard Porte était là, disponible, et il ne demandait que cela ! À l'époque, il n'y avait qu'un seul médecin par course et cela semblait suffire. On n'imaginerait plus cela aujourd'hui et je suis le premier à recommander à tous les organisateurs de prendre au moins deux médecins, même pour une petite course.

Je me suis donc retrouvé seul médecin, du jour au lendemain, sur quelques-unes des plus grandes courses du monde : Paris-Bruxelles, très populaire à l'époque, Paris-Tours et le Grand Prix des Nations. Psychologiquement, j'en revenais à mes débuts d'infirmier : sans expérience de médecin mais avec une responsabilité importante à assumer. Je n'étais pas très rassuré d'être tout seul sur une course d'importance, même si je savais que je pouvais compter sur mes infirmiers et ambulanciers. Comme souvent dans la vie, on a l'impression que l'on sera pas capable de faire face, que l'on ne saura pas comment agir mais, pris dans l'action, les bons gestes, les bons réflexes reviennent.

Les examens sont fréquents durant les études de médecine et je crois que tout étudiant a connu cette sensation du trou noir en entrant dans la salle d'examen : « Bigre je ne sais plus rien, j'ai tout oublié », et puis tout revient une fois que l'on a le sujet de l'examen.

Il en était de même pour mes premières courses en tant que médecin. Un sentiment de vide avant le départ, mais il n'était pas question de le laisser paraître. Une fois la course partie, une certaine décontraction s'installait. Et, lorsqu'une chute survenait ou qu'un coureur appelait pour des soins, les bons gestes revenaient.

D'ailleurs, mon plus grand moment de panique ne fut pas médical. Ce fut ma première interview télévisée ! Nous n'étions pas sur le Tour de France, hyper médiatisé, et je n'avais jamais imaginé que des journalistes viendraient sur une autre course interroger le médecin. J'étais donc au calme avant le départ de Paris-Tours 1976, quand Félix Lévitan, le grand patron, vint me voir accompagné d'une équipe de télévision. « Mon cher Gérard, nos amis de la télévision allemande voudraient savoir... Je vous les confie ». J'étais terrifié, j'aurais voulu fuir. Je ne me souviens plus des questions posées mais je me rappelle avoir bafouillé, cherché mes mots, transpiré... Un moment horrible ! Aujourd'hui, je pense que mon interview aurait pu figurer dans les bêtisiers de fin d'année. Par chance, il s'agissait d'une télévision étrangère. Les journalistes m'avaient dit qu'ils traduiraient et je pense qu'ils ont pu sortir quelques passages acceptables. Une chose est sûre : cette première interview m'avait paniqué bien plus que la première chute sur laquelle j'ai dû intervenir.

Les Championnats du monde, au Venezuela

Le colonel Marillier avait une grande confiance en moi. Il me l'a prouvé courant 1977 en me proposant d'être le médecin des équipes de France aux championnats du monde de cyclisme. Là encore, le ciel me tombait sur la tête ! À 26 ans, je me retrouvais médecin des équipes de France de cyclisme. Quel bonheur inattendu !

Jusque-là, les équipes de France étaient simplement accompagnées par des soigneurs. Il s'agissait souvent d'anciens coureurs, rarement de kinésithérapeutes. Richard Marillier m'expliqua que, pour la première fois, les championnats du monde s'expatriaient hors d'Europe. Par prudence, il préférait avoir un médecin auprès de nos équipes. Je dis « nos équipes » car il y avait les pistards, les routiers amateurs, les féminines et les professionnels. Bien sûr, j'ai accepté immédiatement. Et le rêve prit encore une nouvelle dimension quand j'appris que les championnats auraient lieu au Venezuela, là-bas, au bout du monde. Et moi qui ne connaissais que les pays limitrophes de la France !

Ce fut toute une expédition car les pistards partaient bien avant le début des compétitions. Ils avaient besoin de se familiariser avec la piste. Les mondiaux se terminaient par la course des professionnels. Au total, le déplacement s'étalait sur plus d'un mois. Pour la première fois de ma vie, je prenais l'avion pour traverser l'Atlantique. C'était magique : escale à Fort-de-France en Martinique, les Antilles, la chaleur, les couleurs chatoyantes... puis Caracas. Rien que ce nom me faisait rêver !

À l'arrivée cependant, nous étions vraiment dans un autre monde. Les valises chargées en vrac dans un camion benne, et nous dans un bus. Nous devions rejoindre un hôtel dont on n'avait même pas l'adresse ! J'avais l'impression que l'on ne reverrait jamais nos bagages. Et le voyage était loin d'être terminé car les championnats avaient lieu à San Cristobal. La ville se situe dans l'État du Tachira, près de la frontière colombienne, à environ mille kilomètres de Caracas. Il fallut se rendre très tôt à l'aéroport pour reprendre un avion qui n'arriva que douze heures plus tard ! Impossible d'embarquer les vélos et le matériel. Le passage en douane et les formalités étaient abominables. Le mécanicien, André Chesnel, resta sur place et loua un petit camion pour emporter lui-même tout le matériel.

Évidemment, il n'y avait pas d'autoroute, pas de téléphone. Nous n'avions aucune idée du moment où il arriverait. À San Cristobal, nous étions logés dans des bâtiments neufs, du genre HLM, mais entourés de barbelés et gardés par des militaires en armes ! Tout pour mettre en confiance ! Nos coureurs sur piste, parmi lesquels Daniel Morelon et Gérard Quintyn, n'avaient même pas leur vélo pour s'entraîner. Le démarrage fut laborieux.

Le 100 km contre la montre par équipes se déroulait dans la pampa sous la chaleur. Je fus posté seul par Robert Oubron entouré de roues de secours. Presque le désert, et je ne parlais pas un mot d'espagnol... Des locaux s'approchèrent de moi et me convièrent à partager une sorte de soupe préparée dans un immense récipient. Pour des raisons d'hygiène, je me demandais s'il fallait accepter mais je me rendis bien compte qu'il n'était pas facile de refuser. J'ai donc partagé ce repas étrange... et je n'ai pas été malade ! Depuis cette époque je crois que j'ai pratiquement mangé de tout, partout dans le monde, sans jamais être réellement malade.

San Cristobal étant situé à quelques dizaines de kilomètres de la Colombie, nous avons tous voulu nous y rendre. Ce fut encore un moment inoubliable. Pour mon premier grand voyage hors de France j'avais le bonheur de poser les pieds en Martinique, à Caracas, en Colombie... Je repensais à mes cours de géographie, dans mon école de campagne. Je mettais des images sur ces noms qui représentaient pour moi des pays lointains.

En fin de compte, ces championnats un peu particuliers restent un merveilleux souvenir. L'italien Francesco Moser fut champion du monde professionnel sur route et la française Josiane Bost décrocha la médaille d'or chez les féminines. Un long bail venait de commencer car je devais remplir cette fonction jusqu'en 1997. Au cours de cette période, j'ai eu le plaisir d'être aux côtés des français Bernard Hinault et Luc Leblanc lorsqu'ils ont été sacrés champions du monde.

Le Tour à moto

Sur le Tour, Aspro, le sponsor historique du service médical, avait demandé à Félix Lévitan ce qu'il pouvait faire pour qu'il soit mieux vu à la télévision, notamment au passage sur la ligne d'arrivée.

J'étais jeune mais on me demandait quand même mon avis, et il fut décidé avec mon accord de mettre une moto marquée Aspro en course. Celle-ci passerait la ligne d'arrivée avec le (ou les) premier(s) coureur(s). Mais pour que cette moto ait une justification, il fallait qu'elle soit utilisée par un médecin qui suivait les échappés. C'est ainsi que, de 1976 à 1981, j'ai suivi la plupart des étapes sur la moto, mes collègues n'étant pas de grands fans de deux-roues.

Il faut bien reconnaître que c'est le meilleur endroit pour suivre une course. Nous sommes proches des échappés, souvent au contact des meilleurs coureurs, le nez au vent. Cette position est vraiment privilégiée et je demande toujours à mes médecins actuels de l'apprécier à sa juste valeur. La première règle consiste à faire confiance à son pilote. Ce n'est pas une mince affaire que de descendre un col à 80 km/h ou de doubler un peloton de 200 coureurs sur des routes étroites. J'ai toujours craint qu'on les gêne ou, pire, qu'on les fasse tomber.

Et puis il y a les conditions atmosphériques. On vit des moments extraordinaires lorsqu'il fait beau, mais la tension est forcément plus forte lorsqu'il pleut toute la journée. Je me souviens de la longue étape du Tour 1980, Francfort-Metz, 276 km, courue entièrement sous une pluie battante. Le belge Rudy Pevenage s'était échappé très tôt en compagnie d'Yvon Bertin et de

Pierre Basso. Tous les trois avaient passé toute la journée en tête. Nous n'avions pas de vêtements véritablement imperméables à l'époque et j'étais descendu de la moto frigorifié et trempé jusqu'aux os ! J'ai mis des heures à me réchauffer. Bertin a endossé le maillot jaune. Pevenage le lui a repris le lendemain pour le garder huit jours de suite jusqu'à ce que Bernard Hinault le récupère après un contre-la-montre individuel remporté par Zoetemelk.

Médecin-chef du Tour à 30 ans

Le Dr Philippe Miserez, médecin-chef depuis 1972 était originaire de la région niçoise. Il avait commencé en 1971 sans être un grand passionné de vélo. Il décida d'arrêter l'année du départ de Nice, en 1981. Ce serait son dernier Tour.

Quelques mois plus tard, le mardi 13 octobre 1981, avait lieu la présentation du Tour 1982. L'événement se déroulait dans l'auditorium d'une grande banque, à l'époque sponsor du Tour. Cette présentation tombait mal pour moi car, en tant que médecin des équipes de France depuis cinq ans, j'étais convoqué le même jour au ministère de la Jeunesse et des Sports. À l'époque, le ministère occupait une partie de la Maison de la Radio. La réunion avait pour objectif de faire le point sur la saison avec un haut responsable. J'avais trop de respect pour un ministère, représentant les plus hautes instances de la France, pour oser demander un changement de date. Et j'étais même plutôt honoré d'être convié à ce genre de réunions en de tels endroits.

J'ai donc assisté au début de la présentation de Jacques Goddet et Félix Lévitan puis je me suis discrètement éclipsé pour le ministère. Le soir même, chez moi, le téléphone sonne : « On te félicite, bravo, c'est extra ». « Merci, mais de quoi parlez-vous ? ». « Comment, tu n'es pas au courant ? Cet après-midi Félix Lévitan a annoncé, après la présentation de la carte du Tour, que tu étais le nouveau médecin-chef ! ». Je tombais des nues ! Rien n'avait filtré et je ne m'y attendais vraiment pas. J'avais tout juste 30 ans et on m'avait plutôt laissé entendre que j'étais un peu trop jeune pour succéder à Philippe Miserez si celui-ci décidait de partir. La surprise était totale. J'appris par la suite que Félix Lévitan et Jacques Goddet m'avaient cherché dans la salle. Mes voisins durent expliquer mes contraintes ministérielles du jour. J'ai donc probablement échappé à une présence sur le podium… un endroit où j'aurais peut-être été mal à l'aise…

6

La Fédération et Bercy

Du bataillon à l'hôpital Begin

Grâce à Richard Marillier, j'étais maintenant médecin des équipes de France depuis les championnats du monde 1977. Ce grand moment s'était bien passé et je pense avoir gagné la confiance des entraîneurs, des coureurs, de l'encadrement et même des journalistes durant ce mois au Venezuela.

Marillier me demanda alors de prendre en charge toutes les équipes nationales, essentiellement amateurs car l'équipe de France professionnelle n'était rassemblée qu'une fois par an, au moment des Mondiaux sur route.

Je partageais mon temps entre les militaires et la Fédération française de Cyclisme. Je suis resté au bataillon de Joinville jusqu'en 1978. Il m'était facile de me libérer pour les courses. Un simple coup de fil du commandant Marillier au bataillon et une permission m'était accordée.

Fin juillet 1978, mon contrat militaire arriva à échéance. J'en demandai le renouvellement, avec l'aval du médecin-chef du bataillon, qui appuya ma demande. Mais les autorités militaires, sachant que je m'étais inscrit pour faire la spécialité de médecine physique « rééducation fonctionnelle », m'imposèrent d'aller à l'hôpital Bégin à Saint-Mandé, aux portes de Paris. Je fus affecté dans un service de chirurgie orthopédique pour m'occuper de la rééducation des opérés. Le poste était motivant mais je repartais de zéro. Un lieu et des patrons inconnus, des responsabilités nouvelles. J'avais pour seul avantage d'être pratiquement dans Paris.

Le chef de service, le Pr Miné, était quelqu'un de sympathique. Il comprit rapidement ma situation. Sans être un passionné de vélo, il me facilita la tâche pour poursuivre les courses avec la société du Tour et la Fédération. Il est même venu un jour sur le Tour avec plaisir. Cela dura à nouveau deux ans mais, à la demande suivante de renouvellement, l'état-major ne me répondit même pas. Cette fois, il fallait que je m'engage définitivement. Ce choix aurait pu être intéressant sur le plan professionnel, mais je serais devenu simple médecin militaire, affecté au gré des vents aux quatre coins de la France, voire à l'étranger. J'aurais perdu la disponibilité dont j'avais disposé jusque-là pour le cyclisme. Le Pr Miné avait bien appuyé ma demande de renouvellement, mais rien n'y fit.

Ce chirurgien a par la suite été nommé général, puis directeur du service de santé des armées. Le plus haut poste pour un médecin militaire. Avant de quitter son service, lorsque je lui ai demandé s'il était souhaitable que je reste médecin de réserve, il m'avait dit : « N'allez pas vous embêter avec des contraintes. Démissionnez. S'il y a un conflit, il sera toujours temps de vous porter volontaire ». J'avais apprécié sa franchise et j'avais été étonné, favorablement, de sa réponse, eu égard à son grade et à ses hautes fonctions. Il ne cherchait vraiment pas à me forcer la main !

Le Maroc sous la neige

Fin juillet 1980, je n'avais plus d'obligations militaires et j'étais totalement disponible pour les courses de la société du Tour de France et pour la Fédération. C'est ainsi que Richard Marillier m'employa beaucoup, y compris au-delà de la saison cycliste. En hiver par exemple, il me demandait d'accompagner les sélectionnés nationaux lors des stages hivernaux, à Prémanon dans le Jura pour les routiers, hommes et femmes et à Autrans, non loin de Grenoble, pour les pistards. L'activité principale était le ski de fond et je peux témoigner que tous n'étaient pas aussi doués pour ce sport que pour le vélo !

L'ambiance était décontractée et les cyclistes féminines n'étaient pas les dernières à chahuter. Je me souviens notamment de mémorables batailles de boules de neige entre nos deux championnes du monde françaises de l'époque : Geneviève Gambillon (1972 et 1974) et Josiane Bost (1977). J'étais étonné d'être accepté comme un vieux copain par ces sportives de haut niveau.

Durant la saison, Richard Marillier m'envoyait accompagner les équipes de France amateur comme médecin ou même parfois comme simple kiné. Il savait que le travail me plaisait. C'est ainsi que j'eus le bonheur de faire des courses dans des pays aussi variés que l'Égypte, la Pologne, le Japon…

Sur un Tour du Maroc, en avril, nous avons eu la surprise d'être bloqué par la neige. Inattendu pour moi qui me croyais dans un pays chaud. C'est si vrai qu'au départ d'Agadir, ville tristement célèbre pour le grave tremblement de terre qui l'avait touchée en 1960, nous avions pu nous baigner dans la mer. Quelques jours plus tard pourtant, la neige obligeait les organisateurs à arrêter la course dans les montagnes de l'Atlas. L'ensemble de la caravane trouva refuge dans un chalet de montagne avec son feu de cheminée. Difficile de croire que nous étions au Maroc !

J'étais kiné sur cette course. Le directeur sportif était Robert Oubron et le mécanicien André Chesnel, que des générations de coureurs français ont bien connu. Il était surnommé « Fignolet » car il prenait toujours le temps pour faire au mieux : il fignolait. Nous suivions la course en 4 L. Trois personnes dans la voiture, avec le ravitaillement et le matériel mécanique. Les roues de rechange n'avaient pas de place sur la minuscule galerie. La petite voiture croulait sous les charges, et j'ai suivi la course enfoncé dans mon siège arrière avec des glacières autour de moi et des roues au-dessus de ma tête !

Cette année-là, il y avait un bon coureur marocain : Nadjari. Il devait gagner la course. Il était leader avant le dernier contre-la-montre de Casablanca. Les organisateurs interdirent à toute voiture ou moto de s'intercaler entre deux coureurs pour ne pas servir de point de mire et avantager le second coureur. C'était logique mais la surprise vint lorsque Nadjari, le maillot jaune, prit le départ. Les consignes avaient été respectées jusque-là mais, après le départ de l'avant-dernier coureur (deuxième au classement général), une nuée de motos et de voitures, sorties d'on ne sait où, prit place devant Nadjari. Il se trouva alors « contre sa volonté » aspiré par le cortège. Il était largement en tête à tous les pointages jusqu'au moment où un rétrécissement de chaussée provoqua un embouteillage devant lui. Nadjari dut mettre pied à terre pour passer entre les voitures, vélo à la main. Il gagna ce contre-la-montre malgré tout, et le Tour du Maroc. Les autorités tentèrent de nous expliquer qu'étant donné la popularité de Nadjari, la police avait été soudain débordée et qu'elle avait été obligée de laisser partir toutes ces voitures et motos... Personne n'y a cru, bien sûr.

En Égypte, on vit une équipe africaine prendre le départ de la course par étapes... avec 24 heures de retard. Pour une raison inconnue, l'équipe n'avait pas pu arriver dans les délais mais elle fut pourtant autorisée à prendre le départ de la 2e étape ! Invraisemblable !

Lors de ce Tour, nous avions, un après-midi, terminé notre travail suffisamment tôt pour nous accorder quelques instants de détente. Avec le directeur sportif Yves Hézard et le mécanicien, nous avons pris des vélos et nous avons roulé autour de l'hôtel. Nous avions remarqué non loin de là un mur d'enceinte en terre ocre. L'envie était trop forte de voir ce qui se cachait derrière. Nous sommes entrés par une brèche, le long de la route, et nous avons découvert un village tout en terre, une sorte de casbah. Les habitations comportaient quatre murs, souvent sans toit, et une ouverture donnait sur la rue, sans porte, juste un rideau parfois. Nous nous sommes promenés tranquillement en essayant de ne pas être voyeurs et de ne pas déranger. Nous avions le sentiment d'être au bout du monde, en un lieu étrange. Les ruelles étaient en terre, parfois en sable, ce qui n'aidait pas à avancer avec les boyaux des vélos de course. Soudain, nous nous sommes aperçus que des gamins nous suivaient. Ils se rapprochèrent de nous et, agressifs, ils commencèrent à nous jeter des cailloux. Nous avions beau appuyer vigoureusement sur les pédales, le sable nous empêchait d'avancer. Ce fut une véritable petite course, chacun pour soi. Notre crainte était de déraper, de tomber et de se faire rejoindre. Et il fallait trouver une sortie dans ce maudit mur d'enceinte ! Le calme ne revint qu'une fois arrivés sur la route, à proximité de l'hôtel. Nous avions eu une belle frayeur et perdu toute envie de renouveler l'expérience.

Au Venezuela, les directeurs sportifs étaient sur des motos pilotées par des locaux, derrière le peloton, avec une roue avant et une roue arrière de rechange dans chaque main. Les autres accompagnateurs étaient loin derrière dans de gigantesques pickups. Nous ne voyions rien et ne savions rien de la course. Et les journées se passaient à papoter à travers la campagne. Les directeurs sportifs, bien que derrière la course, n'avaient guère plus d'informations que nous.

L'Italie a toujours été un pays de cyclisme. Les courses y étaient bien organisées. J'ai eu le plaisir de suivre deux belles épreuves : le Tour des Régions italiennes et le Baby Giro, un petit Tour d'Italie. J'étais présent comme médecin et mon fidèle ami Pierre Cargnelli était le kiné. Il y avait six coureurs par équipes et nous en massions trois chacun. Cela faisait gagner beaucoup de temps d'être deux quand on sait que chaque coureur est massé pendant environ 45 minutes après l'étape.

En tant que médecin je prenais chaque jour la tension artérielle de nos coureurs. L'un d'entre eux, Jérôme Simon, le frère de Pascal qui aurait pu gagner le Tour 2003 sans son abandon après une chute, n'avait en moyenne que 9/5, des chiffres très bas pour un adulte en bonne santé. Non seulement il ne se plaignait de rien mais il était le meilleur du groupe. Dès le départ, j'avais décidé de ne pas lui dire ses vrais chiffres. Le cycliste, comme la plupart des sportifs de haut niveau, est sensible, voire fragile, psychologiquement. Le simple fait de savoir qu'il avait une tension très basse aurait pu le perturber. Il a finalement fait toute la course avec ces chiffres bas et terminé premier Français (4e au classement général si ma mémoire est bonne).

Cette constatation en confirmait d'autres. J'ai toujours considéré qu'une tension basse chez un cycliste apparemment en forme était un bon signe. Paradoxalement, les chiffres dits « normaux », comme 13/8, indiquent parfois une certaine fatigue ou un surentraînement.

Un soir, en Italie, nous avons logés dans un couvent, chacun dans notre cellule. Un confort très spartiate. Dans ces « chambres », les portes ne fermaient que de l'extérieur. Pas d'intimité possible donc et surtout les plaisanteries faciles de copains qui vous enfermaient. Le repas se tenait dans le réfectoire du monastère : une immense salle avec une table en périphérie et des places le long des murs. Tout le monde se faisait face. Quant au repas, même si l'on mange très bien en Italie, nous avons eu droit ce soir-là au dîner des moines ! Très frugal...

Dans les années 1970-1980, le cyclisme professionnel était essentiellement pratiqué dans les pays d'Europe de l'Ouest. Le cyclisme amateur, lui, était pratiqué par les jeunes de l'Europe de l'Ouest et par tous les coureurs des pays de l'Est. Ces derniers étaient amateurs toute leur vie mais il va de soi que les meilleurs étaient du niveau de nos bons professionnels. Du coup, nos braves petits amateurs français, souvent bien plus jeunes, avaient du mal à suivre le rythme.

Durant des décennies (des années 1950 à 1990), la plus grande course amateur au monde était la Course de la Paix. On peut dire qu'elle était du niveau du Tour de France mais réservée aux meilleurs amateurs. Cette grande épreuve par étapes se déroulait entre la Pologne, l'Allemagne de l'Est et l'ancienne Tchécoslovaquie. Elle partait d'un pays, traversait le deuxième et arrivait dans le troisième. L'année suivante, la course prenait le sens inverse et ainsi de suite.

Cette course était impressionnante par son organisation. Chaque équipe nationale avait droit à un camion militaire pour transporter bagages et matériel. Chaque soir, les militaires déchargeaient le camion à notre hôtel et le rechargeaient entièrement le lendemain matin. Au départ nous emportions plusieurs cartons contenant des bidons vides. Au fil de la course, des bidons étaient perdus ou donnés, et on en reprenait des neufs dans les cartons. Un matin avant de quitter l'hôtel, les militaires nous signalèrent, suspicieux, qu'il manquait un bagage ! Questions aux coureurs et à l'encadrement : tout le monde avait bien déposé ses bagages. La barrière de la langue, il faut bien le reconnaître, ne facilitait pas les échanges mais nous comprîmes rapidement d'où venait le malaise : il manquait ce matin-là un carton de bidons ! Un carton avait été vidé, et nous avions oublié de le signaler ! L'organisation militaire nous le faisait remarquer...

À l'arrivée des étapes, chaque coureur était attendu par un jeune qui portait une chasuble avec un gigantesque numéro correspondant à son numéro de dossard. Ces garçons portaient un sac contenant les affaires personnelles du coureur, déposées chaque matin au départ. À l'arrivée, il suffisait au coureur de repérer son numéro de dossard et le jeune lui remettait ses affaires afin qu'il s'essuie et se change éventuellement. Ensuite, le coureur était accompagné pour une collation, puis vers un bus qui le ramenait avec son vélo à l'hôtel. Les bus partaient dès qu'il y avait cinq ou six coureurs. Vraiment impressionnant !

Et que dire de la foule au bord des routes ! Énorme, comme pour le Tour de France. Les arrivées se faisaient souvent dans des stades. Ils étaient toujours remplis de plusieurs milliers de personnes. Il faut dire que le jour du passage de l'étape était une journée de congé obligatoire. Les usines étaient fermées. Même chose pour les autoroutes, fermées durant des heures, afin de laisser rouler le peloton ! Les passages à niveau, eux, ne l'étaient jamais, mais les trains s'arrêtaient pour laisser passer les coureurs !

En 1981, nous avions une bonne équipe de France, avec notamment Laurent Fignon, futur vainqueur de deux Tours de France, et Marc Gomez, un Breton, vainqueur de Milan-San Remo en 1982 et champion de France en 1983. Et pourtant, nous eûmes la démonstration que les jeunes amateurs de chez nous n'étaient pas à la hauteur des vieux briscards de l'Est ! Laurent Fignon, premier Français, terminait vers la 35e place, à environ 45 minutes du premier ! Et tout cela en deux semaines de course.

L'une de mes grandes déceptions restera les Jeux olympiques de Moscou, en 1980. Pour la première fois, l'équipe de France amateur allait avoir avec elle un médecin du cyclisme. Les JO, je l'ai déjà dit, ont toujours représenté pour moi un événement majeur du sport, toutes disciplines confondues. J'étais donc très fier et très heureux d'accompagner nos cyclistes. Mais la politique brisa mon rêve de gosse. Après le boycott des États-Unis, la délégation française fut réduite de manière drastique. Le colonel Marillier dut réduire le quota de notre fédération et aucun médecin du cyclisme n'accompagna nos équipes nationales, à mon grand regret.

En 1978, les championnats du monde eurent lieu en Allemagne. Les épreuves sur piste se déroulèrent à Munich dans l'enceinte du parc olympique. Là encore, j'étais en admiration devant le fabuleux stade où avaient eu lieu les JO de 1972. Et je revoyais les images de l'épreuve reine de l'athlétisme : le 100 m gagné par le soviétique Borzov. Ainsi que les événements dramatiques qui coûtèrent la vie à onze membres de l'équipe olympique israélienne…

Nous étions logés dans le même hôtel que les pistards allemands. Les repas étaient pris dans la même salle de restaurant. L'encadrement français a toujours été très vigilant sur ce que mangeaient et buvaient nos coureurs. Pendant vingt ans, plusieurs mois à l'avance, j'ai adressé des menus aux hôtels où nous devions résider, afin de respecter au mieux les règles de la diététique sportive. Mes recommandations, malheureusement, n'ont pas toujours empêché les surprises, car les traductions ne sont pas forcément fidèles… et que les modes de cuisson étaient parfois très différents, voire parfaitement inconnus. Il arrivait aussi que les cuisiniers ne connaissent pas les plats demandés. En général tout s'arrangeait sur place, mais il fallait passer beaucoup de temps en cuisine et distribuer quelques casquettes et maillots de l'équipe…

Le fromage n'existait pas dans de nombreux pays. Nous emportions toujours quelques spécimens à pâte dure dans les cantines. Nous les sortions généralement vers le 4e ou 5e jour, lorsque les coureurs commençaient à réclamer. Nous savions que cela leur faisait toujours plaisir.

Pour les boissons, c'était très simple : toujours de l'eau à table, si possible en bouteille, du café ou du thé, et une tisane le soir.

Quelle ne fut pas notre surprise, dans cette grande salle de restaurant munichois, de voir dès le premier repas les serveurs apporter à chaque coureur allemand un boc de bière d'un litre pour les garçons et d'un demi-litre pour les filles ! Et tous les verres repartaient vides !

Quelques jours plus tard, à la fin de ces Mondiaux sur piste, les Allemands ramenèrent cinq médailles, arrosées à la bière comme il se doit, et les Français… aucune ! Depuis, je me suis toujours méfié, même dans mes consultations hors médecine du sport, des règles absolues en matière de diététique.

Prenons l'exemple de Laurent Fignon. Le champion français buvait régulièrement la boisson gazeuse américaine la plus célèbre au monde durant ses Tours victorieux. Et pourtant, n'importe quel diététicien de l'époque déconseillait les boissons gazeuses.

Je me souviens encore de Robert Mintkewicz, le « ch'ti », dans les années 1975. Sur le Tour, à l'arrière du peloton, il me réclamait une cannette de bière pour se rafraîchir et se donner le moral !

Généralement, sur les courses en ligne, les kinés ou les médecins préparent scrupuleusement chaque jour le ravitaillement des coureurs. À l'époque : pâtes de fruits, pâtes d'amande, minisandwichs, tartelettes, pommes épluchées et emballées par quartiers, fruits secs… et des bidons avec un peu de sirop selon les goûts des coureurs. Un fruit était évité : la banane, jugée trop indigeste. Or, à la Course de la Paix nous vîmes les coureurs de l'Est prendre pour tout ravitaillement au départ deux bananes et deux bidons d'eau ! Au contrôle de ravitaillement, même menu dans la musette, ce qui n'empêchait pas ces garçons d'être souvent devant les Français malgré notre respect des règles de bonne diététique.

Lors des mêmes championnats du monde en Allemagne, après les épreuves sur piste, j'allais rejoindre les routiers amateurs et professionnels. Cette année-là, les équipements vestimentaires étaient fournis par une grande société mondiale représentée par Jean-Claude Bouttier, champion d'Europe de boxe des années 1970.

Il était toujours très sportif et s'entraînait quotidiennement. Nous partîmes un jour à vélo avec l'équipe de France professionnelle. La route était plate, les coureurs papotaient et nous étions très fiers, lui comme moi, de rouler à côté de Hinault et de ses équipiers. On se permettait même de régler l'allure à l'avant. Soudain, la route tourna et un début de côte s'annonça. En moins de 200 m, tous les coureurs nous avaient dépassés ! Nous nous trainions à l'arrière, essoufflés, incapables de suivre. Je dis à Jean-Claude combien j'étais déçu de ne pas pouvoir faire mieux et il me dit fort justement : « Faut pas rêver. Nous sommes avec quelques-uns des meilleurs coureurs du monde. Comment veux-tu qu'on les suive ? » Il avait bigrement raison…

La Fédération vue de l'intérieur

Mon prédécesseur, le Dr Pierre Dumas, était aussi un judoka. Dans les années 1960, c'est l'absence d'un médecin, juste avant le départ du Tour, qui l'avait conduit par hasard à officier sur l'épreuve. Comme il était un sportif accompli, il donna totalement satisfaction. Sans passion véritable pour le cyclisme, il en devint un spécialiste. Il s'y consacra sans jamais abandonner sa discipline initiale : le judo. Il fut le médecin du Tour de France de 1952 à 1967. Une icône ! En parallèle, il était aussi le médecin de la Fédération française de Cyclisme. Il l'était encore lorsque je fis sa connaissance au départ du Tour 1972. Ses fonctions étaient nombreuses : les courses cyclistes bien sûr, la Fédération, l'Institut national du sport, le judo et un cabinet privé dans Paris. Il manquait de temps, comme c'est souvent le cas chez les médecins.

C'est ainsi que, sur proposition de Richard Marillier auprès du président de la fédération Germain Simon, on me confia le poste de médecin fédéral national en 1982. Encore un honneur inattendu. Je n'en revenais pas d'être, comme pour le Tour l'année précédente, nommé à 31 ans médecin-chef de la Fédération.

Le Tour et les courses étaient des activités de terrain et là, on me proposait d'être partie prenante de l'instance dirigeante suprême du cyclisme français. J'étais admis au Saint des Saints. J'avais l'impression d'avoir été élu à un poste supérieur où j'allais côtoyer les plus grands responsables.

Je fus bien accueilli. Seul mon prédécesseur, Pierre Dumas, m'en a un peu tenu rigueur. Pourtant, je n'étais pour rien dans cette évolution décidée en haut lieu sans que j'en sois préalablement informé. Comme lors de ma nomination au poste de médecin-chef sur le Tour.

Je ne manquais ni d'idées, ni de projets. J'ai d'abord rassemblé les médecins régionaux pour les motiver afin qu'ils agissent à leur niveau. J'ai toujours considéré que pour avoir une élite de haut niveau il fallait commencer par s'intéresser à la base. Les crédits affectés au médical, par exemple, étaient redistribués aux régions en fonction du nombre de jeunes cyclistes pris en charge par le suivi médical régional. Nous organisions chaque année une réunion des médecins fédéraux régionaux à Paris et surtout un colloque médical national qui avait lieu chaque fois dans une ville différente. Ces colloques ont connu de grands succès. Je les souhaitais pratiques, gratuits, ouverts à tous, apportant des informations de base aux médecins, mais aussi aux dirigeants, aux entraîneurs et aux cyclistes eux-mêmes. Ils ont permis à beaucoup de personnes du monde cycliste de se connaître, de se retrouver, de dialoguer, d'évoluer.

Mais, au fil du temps, j'ai compris que beaucoup d'élus du comité directeur national (une trentaine de membres) tenaient leur bâton de maréchal. Ils avaient été cyclistes puis membres de leur comité directeur départemental, puis régional et un jour élus au niveau national. Ils ne manquaient pas d'idées ni de volonté au départ mais, comme élus, ils connaissaient aussi les honneurs des préfectures, des comités olympiques, des directions régionales Jeunesse et Sport. Chouchoutés, au bout de quelques années, ils avaient surtout le souci d'être réélus et de ne pas retomber dans l'anonymat. Les propositions des petits jeunes, qu'ils soient médecins ou autres, n'étaient pas forcément bien accueillies, surtout si elles mettaient en danger leur statut. C'est ainsi que de nombreux projets pouvant paraître trop novateurs ont été oubliés.

Avec les années, j'ai rencontré beaucoup de confrères dans d'autres disciplines. On peut affirmer que le profil des autres comités directeurs est, à peu de chose près, le même dans de nombreuses fédérations.

J'en veux pour preuve les propos du journaliste chroniqueur Pierre Ménès, dans le *Direct Soir* du 29 octobre 2010. Les États généraux du Football tentaient de tirer les conclusions du désastre français lors de la Coupe du monde 2010 en Afrique du Sud : « Tous ces gens accrochés à leurs petits pouvoirs et jolis privilèges ». Cette phrase résume bien ce que j'ai ressenti à une époque.

Je pense cependant que certaines pratiques sont révolues et que des hommes jeunes comme David Lappartient, actuel président de la Fédération française de Cyclisme, savent apporter le dynamisme que l'on est en droit d'attendre d'une fédération. Mais il faut beaucoup de courage pour bousculer l'inertie des pouvoirs en place.

En tant que médecin fédéral national, il faut rendre des comptes au bureau médical du ministère de tutelle. À l'époque, il s'agissait bien sûr du ministère de la Jeunesse et des Sports. Là encore, je considérais comme un honneur d'être en contact direct avec un ministère. Encore plus haut qu'une fédération ! Le gouvernement de la France !

Chaque année, il fallait rédiger un long rapport sur les actions menées et celles à venir, les résultats médicaux et sportifs, les projets, les financements souhaités... Tout se faisait en collaboration avec le directeur technique national. Ce travail administratif me plaisait et j'essayais de remplir ma mission le plus précisément possible. Ce compte rendu était validé par la direction technique, puis envoyé au bureau médical du ministère, qui décidait ensuite de l'affectation des fonds à chaque fédération.

Un médecin du bureau médical nous avait convoqués, Lucien Bailly, directeur technique national qui avait succédé à Richard Marillier et moi, pour étudier ensemble ce rapport annuel. Le médecin fonctionnaire posa beaucoup de questions, essaya de se faire une idée, de juger et nous dit après un très long entretien : « Vous avez bien travaillé. Félicitations. Je vais voir ce que je pourrai vous donner ». En fait, le directeur technique national, qui ne m'en avait pas informé, savait déjà depuis plusieurs semaines combien il nous serait alloué. Exaspéré devant les simagrées du médecin, il lui déclara soudain : « Inutile de vous fatiguer, nous aurons telle somme et j'ai déjà reçu la confirmation de vos supérieurs ». Il avait le document sur lui et le lui présenta. Ce jour-là, j'ai compris que nous n'avions fait qu'une visite de courtoisie et que, dans les ministères comme ailleurs, beaucoup de personnes pensent avoir des responsabilités qui en fait leur échappent totalement, parfois sans même qu'elles en soient informées...

Le palais omnisports de Paris Bercy

Dans les années 1980, la ville de Paris décida de créer un nouveau palais des sports. Celui de la porte de Versailles était devenu insuffisant pour accueillir les grandes manifestations sportives en salle.

Un nouveau bâtiment vit donc le jour à Bercy, dans le 12e arrondissement de Paris, sur le lieu des anciennes halles aux vins. Jacques Goddet, le directeur du Tour de France, président du journal *L'Équipe*, était également administrateur du palais des sports de la porte de Versailles. Il caressait le rêve de faire renaître les anciens « Six jours de Paris ».

Quand la conception du nouveau palais des sports fut mise en chantier, il réussit à convaincre plusieurs responsables politiques, dont le maire de Paris, Jacques Chirac, qu'il fallait réaliser une piste cycliste. Et en 1984, le POPB, palais omnisports de Paris Bercy, ouvrait ses portes avec les nouveaux « Six jours de Paris ». Comme je suivais le Tour de France depuis treize années, il parut naturel à Jacques Goddet de me proposer d'être le médecin de l'épreuve. Vous l'avez deviné : j'acceptai avec enthousiasme !

Je n'ai pas connu personnellement les « Six jours » de la rue Nélaton, dans le 15e arrondissement de Paris, mais ils ont été tellement mythiques que j'étais fier d'être le responsable médical d'une grande épreuve qui allait renaître.

« Bercy », comme on l'appelle encore aujourd'hui, était un palais des sports flambant neuf. Il fallait tout organiser, tout prévoir, tout acheter. Je pris à mes côtés mon ami de toujours Alain Ducardonnet, cardiologue et médecin du sport, que l'on voit toujours sur TF1 et LCI et qui excelle dans les rubriques médicales. Il fallait équiper trois infirmeries, assez éloignées les unes des autres, étudier les plans de secours, trouver des médecins, des infirmières, des brancardiers. Pendant des mois il y eut réunion sur réunion et tout fut prêt le jour J. Encore faut-il préciser qu'à l'heure de la première ouverture des portes nous étions, Ducardonnet et moi, tournevis à la main en train de fixer du matériel médical qui était arrivé seulement dans l'après-midi !

Ces premiers « Six jours » de l'ère moderne connurent un grand succès populaire et sportif. L'ambiance était conviviale et survoltée. Le speaker, la musique, le parterre avec les bars et les restaurants nous grisaient ! Dans le bruit permanent, il fallait parler tellement fort qu'on perdait généralement sa voix au 4e ou au 5e soir. Il était agréable, après la fin de l'épreuve, de prendre le temps, malgré l'heure tardive, de manger au centre de la piste. Le public était parti, la musique s'était éteinte. Nous étions comme les propriétaires de ce lieu gigantesque. Nous partagions un sentiment de calme, de bien-être, de relaxation. Et tout recommençait le lendemain.

Les journées étaient stressantes. Il y avait entraînement l'après-midi et les soirées étaient longues. Début des compétitions vers 19 h, clôture vers 2 h du matin ! Il fallait surtout être vigilant car nous étions à une extrémité de la piste où l'on ne voyait pas forcément bien le virage opposé. Après une chute il fallait se précipiter parfois à l'autre bout de la piste. En costume cravate, pas facile de faire un sprint pour arriver près des coureurs ! Les chutes étaient impressionnantes car elles se passaient sous les yeux des spectateurs. Le bruit sur cette piste en bois envahissait brutalement tout le

POPB. À la différence des courses sur routes, à Bercy nous entendions parfois le bruit d'un choc sans savoir où la chute était survenue. Tous les spectateurs guettaient l'intervention. Cela faisait aussi partie du spectacle. Il fallait faire vite même si nous n'avons jamais eu d'urgence médicale sur cette épreuve.

Pour les temps de repos, les coureurs se partageaient des petites cahutes au centre du terrain. On les appelait les « cagnas ». C'était un lieu privilégié pour se reposer, se changer ou recevoir des soins. Fréquemment, les pistards nous appelaient. Cela procurait toujours une impression particulière d'être dans cet endroit minuscule, tout en longueur, fermé par un simple rideau coulissant. Nous entendions le bruit de la salle, plusieurs milliers de spectateurs, et nous étions en même temps isolés, dans l'intimité d'un coureur. Je vivais des moments uniques, avec la sensation d'être dans la confidentialité avant de réapparaître aux yeux du public. Au milieu de la piste il n'y a aucun endroit à l'abri des regards, aucun lieu de soins isolé.

Après ces premiers nouveaux « Six Jours », les épreuves sportives et les événements artistiques s'enchaînèrent. D'un commun accord avec Jacques Goddet, Alain Ducardonnet et moi avions pris la responsabilité du service médical. C'était très lourd… Cette activité médicale nous plaisait beaucoup mais nous y passions de nombreuses heures. Il fallait obligatoirement être présent, l'un ou l'autre.

Pleins d'espoir, on proposa même à la mairie de Paris, propriétaire des lieux, de créer un centre de médecine du sport. L'idée avait plu mais personne ne voulait s'occuper du nerf de la guerre : l'argent ! Jacques Goddet était associé à un homme d'affaires, Robert Thominet, qui gérait également, entre autres, le palais des sports de la porte de Versailles. Il était d'accord sur le principe, mais il estimait que la mairie de Paris devait assurer le financement. Inversement, la mairie ne voulait pas s'immiscer dans les affaires de Thominet qui avait le contrat de gestion de Bercy. Dans ces conditions, rien ne pouvait se faire. Pire ! Quelques semaines plus tard, Robert Thominet nous fit savoir qu'il n'avait aucun budget pour nous rémunérer en tant que médecins coordinateurs du service médical. On se contentait désormais de gérer les médecins, infirmières et brancardiers, soit une quinzaine de personnes à chaque représentation. Mais nous n'étions plus présents chaque soir… Sauf pour les « Six Jours » où nous retrouvions pour notre plus grand bonheur la fonction de médecin de course.

7

L'équipe médicale

Nous n'avons pas trace de l'origine du service médical du Tour et Jacques Goddet lui-même n'en avait pas le souvenir.

Tout porte à croire que c'est en 1947, dans le premier Tour de l'après-guerre, que l'organisation a décidé de la présence d'un médecin, d'une infirmière et d'une ambulance. Les photos des années 1950 montrent cette ambulance avec le sigle de la Croix-Rouge française. Elle était déjà sponsorisée par Aspro, l'un des plus vieux partenaires de l'épreuve, qui comptabilise plus de 40 ans de présence.

Le plus étonnant est qu'à l'époque il y avait une infirmière ! Quand on connaît la misogynie de rigueur sur le Tour, cela paraît surprenant. La pudeur interdisait par exemple à toute femme de voir des hommes s'arrêtant le long de la route pour satisfaire un besoin naturel. Les cyclistes étaient en cuissards moulants, jambes nues, alors que les tennismen de la même époque jouaient en pantalons longs. Pas de femme donc sur le Tour, sauf cette infirmière de la Croix-Rouge. Quand cette vénérable organisation disparut de la course, on en revint aux hommes. Et uniquement aux hommes, je suis bien placé pour le savoir. Si ma candidature comme infirmier a été retenue en 1972 c'est bien parce qu'il n'était pas question de choisir une femme. Félix Lévitan était très rigide sur le sujet. Sa fille Claudie, devenue directrice commerciale du Tour dans les années 1975, avouait n'avoir jamais suivi une étape dans la course malgré sa fonction et son lien de parenté.

Le service médical s'est étoffé progressivement. Une voiture a été ajoutée à l'ambulance, et nous avons la trace de deux médecins présents dès les années 1955.

Le Dr Pierre Dumas, dont j'ai déjà parlé, a été LE médecin du Tour. Il a marqué son époque en restant seize ans à ce poste, puis quelques années supplémentaires, à partir de 1968, où il supervisait les contrôles antidopage. Il a toujours été une référence pour moi.

Il a longtemps été assisté par le Dr René Boncour, homme éminemment sympathique, compétent, qui venait nous saluer avec le Dr Dumas lors de la visite médicale des premiers Tours que j'ai suivis.

Lorsque j'ai commencé en 1972 il y avait trois médecins, deux ambulanciers, deux infirmiers et un pilote pour la voiture médecin : huit personnes au total et seulement trois véhicules. En 2009, nous étions vingt. L'arrivée d'un organisme extérieur en 2010, a fait monter ce chiffre à 26 et le nombre des véhicules à 10 !

Longtemps, le service médical resta tel que je l'avais découvert en 1972.

La moto apparut en 1976... pour les raisons publicitaires déjà évoquées plus haut. Aussi loin qu'on remonte dans le temps, on retrouve aussi, avec le Dr Dumas, la trace d'un véhicule cabriolet dans le service médical. Le second cabriolet fit son apparition dans les années 1980, tout simplement parce que le sponsor souhaitait accueillir des invités ! Il était loué, et était strictement identique au premier. La différence est qu'il devait rester hors course. Rapidement, on fit valoir que l'on pourrait avoir une meilleure répartition de notre équipe si ce véhicule était en course avec un médecin à son bord. Cela convenait parfaitement au sponsor qui pouvait ainsi accueillir ses invités dans la course. Aujourd'hui, on n'envisagerait plus le service médical du Tour sans une moto et un second cabriolet, dont la présence n'était due, à l'origine, qu'à des préoccupations commerciales !

En regardant en arrière, j'ai l'impression que tout se passait bien et facilement à l'époque. Nous étions peu nombreux. Nous disposions d'un équipement médical qui n'avait rien à voir avec celui d'aujourd'hui, et pourtant nous n'avions pas de souci dans nos interventions. Nous achetions très peu de médicaments, la plupart étaient fournis par l'industrie pharmaceutique. Mais nous répondions à la demande.

Le canal médical

L'arrivée des liaisons radio est, à mon avis, le plus grand progrès dont a bénéficié le service médical. En 1972, seul Radio Tour existait. Ce canal permettait de donner, depuis les voitures de direction, toutes les informations sur la course. Mais nous n'avions entre nous aucun moyen de liaison. Nous ne pouvions même pas savoir où étaient nos collègues, nos ambulances. Il arrivait parfois qu'une ambulance prenne en charge un coureur pour l'évacuer sans que l'on en soit informé, notamment en montagne, alors qu'il peut y avoir une heure d'écart entre les premiers concurrents et la voiture-balai. Nous apprenions souvent tardivement une évacuation par les gendarmes de la course.

Puis les techniques ont progressé, et les canaux radio se sont multipliés. L'un d'eux fut affecté exclusivement au médical, ce qui nous a grandement facilité la tâche. La répartition des véhicules pouvait enfin se faire judicieusement en fonction des écarts, de l'importance des groupes, du relief, de la proximité de la ligne d'arrivée… Grâce à ce canal, nous sommes désormais en relation, à l'aide d'un avion-relais, avec nos collègues de la caravane. Ils nous signalent à l'avance les passages dangereux, une évacuation, un accident, les changements de conditions atmosphériques…

Je n'oublie pas les téléphones mobiles (lorsqu'ils passent !), qui permettent de prendre contact directement avec les établissements hospitaliers vers lesquels nous sommes amenés à évacuer un blessé. L'arrivée de ces technologies constitue un progrès énorme pour les équipes médicales.

Des médecins et des ambulances en plus

Dans les années 1980, les notions de sécurité et de responsabilité ont pris une place de plus en plus importante. La course a toujours été bien couverte, mais on ne peut ignorer les dangers que courent la caravane publicitaire et le public. Actuellement, 600 à 800 personnes composent la caravane et l'on dénombre de 500 000 à un million de spectateurs chaque jour au bord des routes.

Par nécessité et par prudence, nous avons commencé une année par positionner une ambulance supplémentaire en queue de caravane avec une infirmière. L'année suivante, nous avons décidé qu'il était préférable de remplacer l'infirmière par un médecin, en cas d'incident sérieux. Mais ce n'était pas suffisant : la caravane est longue et il y a souvent 30 à 45 minutes entre les véhicules de tête et la queue. L'ambulance à l'arrière pouvait se retrouver trop loin d'un éventuel accident. Nous prîmes alors la décision de mettre deux ambulances et deux médecins puis rapidement un troisième véhicule et un troisième médecin. Certes, les effectifs gonflaient mais ils restaient selon moi encore à taille humaine. J'ai cependant attribué une fonction spéciale à la troisième ambulance. Elle était positionnée entre la fin de la caravane et le début de la course, une sorte de zone neutre appelée de manière peu poétique le « ventre mou ». Un grand nombre de véhicules n'ont pas le droit de rentrer en course et doivent rejoindre la ligne d'arrivée avant les coureurs. C'est le cas des journalistes de presse écrite qui remontent à chaque étape de la course vers la caravane. Notre véhicule supplémentaire peut ainsi intervenir aussi bien dans le « ventre mou » que dans la caravane si l'une des deux ambulances qui précède quitte la course ou rencontre un problème. Elle peut aussi intégrer la course en s'arrêtant et en se laissant rattraper s'il le faut. Nous disposons ainsi d'un potentiel modulable de trois ambulances pour la caravane et de quatre autres pour la course.

Au fil des années, un bon équilibre a été trouvé et à l'heure actuelle nous avons trois médecins pour la caravane, cinq médecins sur la course, une infirmière, une kiné ostéopathe, six ambulanciers, deux pilotes pour les voitures médecin, un motard et un bagagiste, soit vingt personnes au total.

Le cabriolet mythique

Le cabriolet médical est souvent regardé comme une voiture à part. Le nombre de spectateurs dans les villes étapes qui viennent l'observer m'impressionne toujours. Il est vrai qu'on voit beaucoup ce véhicule à la télévision. Il prend de fait une importance particulière aux yeux du public. Pourtant c'est un cabriolet ordinaire, et je m'étonne toujours de voir les spectateurs l'examiner comme on regarde de près une formule 1 ou une voiture de rallye. Il a même été très ordinaire. Nous avions dans les années 1975-1980 une Peugeot 505 décapotable. Elle était grande, spacieuse, belle, pratique, avec un coffre gigantesque. Hélas, la marque au lion a arrêté ce modèle et fabriqué un nouveau cabriolet sur une base de petite voiture : la 204. Je me souviens de mon invité le plus célèbre à l'époque : Lino Ventura. Le grand acteur appréciait de suivre l'étape dans la 505 mais quand il apprit que l'année suivante nous risquions d'avoir une 204, il prit le téléphone pour me dire : « Gérard, je viens d'essayer le nouveau cabriolet Peugeot. Il est génial mais il sera beaucoup trop petit pour ta fonction dans le Tour. Surtout, bats-toi pour en avoir un plus grand ». Peugeot ne voulut rien savoir et pendant des années nous avons eu de tout petits véhicules, jolis, bien décorés, mais pas du tout adaptés aux courses cyclistes et en particulier aux descentes de cols à 80 ou 100 km/h ! Beaucoup de mes pilotes s'en souviennent et se sont fait des frayeurs.

Dans ces cabriolets qui n'ont rien de spécial, l'organisation intérieure a une grande importance pour moi. Il faut avoir sous la main tout ce qui est utile en course pour les coureurs et pour les suiveurs : les médicaments, les pommades, les compresses, les pansements, les sparadraps, les désinfectants, les mouchoirs jetables, sans oublier les ciseaux, épingles à nourrice, attelles cervicales, un appareil à tension, un stéthoscope, un saturomètre, un otoscope, un défibrillateur… Tout cela est nécessaire même si, évidemment, nous sommes loin d'utiliser tout ce matériel en une seule journée. Il faut impérativement les avoir sous la main et savoir où ils sont rangés.

Le cabriolet est la voiture la plus originale de la course. C'est un véhicule qui fait rêver, surtout lorsqu'il s'agit de parcourir les routes de France, en été. Mais le but est de pouvoir soigner les coureurs en roulant. Seul ce type de véhicule le permet. Si un coureur présente des plaies du côté gauche, la place du passager est idéale pour le médecin. En revanche, pour des lésions du côté droit c'est plus compliqué : il faut alors se placer derrière le pilote. Seul un cabriolet permet de passer aisément de l'avant à l'arrière pour les soins.

Le public, les journalistes et même tout récemment le président de la République, passionné de vélo, me parlent admiratifs de mes acrobaties dans le cabriolet. Pour être honnête, il n'en est rien ! Certes, il faut parfois se pencher assez bas hors de la voiture pour soigner le pied d'un coureur, mais l'expérience permet de bien se caler et de ne pas courir de risque particulier. Les soins sont plus difficiles lorsqu'il y a beaucoup de vent : tout s'envole ! Mais, là encore, l'expérience prime. Il est important d'être organisé et de savoir conseiller et aider un coureur pour retirer une chaussure, une chaussette, et pour mettre un pansement sur un orteil qui fait mal, à 40 km/h. Il faut aussi être là pour l'aider à tout remettre en place. Savoir pousser un coureur pendant qu'il s'applique une pommade au niveau du périnée n'est pas inné non plus. Il ne peut pédaler, et nous avons vu parfois des invités, même médecins, pleins de bonne volonté, qui auraient pu faire tomber un coureur faute d'expérience, en tenant par exemple son guidon ! La consigne était claire : « Surtout ne bougez pas. Ne touchez à rien et laissez-moi faire ». Les coureurs sont toujours très reconnaissants de ces soins en course.

Une bonne expérience est indispensable. Mettre une bande collante est pratiquement impossible avec le vent. Elle se recolle sur elle-même avant d'être posée, et il faut la jeter. Avant de poser une compresse sur une plaie il faut une préparation réfléchie, car aucune compresse ne reste en place à 40 km/h si vous n'avez pas prévu une bande ou un filet pour la faire tenir ! Mettre des gouttes dans les yeux n'est pas non plus la chose la plus facile. Le coureur doit vous faire confiance car il ne peut plus regarder la route durant plusieurs secondes !

Dans ces cas-là, le rôle du pilote est primordial. Ce sont tous des anciens coureurs. Ils ont l'habitude de laisser suffisamment d'espace à droite pour le coureur. Ils savent rouler régulièrement, prévenir si un obstacle (rond-point, ralentisseur, rétrécissement) se présente... Jamais un de mes pilotes n'a été à l'origine de la chute d'un coureur. On ne peut pas en dire autant de certains directeurs sportifs moins vigilants !

Cependant, contrairement aux apparences, le cabriolet n'offre pas que des avantages. Par exemple, il n'est pas facile de soigner, surtout derrière le pilote, lorsqu'il pleut et qu'il faut capoter. Et, lorsqu'il fait très chaud, rouler à 40 km/h n'est pas suffisant pour avoir de l'air frais derrière le pare-brise. Sous le soleil qui tape, les températures sont très élevées, et depuis l'apparition de la climatisation, il m'est arrivé par grand beau temps de refermer le véhicule et de rouler quelques dizaines de minutes à l'ombre, avec la climatisation !

Les personnes les plus heureuses dans le cabriolet sont les invités. Ils prennent place à l'arrière. Quand il fait très chaud, avec l'air qui les rafraîchit, ils ne se rendent pas compte de l'agressivité des rayons du soleil. Ce n'est pourtant pas faute de leur rappeler de mettre une crème de protection et une casquette. Après l'étape, ils s'aperçoivent qu'ils sont écarlates, et que leur peau est brûlée ! De retour au travail, ils auront bien du mal à faire croire qu'ils ont passé la journée enfermés dans leur bureau !

La moto médicale

La moto, bien que prévue à l'origine pour des raisons publicitaires, a un rôle important. Peu encombrante, elle peut se faufiler aisément, doubler un peloton sans difficulté. Elle est proche des coureurs mais ce n'est pas un cabinet médical… Il n'y a pas d'espace de rangement et pourtant, il faut tout avoir avec soi. J'ai donc adopté en 1976 le blouson dit « de photographe » avec ses nombreuses poches. Et puis j'essayais d'utiliser au mieux les valises latérales ainsi que les poches du motard. Pas de place perdue ! L'important était d'avoir tous les produits nécessaires sous la main et de savoir où chaque chose se trouvait pour ne pas faire attendre les coureurs.

La moto est un poste privilégié, mais les soins sont encore plus difficiles à prodiguer. Le coureur doit se tenir à l'épaule du motard et ce dernier être très attentif à tous les véhicules autour de lui. Et je vous laisse imaginer la difficulté des manœuvres quand les conditions atmosphériques sont mauvaises ! La pluie est un vrai cauchemar.

J'ai envisagé à plusieurs reprises le remplacement de cette moto par un cabriolet supplémentaire mais, devant le plaisir éprouvé par mes collaborateurs à observer la course depuis cet endroit privilégié, je n'ai jamais trop insisté pour son remplacement.

Par contre, sur le Critérium du Dauphiné organisé par Thierry Cazeneuve, je n'ai pas hésité à lui demander un cabriolet de plus le jour où il a souhaité mettre une moto. Et mes médecins ne s'en sont jamais plaints !

L'équipement des ambulances a énormément évolué lui aussi. Entre les véhicules que j'ai connus en 1972, pratiquement vides, et les modèles actuels, équipés comme des véhicules de SAMU, il n'y a aucune commune mesure. Tout a changé, et avec mes collègues médecins nous avons proposé progressivement les adaptations nécessaires à l'organisateur, qui nous a toujours suivis. Il faut rendre hommage à la Société organisatrice qui a toujours eu le souci de la sécurité et qui n'a jamais discuté nos choix. Il faut dire qu'« en bon père de famille », nous n'avons jamais eu de dépenses superflues. Souvent, le matériel était d'abord prêté, puis nous l'achetions progressivement.

Les médecins, en particulier le Dr Catherine Guyot, ont toujours fait un maximum d'efforts pour nos équipiers (ambulanciers, infirmières et pilotes). Chacun disposait de listings très précis du matériel et des médicaments, des modes d'emploi, des protocoles utilisables, des listes de numéros de téléphones, d'hôpitaux, de cliniques, de radiologues…

L'assistance médicale

Notre rôle premier est l'assistance médicale. Pourtant, appartenir au service médical du Tour signifie que nous sommes soumis en permanence à des questions sur le dopage. En ville, entre amis, en consultation, les mêmes questions reviennent toujours.

À vrai dire, notre fonction n'a rien à voir. Nous sommes chargés d'assurer les soins aux coureurs lorsque ceux-ci en ont besoin.

D'autres médecins sont affectés aux contrôles antidopage. Ils ne sont pas en course et n'ont aucun rôle dans les soins. Jacques Goddet et Félix Lévitan ont toujours souhaité que les fonctions soient bien différenciées et j'ai toujours été en accord avec ce principe. On ne peut pas être à la fois le confident et le gendarme qui sanctionne.

Théoriquement, notre rôle se limite à la course, et nos interventions aux chutes et aux demandes des coureurs : soigner douleurs, crampes, maux de gorge, problèmes digestifs, ophtalmologiques, dermatologiques, mais aussi pose de pansements ou de crème solaire. Il nous arrive même d'élargir un cuissard ou un maillot qui blesse ou encore de fournir du papier toilette !

Mais, à côté des deux cents coureurs du peloton il y a aussi quatre à cinq mille suiveurs qui peuvent faire appel à nous. Les sollicitations sont donc très nombreuses et j'ai calculé que nous effectuons environ 1 500 consultations sur l'ensemble d'un Tour ! La plupart sont des consultations de médecine générale auprès des suiveurs.

Notre journée commence par une présence au village départ environ deux heures avant le départ officiel de l'étape. Pour ceux qui suivent la caravane, les horaires sont bien plus matinaux.

Nous tenons une permanence près de nos ambulances et toute personne accréditée peut venir nous voir. Il y a aussi quelques malaises dans le public. Au départ de la course chacun se rend à son poste et suit l'étape. Lors des étapes calmes, tout le monde se retrouve après la course, mais il y a aussi des journées plus mouvementées avec chutes et évacuations.

La chute est toujours un moment de panique générale. Sébastien Piquet, speaker, et avant lui Robert Silva, Jean-Marie Leblanc, Philippe Bouvet, John Lelangue, depuis la voiture du directeur adjoint de la course Jean-François Pescheux, ont tous répété cette phrase sur Radio Tour : « CHUTE AU PELOTON ! ». Les voitures suiveuses sont généralement obligées de s'arrêter et les mécaniciens de chaque équipe se précipitent avec deux roues de secours. Il faut rapidement aller vers les coureurs qui semblent les plus touchés. Si beaucoup se relèvent rapidement, certains restent au sol. Il y a ceux qui repartent après avoir reçu quelques soins et ceux qu'il faut évacuer pour une fracture, une perte de connaissance, un comportement inquiétant. Notre rôle est de faire le diagnostic le plus rapide possible. Contrairement aux autres sports où il y a des arrêts de jeu, la course continue. Il n'est pas question de faire perdre du temps supplémentaire à un coureur qui peut repartir. C'est pourquoi nous sommes parfois amenés à remettre en selle un coureur qui, dans la vie de tous les jours, aurait mérité un arrêt de travail de plusieurs journées.

Mes confrères invités sont toujours surpris de voir combien il faut décider rapidement. Ils s'étonnent qu'on autorise des coureurs à reprendre la route alors qu'ils n'ont parfois reçu aucun soin. Mais il ne faut pas les retarder. Les soins se feront en course. Après des chutes massives, j'ai souvent vu les coureurs faire littéralement la queue derrière ma voiture pour quelques nettoyages, pansements et antalgiques. C'est impressionnant. Leur courage mérite le respect. Le lendemain, ils repartent comme si de rien n'était alors qu'ils présentent des plaies encore plus douloureuses à froid.

Lorsque des coureurs ont fait des chutes impressionnantes et qu'apparemment ils vont bien, il est de notre devoir de les remettre en selle. Rappelons Bernard Thévenet et sa chute dans les Pyrénées en 1972 : deux victoires sur le même Tour par la suite ! Lorsqu'un coureur nous inquiète, un médecin ou une ambulance le suit de près. Il nous est quelquefois arrivé de faire arrêter un coureur dans un second temps.

Après la course, nous tenons une consultation à la permanence. C'est le quartier général où tout le monde se retrouve : direction, commissaires, officiels, journalistes, service médical, gendarmerie, logistique…

Il nous arrive d'accompagner un coureur qui a besoin d'une radio ou d'un examen complémentaire. Fréquemment, nous nous rendons à l'hôtel d'une équipe qui a demandé un médecin.

Nous sommes à la disposition des équipes et des suiveurs, qui peuvent nous joindre en permanence, et j'ai coutume de dire que nous effectuons notre plus longue garde de l'année : 24 h sur 24 pendant 24 jours environ ! Débutant quelques jours avant le départ du Tour, elle s'achève au lendemain matin de l'arrivée sur les Champs-Élysées.

La tournée des hôtels

Notre rôle a beaucoup évolué en quarante ans. En 1972, à mes débuts, il n'y avait pas de médecin d'équipe. Tout juste des soigneurs, généralement anciens coureurs, qui massaient, préparaient le ravitaillement et faisaient les petits soins. Nous passions donc voir toutes les équipes chaque soir. À trois médecins, nous nous répartissions les hôtels géographiquement. Les GPS n'existaient pas et des volontaires locaux nous servaient de conseillers et de guides. La tournée des hôtels était longue et fastidieuse mais c'était en même temps un moment merveilleux et privilégié.

Parfois les soins se prolongeaient lorsqu'il y avait plusieurs coureurs accidentés ou plusieurs malades dans une même équipe. Il fallait quelquefois attendre que le coureur ait pris sa douche ou ait terminé sa séance de massage de 45 minutes. Il nous arrivait de regagner notre hôtel très tard, bien après la fermeture du dernier restaurant. C'était alors soirée sandwich au buffet de la gare !

Ces moments étaient très sympathiques car nous partagions tout le vécu de l'épreuve avec les coureurs, les directeurs sportifs, les soigneurs. Nous avions des rapports étroits, quotidiens. Ils savaient qu'ils pouvaient compter sur nous. Je pouvais à l'époque entrer dans toutes les chambres de coureurs. Aucune porte ne m'a jamais été fermée ! La confiance et l'amitié régnaient. Les bonnes relations que j'ai aujourd'hui, près de quarante ans après, datent de cette époque. Les coureurs d'alors sont devenus les directeurs sportifs d'aujourd'hui. Ils ont toujours confiance dans mon équipe et expliquent souvent à leurs coureurs qu'ils peuvent, eux aussi, nous accorder la leur.

Dans les années 1980, les médecins d'équipe sont arrivés progressivement. La médecine sportive évoluait, il était logique que les coureurs soient suivis toute l'année, en particulier sur les trois grands Tours (Italie, Espagne et France). Quelques années plus tard, l'UCI (Union Cycliste Internationale) imposa à toutes les équipes de haut niveau un médecin responsable.

Dès lors, ces médecins prirent en charge leurs coureurs après les étapes. Nous sommes désormais appelés seulement en cas de nécessité. Nos soirées ont donc été allégées mais notre fonction sur la course est restée la même. Pas question que les médecins d'une vingtaine d'équipes différentes se précipitent ensemble sur une chute collective et privilégient leurs propres coureurs. Il fallait que le service médical reste neutre. Nous travaillons main dans la main avec les médecins d'équipe, leur laissant toujours la priorité lorsqu'ils viennent avec nous accompagner un de leur coureur accidenté.

Sur les autres courses, lorsque les médecins d'équipe ne sont pas présents, notre fonction après l'épreuve est restée la même et nous faisons encore actuellement beaucoup de visites dans les hôtels.

C'est Moscou qui décide !

S'il est vrai que j'ai toujours pu entrer dans toutes les chambres d'hôtels sur le Tour de France, il n'en a pas été de même sur un Tour de l'Avenir des années 1980. À l'époque, le bloc des pays de l'Est n'était pas une expression en l'air. Les Russes participaient régulièrement aux épreuves amateurs de notre pays. Un jour, j'eus à soigner un coureur de l'Union soviétique après une chute. Il s'était fait très mal et je ne souhaitais pas qu'il reparte. Malgré mon avis, son directeur sportif lui a imposé de reprendre la route et tant bien que mal il est allé au bout de l'étape. Il souffrait terriblement et je le pris en charge dans une ambulance dès son arrivée pour le raccompagner à son hôtel et faire un bilan complet et les soins nécessaires. À la descente de l'ambulance, deux colosses type garde du corps apparurent à la porte de l'établissement, laissèrent passer le coureur mais me refusèrent l'entrée. Chaque équipe étrangère avait un interprète mais, malgré mes explications, je ne fus pas autorisé à entrer.

Le lendemain matin, inquiet pour le coureur, je me rendis à nouveau à l'hôtel bien avant l'heure de départ pour prendre des nouvelles. Cette fois, je fus reçu correctement mais je n'avais toujours pas le droit de voir le coureur. Son directeur sportif arriva avec l'interprète. Je demandai des nouvelles et on me répondit que Moscou avait été prévenu. Ils attendaient une réponse pour savoir si le coureur repartirait ! Je crois bien qu'il est reparti mais a dû abandonner dans la journée.

Le manque de moyens des coureurs russes me faisait pitié. Je me souviens en particulier de l'un d'entre eux. Après une lourde chute, son maillot était largement déchiré. Le lendemain, il était reparti couvert de plaies avec le même maillot rouge marqué du marteau et de la faucille, recousu très approximativement avec de la grosse laine rouge. À cette époque, aucun coureur d'Europe de l'Ouest n'aurait accepté de repartir sans un maillot neuf !

La « secte »

La bonne réputation du service médical du Tour s'est construite année après année grâce aux hommes et aux femmes qui l'ont constitué. En 1982, mon prédécesseur médecin-chef, Philippe Miserez, m'avait demandé en partant de prendre des amis à lui. Je le fis bien volontiers car je les connaissais déjà et j'avais confiance en eux.

Mais, rapidement, il me fallut constituer ma propre équipe. Je fis alors appel entre autres à un ami de longue date, cardiologue, Alain Ducardonnet, un habitué de la réanimation cardiaque, et à Gérard Nicolet, un médecin du sport que j'avais connu au bataillon de Joinville. Il connaissait mieux le football, mais je l'ai rapidement converti au vélo. Je fis venir également Pierre Cargnelli, un kiné qui connaissait bien le cyclisme. J'avais longtemps travaillé avec lui auprès des équipes de France amateurs.

J'ai toujours eu autour de moi des passionnés. Une équipe de fidèles, compétents et complémentaires. Le groupe s'est constitué progressivement en fonction des rencontres, des candidatures, des recommandations. Mes deux critères de base ont toujours été la compétence professionnelle et la passion du cyclisme.

Lorsque j'ai commencé, en 1972, les médecins étaient logés à l'hôtel de la direction du Tour. C'était bien agréable et nous rencontrions du beau monde. Le reste du personnel médical était logé dans des petits hôtels, voire même dans des dortoirs de collèges ou de lycées. Cela arrivait quatre ou cinq fois par Tour. À l'époque, les grandes chaînes hôtelières n'existaient pas et nous étions souvent hébergés très loin de la ville étape.

Lorsque je fus nommé médecin-chef, je demandai à quitter l'hôtel de la direction pour être avec mon équipe. L'objectif était de mieux communiquer, de mieux se connaître, d'être plus proches les uns des autres au sens psychologique du terme. Je n'ai jamais regretté sauf peut-être le confort des chambres d'hôtel, car nous n'avons pas toujours été gâtés, loin sans faut.

Tous ceux que j'ai retenus ont débuté sur des courses d'un jour, puis sont passés sur des petites courses par étapes. Il était primordial pour moi de les connaître, de voir s'ils s'intégraient bien dans l'équipe et de juger sur le terrain de leur intérêt pour le vélo.

Ce sont tous ces paramètres qui m'ont permis de constituer au fil du temps des équipes soudées et complémentaires qui ont toujours donné cette bonne image du service médical du Tour et des autres courses.

Lorsqu'une place se libérait sur le Tour je proposais aux candidats d'être présents, le rêve de chacun, le bâton de maréchal, mais en commençant tout de même par la caravane ou, autrefois, par le Tour féminin.

J'ai toujours considéré que pour être un bon médecin du sport sur le terrain, il fallait parler le même langage que les sportifs, c'est-à-dire bien connaître leur discipline. Les athlètes le ressentent rapidement et se confient très différemment dès qu'ils sont en confiance.

Pour les passionnés de mon équipe, le retour en arrière de la course vers la caravane, n'est évidemment pas facile. Pourtant, ne voulant pas multiplier les postes et accueillir chaque année des nouveaux pour la caravane, j'étais obligé de demander régulièrement cet effort à quelques-uns. Tous l'ont bien compris et ont fait contre mauvaise fortune bon cœur. Qu'ils en soient ici chaleureusement remerciés.

Toute mon équipe avait son importance, y compris le bagagiste. Depuis quelques années, nous avons avec nous un jeune garçon motivé, organisé, courageux : Benjamin Guyot. Son rôle est important dans l'équipe. Il répartit les chambres, monte les bagages, veille à la restauration, pointe les bagages de chacun. Il nous permet de vivre confortablement là où d'autres équipes connaissent des problèmes de chambre, de repas, de notes de frais…

Le soir, à table, nos discussions portent davantage sur l'histoire et les anecdotes du cyclisme que sur tout autre sujet, y compris médical. Nos pilotes étaient tous d'anciens coureurs, vainqueurs d'étapes sur le Tour, maillot jaune, champion olympique… Ils nous racontaient leurs aventures cyclistes, des anecdotes sur les coulisses de la course, faisaient des petites confidences. Des moments riches en émotion !

Pour illustrer cette passion, j'aime parler d'un de mes ambulanciers fidèles, Philippe Dufour. Il avait accepté de remplir la fonction de porteur de barrières pour se donner un maximum de chances d'être un jour incorporé dans le Tour, puis dans l'équipe médicale. À l'époque, il dormait dans un camion, prenait sa douche dans un autre véhicule. Le travail était pénible, avec des repas pris sur le pouce, conduite de nuit, et quelques heures de sommeil par jour. Tout cela pour vivre pleinement sa passion du cyclisme. Il n'est qu'un exemple parmi tant d'autres.

En près de quarante ans, ils ont été nombreux à passer dans l'équipe. Les obligations familiales, professionnelles, personnelles, l'âge ont obligé certains à s'éloigner. Comme chacun travaille à temps plein en dehors des courses, moi y compris, et il n'est pas toujours possible d'obtenir les congés souhaités. Il fallait donc un groupe suffisamment conséquent pour couvrir toutes les courses de mars à octobre, c'est-à-dire de Paris-Nice à Paris-Tours. Néanmoins, afin de garder une cohésion, je ne souhaitais pas multiplier les postes. J'ai donc limité le groupe afin qu'il ne dépasse jamais 35 à 40 personnes.

J'ai toujours fait tourner les équipes pour que tous se connaissent et que chacun participe un jour ou l'autre à l'ensemble des épreuves. L'ambiance a toujours été agréable. Tout le monde est heureux de se retrouver. Ceux qui ne sont pas sur le terrain téléphonent aux participants pour leur souhaiter une bonne course. Je craignais une certaine jalousie : « Pourquoi lui et pas moi ? ». En fait, j'ai toujours eu la grande satisfaction de constater qu'une équipe réelle s'était formée.

J'en veux pour preuve qu'à chaque course, l'équipe au complet se retrouve tous les soirs pour le dîner. Seul le Tour de France échappe à la règle car il n'est pas possible de trouver des tables de vingt personnes, et les horaires sont parfois très différents selon les fonctions.

C'est cette cohésion qui nous a valu le surnom de « secte ». Le terme ne nous a jamais gêné tant nous étions liés. Dans de nombreux groupes, professionnels, sportifs, culturels, il existe des dissensions et dès que la fonction n'exige plus la présence de tous, les gens se séparent. Dans notre équipe, ce ne fut jamais le cas. Nous faisons l'admiration des autres familles du Tour, tant nous sommes soudés et solidaires. Bien que la composition de l'équipe médicale soit différente sur chaque course, les coureurs et les suiveurs ne remarquaient pas l'identité précise des présents. Il y a simplement une équipe médicale sur laquelle chacun sait pouvoir compter. Elle a toujours bénéficié d'une belle image dans le monde cycliste.

Cette cohésion du groupe se retrouve tout au long de l'année. Les gens se téléphonent, gardaient le contact, partent parfois en vacances ensemble, se rendent visite. Nombreux sont ceux qui se sont rendus service en dehors des courses. Tout le monde répond également présent sans exception lors des événements de la vie : anniversaire, naissance, mariage, enterrement...

L'une d'entre nous, le Dr Catherine Guyot, trouvait même le temps de réaliser un petit journal. Un petit édito, un rappel des courses, les événements familiaux, les changements d'adresse, quelques petits articles personnels d'intérêt général ou médical. Cette petite gazette de quatre pages était diffusée deux ou trois fois par an et elle avait un grand succès. Mais quel travail !

Autre sujet de satisfaction : la rémunération. En quarante ans, jamais une seule personne nouvellement recrutée ne m'a demandé à l'avance combien elle gagnerait. J'en suis fier. Les gens venaient pour le vélo, pas pour l'argent. Tout le monde était passionné, c'était mon premier critère, heureux d'être là, de retrouver l'équipe et l'ambiance.

De toute façon, je n'aurais pas su quoi leur répondre car, bien que médecin-chef, la Société du Tour ne m'a jamais tenu informé des aspects financiers. Je l'étais uniquement par mes équipiers. La seule chose que je pouvais leur dire était qu'il ne fallait pas s'attendre à faire fortune ! La Société du Tour n'a jamais été très généreuse. Il faut dire aussi qu'elle n'a jamais manqué de candidatures et qu'il leur était facile de faire jouer la concurrence.

À titre personnel, ma rémunération correspond au tiers de celle de mes collègues médecin d'équipe, malgré l'étendue de mes responsabilités. Cela a toujours choqué mon banquier, mais je suis là par passion et j'aime ma fonction !

Je suis réellement très fier des équipes que j'ai constituées. Bien que les fonctions de chacun ne fussent pas les mêmes, le niveau social souvent différent, les revenus très divers, c'était un bonheur de se retrouver et de vivre quelques jours ensemble.

Du côté des médecins, il y avait une grande complémentarité. Nous étions tous médecins du sport mais avec une fonction principale souvent différente : généralistes, urgentistes, anesthésistes réanimateurs, cardiologues et même… gynécologues, médecins du travail, ou encore néphrologues. Chacun apportait ses compétences, ses connaissances et nos discussions étaient souvent riches d'enseignement pour la plupart d'entre nous.

Notre service médical nous est envié par beaucoup de monde. Les très nombreuses candidatures que je reçois depuis de nombreuses années en sont la preuve. Les passionnés de vélo appartenant au monde médical ou paramédical, posent leur candidature ou viennent se présenter spontanément. Malheureusement, il n'y a toujours eu que peu d'élus puisque le nombre de places est très limité. Et, comme l'équipe était efficace et soudée, il y avait très peu de renouvellement. Sur certains Tours de France, sur un effectif de vingt personnes, je ne voyais que des anciens ! Une fidélité exceptionnelle et remarquable même si j'ai toujours pensé à former des jeunes.

Quant au public, il nous apporte depuis toujours des témoignages de sympathie, des encouragements, des remerciements pour tout ce que l'équipe fait en faveur des coureurs.

La qualité de notre service médical a toujours été reconnue partout en France et à l'étranger. Un grand nombre de mes collaborateurs médecins ont été sollicités dans leur région pour assurer l'assistance médicale de courses locales. L'étiquette « service médical du Tour » a toujours été synonyme de qualité.

Mon ami le Dr Xavier Roy s'est même retrouvé médecin de l'équipe de football de Châteauroux grâce au

Tour. Les dirigeants cherchaient un médecin. Ils avaient entendu parler d'un castelroussin qui œuvrait sur le Tour de France. Ils l'ont contacté. Nous en avons parlé et je l'ai encouragé à accepter. C'est ainsi qu'en partant du vélo il s'est retrouvé, en juin 2004, sur le banc de touche du stade de France avec l'équipe de Châteauroux en finale de la Coupe de France contre le Paris-Saint-Germain !

Les organisateurs ou médecins étrangers m'ont également souvent sollicité pour faire des conférences sur notre organisation. En Belgique, aux Pays-Bas, en Italie, les médecins étaient heureux de partager nos expériences.

Notre organisation a été prise en exemple à plusieurs reprises. Ainsi, aux Pays-Bas, le Dr Jos Benders a-t-il créé une assistance médicale privée calquée sur celle du Tour. Une ministre des Sports néerlandaise m'a même remis une décoration de reconnaissance à l'occasion d'un passage du Tour dans son pays.

Des médecins italiens sont venus me voir sur le Tour en 2008. Ils venaient prendre conseil avant d'organiser leur propre service médical pour les championnats du monde de cyclisme. La fédération internationale (UCI, Union cycliste internationale) m'a également demandé d'écrire un document sur l'assistance médicale des courses par étapes.

La reconnaissance nous est souvent venue des directeurs sportifs, eux-mêmes anciens coureurs. L'un d'entre eux me disait récemment : « Avec ton équipe, on est tranquille. On sait que s'il arrive quelque chose, nos coureurs seront bien pris en charge, ce qui n'est pas toujours le cas sur certaines épreuves à l'étranger ».

Malheureusement, toutes les bonnes choses ont une fin, parfois décevante et inattendue. En 2009, la direction du Tour a décidé de confier le service médical à une société extérieure. Une nouvelle équipe est arrivée. Elle semblait ne pas connaître le vélo ni l'apprécier particulièrement. Notre expérience d'anciens ne l'intéressait apparemment pas. D'une manière tout à fait imprévue, nous avons dû avaler des couleuvres. En quelques semaines, notre belle équipe unie, construite avec passion et patience a volé en éclats ! Certains ont préféré partir. D'autres ont retourné leur veste. Mais nous le savons tous, la trahison est dans la nature humaine et nombreux sont ceux qui ne révèlent leur véritable personnalité que dans les moments difficiles... Beaucoup de regrets et de gâchis.

8

La visite médicale de départ

De même qu'il ne se souvenait pas précisément de la date de création du service médical, Jacques Goddet était incapable de situer les débuts de la célèbre visite médicale de départ.

Sans se tromper, on peut tout de même remonter à l'après-Seconde Guerre mondiale. À cette époque, des équipes régionales participaient au Tour et certains coureurs étaient sélectionnés sans aucune expérience des longues courses internationales. Cependant, le Tour était une épreuve exigeante : plus de 4 600 km en 1947. Et la médecine du sport n'existait pas !

Fort logiquement, les dirigeants de l'épreuve pensaient qu'il pouvait être risqué d'engager de jeunes coureurs présentant d'éventuels problèmes médicaux. Il a été décidé que tous les coureurs passeraient devant un médecin afin d'obtenir ou non l'autorisation de se lancer. Ainsi fut créée la première visite médicale d'avant Tour.

Durant des années, elle a constitué un rituel. Le Tour de France était la seule épreuve au monde qui imposait cette contrainte aux coureurs et aux directeurs sportifs. Ils l'ont toujours bien acceptée.

Ce moment particulier marquait le vrai départ du Tour. Il régnait une ambiance bon enfant de retrouvailles générales. Coureurs, directeurs sportifs, encadrement, direction du Tour, journalistes, caravaniers et tous les suiveurs étaient heureux de se retrouver un an après. Nous serrions mille mains dans la journée, en se promettant de dîner un soir ensemble, ce qui ne se faisait jamais en raison des contraintes de la fonction. Chacun prenait des nouvelles des amis, de la famille, des activités professionnelles... Tout le monde était heureux de partager de nouveau un mois de vie itinérante.

Cette visite médicale avait une grande importance pour la presse. Les photographes et les télévisions donnaient les premières images du Tour. Elle alimentait les premiers reportages. Les dernières années, la télévision organisait même un point de passage obligé pour tous les coureurs afin d'avoir leur portrait et une petite interview qui pourrait servir un jour ou l'autre.

La visite médicale avait traditionnellement lieu les jeudi et vendredi précédant le départ. Elle était donc préparée par nos soins dès le mercredi. Je venais généralement plusieurs semaines, voire plusieurs mois à l'avance, avec la direction du Tour pour reconnaître les lieux et prendre contact avec les responsables locaux. L'éloignement, les difficultés de la langue lorsque nous partions de l'étranger, les changements de responsables, les consignes non transmises, nous obligeaient chaque année à consacrer au moins une demi-journée à l'organisation pratique.

Les coureurs venaient par équipes, sur rendez-vous. Ils pouvaient rencontrer les journalistes dans une salle d'attente. Dans une salle médicale ils étaient pesés, mesurés et soufflaient dans un spiromètre pour les mesures ventilatoires. Dans une autre salle, nous les examinions avant de procéder à l'électrocardiogramme de repos. Une quatrième salle était réservée aux entretiens individuels et confidentiels.

Cette visite nous permettait de faire des moyennes et les journalistes étaient toujours très friands de connaître le profil du coureur moyen mais aussi le plus grand, le plus petit et surtout celui qui avait le pouls le plus lent.

Certaines années, nous avons ajouté des examens complémentaires, sans jamais alourdir le temps de la visite. Nous avons fait des analyses de la peau des coureurs, dans le but de comparer la peau exposée toute l'année aux conditions extérieures et celle protégée par le maillot. Les techniciens d'un laboratoire spécialisé examinaient deux échantillons de peau sur le bras à 3 cm d'intervalle, en zone bronzée et en zone claire et protégée. L'étude avait démontré que la peau exposée avait les caractéristiques d'une peau de personne âgée, tandis que la peau recouverte avait les caractéristiques de l'âge du sujet. La seule différence fut trouvée chez les Colombiens qui avaient déjà une peau très mate et qui ne présentaient pas le même vieillissement prématuré en zone exposée.

Nous avons aussi réalisé des échocardiogrammes. Ils ont permis de publier de véritables études scientifiques sur les sportifs de haut niveau. L'intérêt de l'étude était de rassembler deux cents sportifs de haut niveau, dans le même sport et à la même période de la saison. Cette uniformité est souvent recherchée pour les études mais difficilement réalisable. La visite médicale du Tour le permettait.

Mon équipe adorait cette visite médicale. Les coureurs s'y rendaient de bonne grâce. Ils étaient disponibles, décontractés, aimables, sans sollicitation du public ni de la presse, cantonnée à l'extérieur. Nous pouvions discuter longuement avec eux, individuellement, féliciter les nouveaux champions nationaux sacrés le week-end précédent. C'était un réel bonheur de pouvoir parler avec nos idoles, demander des autographes, faire éventuellement quelques photos-souvenirs. Nous en profitions pour faire le point avec l'encadrement des équipes, le directeur sportif et notamment le médecin. C'était un moment très riche.

Le secret médical était respecté. Toutefois, les coureurs acceptaient de bonne grâce que la presse dévoile leur taille, leur capacité vitale, leur tension ou leur électrocardiogramme. Après nos mesures et examens, les journalistes venaient faire leur travail avec l'accord tacite des coureurs et de la direction.

Pour les champions, l'organisation du Tour était obligée de faire des groupes de journalistes car ils étaient tellement nombreux qu'ils se battaient pour être en bonne place pour la photo de Merckx, Hinault ou Armstrong. On a vu ainsi des cloisons légères se casser, des tables s'effondrer, des chaises rendre l'âme et certains journalistes se retrouver au sol avec leur matériel endommagé ! Un désordre quelquefois indescriptible qui, une année, a fait bondir Jacques Goddet lui-même.

27 battements par minute !

Tout le monde voulait connaître le cœur le plus lent. À ce jour, le record est toujours de… 27 battements par minute, enregistré sur le suisse Mauro Gianetti. Il me le rappelle encore régulièrement, chaque fois que nous nous croisons. Moins d'un battement toutes les 2 secondes ! C'est énorme lorsqu'on sait que la moyenne chez Monsieur Toutlemonde se situe entre 60 et 80 battements par minute.

Sur deux cents coureurs au départ plus de la moitié avaient un pouls à moins de 50, ce qui est déjà exceptionnel. Pourtant nous n'avions pas toujours la mesure d'un véritable pouls au repos puisque certaines équipes venaient à la visite à vélo, voire après un entraînement...

En 1996, le Tour partait de S-Hertogenbosch aux Pays-Bas. Le pouls le plus lent était celui d'un jeune inconnu du grand public : 39 pulsations par minute ! Au fil des étapes, ce coureur s'est révélé au point de terminer deuxième de la Grande Boucle. C'était l'allemand Jan Ullrich. Il a beaucoup aidé son leader, le danois Bjarne Riis, à remporter ce Tour 1996. Il ramena à Paris le maillot du meilleur jeune et en 1997, c'est lui qui gagna le Tour.

Pour en revenir à la fréquence cardiaque, il n'est pas question pour autant de faire un lien systématique avec le classement final du Tour. Nous pouvons simplement dire que les nombreuses heures d'entraînement de ce sport exigeant conduisent à ce que les meilleurs aient un pouls très lent. Les cœurs d'Anquetil, Coppi, Merckx, Hinault ou Armstrong battaient à moins de quarante pulsations par minute. Et cela aussi fait partie de la légende du sport cycliste.

De toute ma carrière, je n'ai vu qu'un seul coureur non autorisé à partir après la visite médicale. C'était lors de mon premier Tour en 1972, au départ d'Angers. Il n'a pas vraiment été récusé puisqu'il avait bien passé la visite médicale et que les médecins de l'époque lui avaient donné leur feu vert. Mais, quelques heures plus tard, ce coureur belge était revenu accompagné de son directeur sportif qui nous demanda de regarder son périnée. Le pauvre avait un énorme abcès ! Il paraissait évident, non seulement qu'il ne pouvait pas prendre le départ mais qu'il devait être traité de toute urgence ! Opéré l'après-midi même à l'hôpital d'Angers, il regardait le lendemain le Prologue du Tour à la télévision, depuis son lit.

De la même manière, le français Frédéric Moncassin ne prit pas le départ du Tour 1994 alors qu'il avait satisfait à la visite médicale. Tout allait bien pour lui jusqu'à la présentation des coureurs au public la veille du départ lors d'un show télévisé. Frédéric avait été présenté, comme ses coéquipiers, sur un gigantesque podium. Il avait aux pieds ses chaussures de cycliste, avec les fameuses cales qui ne permettent pas de marcher aisément. En redescendant du podium il glissa et se fit une fracture de la cheville. Le Tour se terminait pour lui avant d'avoir commencé !

Cette année-là, trois autres coureurs furent remplacés alors qu'ils étaient sélectionnés au sein de leur équipe, l'un pour une sciatique, l'autre pour une inflammation du périnée, couramment appelé « la selle » et le troisième en raison du décès de sa sœur la veille, dans un accident automobile. La visite médicale n'est donc pas le seul cas d'empêchement pour un départ…

Si on remonte dans le temps, Albert Bouvet fut réellement refusé au départ du Tour 1956, à Reims. Quelques mois plus tard, il gagnait Paris-Tours ! Il fut également cinq fois champion de France de poursuite, mais aujourd'hui il peste toujours contre la décision du Dr Dumas. Albert avait été victime d'un traumatisme du genou quelque temps auparavant. Dumas craignait qu'il n'y ait une fracture non apparente à la radio. Pour Albert Bouvet c'était incompréhensible. Il se sentait en pleine forme et tout à fait capable de prendre le départ.

Presque refusé, puis vainqueur

Autre souvenir marquant : lors de la visite médicale du Tour 1992 eut lieu un événement inhabituel. Jean Luc Van Den Broucke, directeur sportif de l'équipe Lotto, vint avec l'un de ses coureurs, Peter de Clercq, et me demanda de l'examiner personnellement et attentivement. L'examen était normal. Le coureur avait l'air en bonne condition physique. Mais son directeur sportif m'expliqua que, selon lui, il y avait un problème : son coureur ne lui paraissait pas suffisamment en forme pour tenir tout un Tour de France. Il était prêt à faire venir un remplaçant. Il n'y avait pas à l'époque de médecin d'équipe et Van Den Broucke s'en remettait à moi. Nous avons longuement parlé. Je lui ai expliqué que l'examen que nous faisions n'était pas assez poussé pour juger de la forme réelle d'un coureur et que par expérience, un Tour est très long et l'état de forme peut évoluer dans un sens comme dans l'autre. Au final, il me demanda de décider. De Clercq prit le départ avec mon consentement. Il passa la première moitié du Tour totalement inaperçu, puis on le vit se montrer un peu plus. Plus nous approchions de Paris et plus il paraissait en forme. Et ce n'était pas une impression ! De Clercq gagna la 20e étape Blois-Nanterre. J'étais heureux pour lui, pour son directeur sportif et, il faut l'avouer, fier d'avoir pris la bonne décision. Sans elle, il aurait été privé d'une victoire majeure dans son palmarès.

La visite médicale a pu aussi être un refuge pour certains coureurs célèbres. En 2003, le Tour du centenaire partait de Paris, et l'américain Lance Armstrong avait passé sa visite, entouré d'une nuée de journalistes, comme d'habitude. Pour le protocole, il devait attendre plusieurs dizaines de minutes avant d'aller à la présentation des coureurs. Ne sachant pas où aller et ne voulant pas être dérangé, il me demanda s'il pouvait rester avec nous. Ce fut un plaisir d'accepter. Armstrong passa une heure avec nous en toute décontraction. Nous avons pu parler longuement, ce qui était exceptionnel, faire signer des autographes, faire des photographies. Un tel moment était inimaginable tant il était difficile à approcher et à rencontrer.

Comme je l'ai écrit un peu plus haut, les médecins d'équipe ont fait leur apparition dans les années 1980-1990. D'abord à l'initiative des directeurs sportifs, avant que la Fédération internationale (l'UCI) ne rende leur présence obligatoire.

Le Tour 1998 fut malmené par les révélations de l'affaire Festina et la médiatisation qui s'en suivit. Jean-Marie Leblanc, le directeur du Tour, proposa alors sa démission qui fut refusée.

Suite à ces événements, je fis remarquer à Jean-Marie Leblanc que la visite médicale, si justifiée dans les années 1950, ne l'était plus autant à l'approche du XXIe siècle. Il existait désormais des médecins d'équipe qui suivaient leurs coureurs tout au long de l'année et qui leur faisaient passer des tests sophistiqués. Notre examen, lui, était forcément rapide et plus superficiel. Il était impossible d'envisager de réaliser des tests complets à deux cents coureurs en seulement deux journées, et surtout à la veille du départ du Tour.

Après réflexion, Jean-Marie Leblanc décida de maintenir cette visite. Il suggéra simplement qu'on l'appelle désormais « Accueil médical » et que l'on redéfinisse son contenu. Il considérait que ce moment était toujours primordial. Il fallait conserver la tradition du Tour. Nous expliquâmes qu'en raison du suivi médical obligatoire institué par l'UCI, la visite traditionnelle devenait un simple accueil médical pour les coureurs et leur encadrement. Elle permettait essentiellement un contact personnalisé avec chacun d'entre eux. Peu de choses changeaient mais nous nous dégagions d'une responsabilité difficile à assumer en raison de l'évolution des techniques et du manque de temps et de moyens pour réaliser des examens médicaux vraiment complets.

Et c'est ainsi que « l'Accueil médical » fut maintenu entre 1999 et 2007. Puis, fin 2007, lors d'un traditionnel déjeuner de travail avec Christian Prudhomme qui venait de prendre la succession de Jean-Marie Leblanc, celui-ci me demanda si j'avais réellement besoin de cet accueil médical de départ. Il n'était manifestement pas informé des discussions que j'avais eues, neuf ans plus tôt, avec son prédécesseur. Il fut très heureux d'entendre que pour moi et pour les organisateurs, c'était une grosse responsabilité que de se prononcer sur l'aptitude d'un coureur sans pouvoir faire d'examens complets. Christian pensait au risque juridique et s'interrogeait sur sa responsabilité si un coureur décédait d'une anomalie que l'on n'aurait pas détectée. Au cours de ce déjeuner, nous décidâmes donc d'un commun accord d'arrêter définitivement cet accueil médical. Il était plus logique que l'UCI, toujours présente au départ du Tour, vérifie les carnets de santé des coureurs et donne ou non l'autorisation de départ.

La dernière « visite médicale de départ » du Tour eut lieu à Londres en 2007, tournant ainsi la page sur plus de cinquante ans de l'histoire du cyclisme.

9

Les Champs-Élysées

Lorsque j'ai débuté le Tour en 1972, celui-ci se terminait à Vincennes sur la piste municipale, d'où le nom de… « Cipale » qui subsiste encore aujourd'hui. C'est une belle piste, large, longue de 500 m, avec des virages peu relevés. Une piste à ciel ouvert au milieu du bois. Mais, de l'avis de tous, ce n'était pas une apothéose pour le Tour, qui se terminait là depuis 1968.

Je n'ai pas eu le bonheur de connaître les arrivées du Tour au Parc des Princes mais il me semble que cette enceinte était digne d'accueillir les champions, rescapés de la Grande Boucle. J'ai gardé les images de sprints ardemment disputés, et de tours d'honneur où tout le public applaudissait les forçats de la route. Les films et les photographies de l'époque montrent des vainqueurs avec leurs immenses bouquets de fleurs sur l'épaule. Il y a aussi le triste souvenir de la chute d'André Darrigade en 1958, qui avait malheureusement causé la mort d'un commissaire, trop avancé sur la piste.

Le Parc des Princes était digne de la grandeur du Tour et vice-versa. La Cipale, elle, était trop froide, trop déshumanisée. Il y avait peu de tribunes et le public, bien que nombreux, était trop loin des coureurs, trop clairsemé. Il n'y avait pas une ambiance digne des coureurs et de l'exploit qu'ils venaient d'accomplir. J'ai donc conservé le souvenir d'arrivées bien tristounettes à la Cipale…

La magie des Champs-Élysées

Je n'étais pas le seul à avoir ce sentiment. Avec l'aide d' Yves Mourousi, LE présentateur du journal télévisé le plus célèbre des années 1970, la direction du Tour obtint de faire arriver la course sur les Champs-Élysées. La plus grande épreuve cycliste du Monde sur la plus belle avenue du monde ! On ne pouvait rêver mieux ! Nous en eûmes la confirmation dès la première année. Quelques montées et descentes des Champs-Élysées, un demi-tour au pied de l'Arc de Triomphe, la traversée de la merveilleuse place de la Concorde, un circuit autour du jardin des Tuileries, un parcours de quelques kilomètres qui permet au public de voir les coureurs à plusieurs reprises, des avenues ou rues très larges, pratiquement pas de risques si l'on excepte les pavés.

C'est en 1975 qu'eut lieu la première arrivée sur les Champs. Dans la foule, derrière les barrières, un adolescent de 15 ans avec sa famille admirait les coureurs. Il ne savait pas que 30 ans plus tard il serait le directeur du Tour. C'était Christian Prudhomme. Depuis plus de 35 ans maintenant, le final du Tour est une apothéose !

C'est le belge Walter Godefroot, excellent sprinteur, qui gagna cette première arrivée sur les Champs-Élysées. J'avais beaucoup d'affinités avec Walter, mais je regretterais toujours que mon grand ami Robert Mintkewicz ait été battu, presque sur la ligne, alors qu'il était en position de l'emporter. Premier de l'étape finale à Paris, il aurait pu laisser son nom dans l'histoire…

Le circuit des Champs-Élysées a toujours été un enchantement pour les coureurs et pour les suiveurs. Avoir cette avenue pour soi. Aucune voiture, aucun piéton et la possibilité de rouler à près de 100 km/h dans la descente vers la Concorde sous le regard des forces de l'ordre ! C'est grisant et fantastique. À moto ou en cabriolet, la sensation de vitesse est amplifiée par le vent. Ce sont des moments inoubliables qui m'ont souvent permis de rappeler à mes coéquipiers que nous sommes des privilégiés. Il faut savoir apprécier ces instants uniques à leur juste valeur. Je le rappelle chaque année le jour de l'étape des Champs-Élysées. Je veille aussi à ce que chacun puisse faire quelques tours même si l'organisation réduit le nombre de voitures suiveuses au strict nécessaire.

Thévenet et Abdoujaparov

Les Champs-Élysées ont connu de grands moments. D'un point de vue médical, j'ai vécu le premier en 1977. Juillet ne garantit pas le beau temps sur Paris et il pleuvait ce dimanche 24. La chaussée était glissante, les pavés encore plus. Et ce qui devait arriver arriva ! À la sortie de la place de la Concorde, une chute collective provoqua la panique dans le peloton et chez les suiveurs car le maillot jaune, Bernard Thévenet, était au sol. Le champion français était sur le point de gagner son deuxième Tour de France et il était impossible de s'approcher pour savoir si ses blessures étaient d'une quelconque gravité. Heureusement, plus de peur que de mal. Thévenet repartit et franchit pour la deuxième fois de sa carrière la ligne d'arrivée en vainqueur.

Cette chute est restée dans la mémoire des organisateurs et des commissaires car en 2005, lors de la 7e victoire d'Armstrong, il pleuvait également sur les Champs-Élysées. Cette année-là, il fut décidé que les temps des coureurs seraient pris au premier passage sur la ligne d'arrivée. Les risques d'élimination sur chute avaient disparu, malgré les pavés glissants. Les coureurs étaient tous considérés comme ayant franchi la ligne d'arrivée. Seul le classement par place fut retenu. C'est le kazakh Alexandre Vinokourov qui remporta cette dernière étape humide.

Autre moment très marquant et spectaculaire : la chute du coureur ouzbek Djamolidine Abdoujaparov en 1991. Ce sprinter puissant et « rugueux » défendait son maillot vert après deux victoires d'étapes à Lyon et à Reims. Il s'apprêtait à remporter cette dernière étape quand, emporté par son élan, il se déporta sur sa droite et percuta les barrières ! À près de 70 km/h la chute était vraiment impressionnante. « Abdou », comme on le surnommait, avait des plaies au visage, au cuir chevelu et surtout une fracture de la clavicule gauche, évidente à l'œil nu. Médicalement, rien de très grave, mais le contexte était impressionnant : au milieu des Champs-Élysées, devant un public nombreux, entouré de photographes et de caméras. Le problème n'était pas médical mais réglementaire. À ma connaissance, un coureur doit passer la ligne d'arrivée avec son vélo pour être classé, même à pied. Il s'agissait du maillot vert et je voulais tout faire pour ne pas le priver de cette tunique à moins de 100 mètres de la ligne d'arrivée finale. S'il ne l'avait pas franchie, il aurait perdu son maillot ! Pendant qu'il était encore au sol, je questionnai les commissaires sur le règlement mais, dans l'affolement je ne reçus pas de réponse immédiate. Son vélo était inutilisable, il ne pouvait plus en recevoir un de rechange car les voitures des directeurs sportifs, pour des raisons de sécurité, étaient dérivées deux cents mètres plus tôt. Je décidai donc de l'accompagner à pied, avec son vélo à la main jusqu'à la ligne d'arrivée. L'affaire prit quelques minutes. Abdoujaparov fut applaudi comme s'il avait gagné l'étape et cela me donna des frissons ! La ligne d'arrivée franchie, il put monter dans l'ambulance et partir vers un hôpital parisien. Seul bémol, il ne connut pas le plaisir de recevoir son beau maillot vert sur le podium officiel...

À huit secondes de la victoire...

Lorsque l'on parle de l'arrivée sur les Champs-Élysées, le souvenir le plus marquant est sans nul doute le final du Tour 1989. Un contre-la-montre individuel inédit entre Versailles et Paris : 24,5 km. Laurent Fignon était maillot jaune au départ avec 50 secondes d'avance sur l'américain Greg LeMond. Les deux champions totalisaient déjà trois Tours de France à eux deux. Contre toute attente, Laurent Fignon perdit le Tour pour... 8 secondes ! C'est toujours le plus petit écart jamais enregistré à l'arrivée entre un vainqueur et son dauphin.

Évidemment, la tension était à son comble tant au niveau du public que des suiveurs. Chacun avait les yeux rivés sur le chronomètre. La déception fut immense pour Laurent, qui ne s'en est jamais vraiment remis. Et que dire de ses supporters et de son équipe ! Perdre ainsi était insupportable, d'autant que l'on apprit immédiatement que Laurent Fignon souffrait depuis plusieurs jours d'une inflammation au périnée, couramment appelé la « selle ». Laurent avait son médecin d'équipe et je n'étais au courant de rien. J'avais cependant noté que la veille, durant l'étape Aix-les-Bains–

L'Isle-d'Abeau, il m'avait appelé en course pour me demander une pommade adoucissante. Il était écrit que le destin ne l'autoriserait pas à gagner ce troisième Tour...

On ne peut s'empêcher de penser que, si la dernière étape avait été comme d'habitude en ligne, Laurent aurait probablement conservé son maillot jaune jusqu'au bout. Mais voilà, 1989 était l'année du bicentenaire de la Révolution française et c'est pour cette raison que les organisateurs avaient voulu un final différent. Une apothéose. Et je crois qu'ils ont été servis au-delà de leurs espérances ! On peut dire que Laurent a perdu le Tour 1989 à cause de la Révolution française !

Un autre détail non négligeable n'a jamais été beaucoup souligné dans la victoire de LeMond : il a couvert ce contre-la-montre de 24,5 km à la moyenne de 54,545 km/h ! La meilleure moyenne de l'histoire du Tour sur un chrono !

Laurent a aussi perdu ce Tour en raison du courage et de la volonté de Greg LeMond. Personne ne parle plus de cet événement mais il est gravé dans ma mémoire. Trois jours avant, dans l'étape Bourg-d'Oisans–Villard-de-Lans, gagnée par Fignon, nous suivions avec mon pilote des coureurs proches de la tête de course. Subitement, nous vîmes LeMond se laisser distancer. Le champion américain était en difficulté. Il perdait du terrain et se battait contre lui-même pour ne pas perdre trop de temps. Je me souviens avoir dit à mon pilote : « À quoi cela peut-il lui servir de se faire aussi mal et de se battre pour quelques petites secondes ? ». J'avais ma réponse quelques jours plus tard. Huit petites secondes qui font l'Histoire. Qui construisent un destin. Le propre du grand champion est de ne jamais abdiquer ! Et LeMond en était un.

Cette année 1989 restera une grande année pour ces

deux beaux coureurs. Laurent Fignon avait gagné le Giro quelques semaines plus tôt et Greg LeMond fut sacré champion du monde pour la deuxième fois, à Chambéry, sous la pluie.

L'histoire est d'autant plus belle que Greg LeMond avait survécu à un grave accident de chasse, survenu le 25 avril 1987. Ce jour-là, il avait reçu une soixantaine de plombs au niveau des reins, du foie et des intestins ! On le croyait perdu pour le cyclisme. Mais le champion est revenu dès l'année suivante, dans la difficulté d'abord. Je me souviens qu'il avait dû abandonner aux championnats du monde 1988. J'étais déçu pour lui, mais Eddy Merckx me répétait : « Tu ne te rends pas compte, après ce qu'il a eu, être ici est déjà une énorme victoire ». Le grand champion belge avait raison. Un an plus tard, en gagnant son second Tour de France et un championnat du monde, LeMond remportait deux des plus importantes compétitions cyclistes du calendrier !

Je me réjouis toujours que l'on ait jamais trouvé à redire sur les performances de LeMond après son grave accident, alors que beaucoup émettent des doutes sur les victoires d'Armstrong après son cancer...

Un mot encore sur la magie de cette arrivée sur les Champs-Élysées. En 1979, nous avons vécu un événement exceptionnel, que nous ne sommes pas près d'oublier ! Les deux premiers du classement général, Bernard Hinault en jaune et Joop Zoetemelk son dauphin, arrivèrent échappés sur les Champs ! Ils réussirent l'exploit de franchir la ligne sans être rejoints ! La foule était en délire et tous les passionnés heureux de ce beau dénouement sportif. Ce sont des images extraordinaires qui appartiennent à la grande histoire du Tour.

Merci docteur !

Ce chapitre sur les Champs-Élysées ne peut se terminer sans parler des merveilleux moments que mon équipe et moi vivons chaque année, juste après le clap de fin. La ligne d'arrivée franchie, les prix sont remis sur le podium, que personne ne peut approcher. On a beau être officiel, la sécurité veille et nos accréditations ne donnent plus aucun accès. Les coureurs reviennent dans leurs cars, place de la Concorde. Ils prennent une douche et se changent pour un défilé triomphal sur les Champs-Élysées, équipe par équipe. Ce sont les plus beaux moments du Tour car les coureurs et leurs directeurs sportifs sont disponibles, heureux, sereins. Il est alors facile de s'entretenir avec eux, de faire quelques photographies souvenirs. Nous recevons fréquemment des remerciements, des témoignages de gratitude. Leurs beaux compliments, leur reconnaissance nous vont droit au cœur. Un maillot jaune qui vous serre la main et vous remercie, cela n'a pas de prix !

10

La magie du Tour

Le Tour est impressionnant. On ne peut être qu'admiratif devant ce monument qui a plus d'un siècle, et à la tête duquel se sont succédé des directeurs qui ont toujours su préserver sa dimension populaire.

Avec les Jeux olympiques et la Coupe du monde de football, on ne connait pas d'événement sportif aussi important et aussi marquant à travers les décennies. Les spectateurs étaient déjà très nombreux en 1903, lors de la première édition. Et la foule sera encore immense en 2011 !

Le Tour de France est un phénomène social. Au début du XXe siècle sa popularité était normale, car le cyclisme était l'un des rares sports existants. Il n'y avait ni radio, ni télévision, peu de loisirs et les moyens de transport se limitaient à la bicyclette et au train. Un siècle plus tard, malgré le football, le rugby ou encore l'athlétisme, le vélo reste très populaire. On retrouve chaque année entre 12 et 15 millions de spectateurs le long des routes, et les téléspectateurs se comptent par milliards dans plus de 170 pays ! Le cyclisme reste l'un des derniers sports gratuits qui vienne vers le public et dont les champions sont abordables.

Du bonheur dans les yeux

Le Tour apporte du bonheur le long des routes. Il faut avoir vu ces milliers de spectateurs qui attendent des heures, parfois en pleine chaleur, pour voir passer un peloton en 10 ou 20 secondes. Mais le Tour est une fête. C'est l'été, le soleil, la caravane, les distributions d'objets publicitaires, la musique, les klaxons des voitures, les gendarmes, les motards, les voitures, puis le peloton multicolore.

Le public est souriant, enthousiaste, calme. On n'a jamais vu de débordements, de hooligans sur le Tour.

J'ai fréquemment des contacts avant chaque Tour avec les Samu des départements traversés. Ils sont toujours étonnés quand je leur parle de la rareté des incidents le long de la course. Ils ont souvent pour référence les débordements, hélas trop fréquents, autour des stades de football des grandes villes. Même sur la ligne d'arrivée où la foule est très dense, il n'y a jamais d'incidents, ou si peu.

Le public applaudit tous les coureurs sans distinction, de nationalité ou d'équipe. Il ne soutient pas un coureur ou une équipe contre une autre. Je suis toujours surpris chaque année de constater à quel point le public connaît bien les coureurs. Les spectateurs les reconnaissent de loin, les appellent par leur prénom, les encouragent tous sans exception, leur proposent à boire. Il y a vraiment une osmose entre la foule et les coureurs. Au passage des champions on lit le bonheur sur les visages illuminés.

J'ai toujours regretté qu'un journaliste ne filme pas longuement ces foules enthousiastes que l'on voit si bien, nous qui sommes juste derrière le peloton. On aperçoit un ruban continu de visages souriants, heureux, qui regardent le peloton s'éloigner, et des mains qui applaudissent. Le Tour amène vraiment du bonheur et du rêve, et nous avons tous en tête le passage d'un peloton dans nos souvenirs d'enfance ou d'adolescence. Voir passer les « forçats de la route », comme les appelait le grand journaliste Albert Londres, nous a tous laissé un souvenir impérissable.

Michel Drucker a toujours eu beaucoup de considération pour les « sans grade ». Je me souviens d'un Tour qu'il a suivi en permanence à l'arrière du peloton, avec les « largués », les inconnus, surtout en haute montagne. Il leur parlait sans cesse, les encourageait. Le soir, il écrivait un article sur eux, surtout lorsqu'on passait dans leur région d'origine. Tous ces petits coureurs lui en ont toujours été très reconnaissants.

Dans le public se mélangent, sans distinction, des spectateurs de tous âges et de toutes conditions sociales avec un dénominateur commun : la passion du vélo. Ils sont nombreux d'ailleurs à venir à bicyclette, notamment dans les grands cols. Beaucoup font du camping-car. Certains clubs très organisés louent des terrains le long de la route du Tour, très longtemps à l'avance. Ensuite, ils sous-louent aux caravaniers, qui se battent pour une place de choix dans les étapes stratégiques. La montée de l'Alpe d'Huez est la plus célèbre avec sa longue colonie de vacanciers hollandais. Tout le plat pays se retrouve alors à la montagne ! Certains spectateurs font toutes les étapes du Tour de France, comme le fameux « Diablo » que l'on voit tous les jours à la télévision.

Le gigantisme du Tour de France

La face cachée du Tour c'est quatre à cinq mille personnes qui font route commune durant trois semaines dans cette gigantesque organisation. Lorsque l'on regarde le Tour à la télévision, on aperçoit quelques coureurs, des directeurs sportifs, du monde sur la ligne d'arrivée, parfois le service médical mais il n'y a aucune commune mesure entre ce que l'on voit sur l'écran et sa taille réelle. Ceux qui ont le bonheur et le privilège d'être dans l'enceinte du Tour sont toujours étonnés par son gigantisme.

La plus grande population est représentée par la presse. Environ deux mille personnes : mille journalistes et autant de techniciens. La caravane occupe six à huit cents personnes. Les coureurs ne sont que deux cents mais cinq à six cents personnes les accompagnent. Pour une équipe de neuf coureurs, il faut compter trente à trente-cinq personnes. La direction de la course ne représente qu'une cinquantaine de permanents mais les équipiers, service médical compris, totalisent quatre à cinq cents personnes. Cinquante gendarmes, motards de la garde républicaine, et une quinzaine de policiers nous accompagnent également. Mille cinq cents véhicules environ sont nécessaires pour déplacer cette petite ville quotidiennement.

Les chiffres paraissent énormes mais il faut monter un village départ chaque matin. Il peut accueillir jusqu'à mille visiteurs ! Le long de la route, à 50 ou 30 km de l'arrivée, un village relais, animé par l'ancien coureur Jean-Pierre Danguillaume, permet aux entreprises partenaires d'accueillir les invités pris en charge tout au long de la journée. Et puis il y a surtout la ligne d'arrivée. En 24 h, une avenue ordinaire devient le centre du monde ! Elle se transforme avec des tribunes qui apparaissent et disparaissent, des cars pour les invités, un camion de chronométrage pour les commissaires. Daniel Mangeas, le speaker officiel, est la voix de cette ville éphémère et étourdissante.

Sans oublier les médias du monde entier. Des cars techniques de radios et de télévision venus d'une soixantaine de pays différents. Un immense espace derrière la ligne d'arrivée est affecté à la presse radio et télévisée. C'est de là que partent tous les reportages, interviews, retransmissions, pour toute la planète. Des kilomètres de câbles parcourent le sol. Je me suis toujours demandé comment les techniciens pouvaient se repérer, installer puis ranger en quelques heures de telles longueurs de câbles.

Une salle immense est également réservée à la presse écrite. Il s'agit en général d'un gymnase où des centaines de tables, de téléphones, de branchements informatiques ont été installés. Un écran géant permet aux journalistes de suivre la course en direct à la télévision. Le lieu abrite de trois cents à cinq cents journalistes qui écrivent là leurs articles. Leurs récits, leurs commentaires, leurs analyses partent immédiatement aux quatre coins du monde. L'atmosphère est studieuse car chaque reporter sait qu'il a un temps limité pour écrire son papier.

J'ai eu le plaisir de connaître cette salle de presse avant les ordinateurs. Tous les journalistes étaient équipés de leur machine à écrire mécanique. J'entends encore le crépitement permanent des cinq cents claviers. C'est un son que je n'oublierai jamais ! Il y avait aussi les fax, les télex, les télécopies, les laboratoires photos qui développaient sur place les photographies pour les journaux. Toute cette organisation est inimaginable aujourd'hui pour qui ne l'a pas vécue.

Le tour en hélico

Le Tour de France envahit également le ciel. Deux hélicoptères et un avion pour la télévision, un hélicoptère de la gendarmerie, deux avions pour les relais radio et cinq à six hélicoptères pour les invités survolent la course. On comprend bien la fonction des premiers mais celle des hélicoptères d'invités est moins évidente. Il faut savoir que si le sport cycliste est très télégénique, il est par contre difficile, sur le terrain, d'être au cœur de l'événement. Seules quelques voitures, dont j'évaluerais le nombre à moins de dix, suivent la course de près et voient réellement ce qui s'y passe. Par bonheur mon véhicule en fait partie. Il est situé en deuxième position derrière le peloton, juste après celui du directeur adjoint de la course, mon ami Jean-François Pescheux.

La plupart des directeurs sportifs sont déjà trop loin pour bien apercevoir la course. Les dix voitures bien placées ont chacune une fonction et au moins deux places sont occupées. Ainsi, dans le meilleur des cas, il reste deux places intéressantes à proposer aux invités. On peut donc dire qu'au total, moins d'une vingtaine de personnes invitées peuvent suivre la course dans de bonnes conditions visuelles. C'est vraiment très peu par rapport aux centaines, voire aux milliers, d'invités qui sont accueillis au Stade de France pour les grands matches, par exemple. Or, les demandes foisonnent. Les organisateurs ont un certain nombre de voitures qui suivent l'avant de la course et qui peuvent, lorsque l'écart est suffisant, se mettre derrière les échappés. Toutefois, s'il ne se passe rien, il est possible qu'un invité en voiture ne voie rien de la course de toute la journée. C'est la raison pour laquelle la direction lui propose un petit tour d'hélicoptère au-dessus de l'épreuve selon un planning très strict, digne des plus grandes tours de contrôle !

J'ai toujours regretté avec mes collaborateurs qu'il n'y ait pas au moins un hélicoptère affecté, en cas de besoin, au médical. Transporter un coureur blessé pendant 50 km sur une route de montagne pour le déposer dans un service d'urgence peut être très long alors qu'il aurait suffi de quelques minutes à un hélicoptère. Mes arguments n'ont jamais été entendus par la direction du Tour. Heureusement, nous avons toujours su gérer les cas les plus graves et les plus éloignés de tout service d'urgence. Mais j'ai toujours eu ce regret !

La permanence

Autre endroit stratégique : la permanence. C'est le quartier général de la course. L'endroit où tous les officiels se retrouvent : direction, commissaires, services de police et de gendarmerie (chaque jour il y a des accidents, des vols et donc des déclarations à rédiger). On trouve aussi à la permanence un service hébergement, les informaticiens et le service médical qui tient sa propre permanence de soins chaque soir pendant environ deux heures. Elle est ouverte à tous les accrédités.

Les consultations sont nombreuses, variées, parfois inattendues. À priori, on pourrait penser que tous ceux qui suivent le Tour sont en pleine forme au départ. Mais, un mois de déplacement, des journées souvent longues, une fonction précise, 200 à 300 km de déplacement chaque jour, un changement quotidien d'hôtel et de restauration peuvent vous « miner » la santé. Les contraintes sont énormes et fatigantes, y compris pour les suiveurs en bonne forme physique. Malgré cela, certains arrivent toujours avec des problèmes qu'ils traînent depuis des semaines, voire des mois ! Quand il n'est pas possible de les soigner correctement sur une épreuve itinérante, nous avons souvent toutes les peines du monde à les convaincre de rentrer chez eux pour être traités dans les règles de l'art !

La présence d'un médecin, d'un ostéopathe, d'un kiné, d'une infirmière en quelque endroit que ce soit crée la demande. Les gens ont tous une petite douleur quelque part, très supportable et pour laquelle ils n'iraient jamais voir un médecin dans d'autres circonstances. Sur le Tour, on tutoie les médecins, on ne fait pas la queue dans une salle d'attente, on ne paie pas, on vous donne des médicaments... Les médecins sont là pour vous voir et vous revoir si besoin... C'est ainsi que nous avons parfois des cabinets de consultations remplis de manière injustifiée. Nous rendons un service et mon équipe le fait volontiers, mais certaines personnes ne connaissent pas toujours les limites de la correction !

La belle France

Grâce au talent des gens de télévision auxquels il faut rendre hommage, le Tour n'est plus uniquement une retransmission de course cycliste. C'est une œuvre qui se crée devant nous en direct avec les plus belles images de la France, mises en valeur par le travail et le professionnalisme des cadreurs à moto. Le reportage est complété par les vues d'hélicoptères, par des reconnaissances étudiées, par les commentaires très documentés des journalistes. Merci à France Télévisions et merci entre autres à mon ami Jean-Paul Ollivier. Même dans les maisons de retraite, le spectacle du Tour est l'un des plus regardés car il rassemble aussi des images magnifiques de notre patrimoine et de notre culture.

Chaque année, le Tour nous fait traverser des endroits magiques, insoupçonnés sinon inconnus. Depuis 39 ans, pas une année n'est pas passée sans que je note sur un petit carnet un lieu, un site, une région, un village où j'ai eu envie de revenir.

Les coureurs roulent en moyenne à 40 km/h. C'est rapide, mais c'est encore la bonne allure pour tout voir, ou presque. Mais cela ne laisse pas le temps de profiter du paysage ou de visiter un lieu. Le soir à l'étape, les horaires sont tellement serrés qu'on ne peut pratiquement jamais jouer les touristes. Heureusement, cela est parfois possible sur des courses comme le Tour de l'Avenir, Paris-Nice ou le Critérium du Dauphiné.

11

Les exigences du cyclisme

Si le cyclisme est un des sports les plus populaires, c'est certainement d'une part parce que tout le monde a fait du vélo un jour dans sa vie, et d'autre part parce que ce sport force le respect. Il est l'un des plus exigeants, avec la boxe, et on en oublie souvent les nombreuses contraintes.

Un professionnel couvre environ 30 à 40 000 km par an sur son vélo ! En moyenne, un Français n'atteint même pas la moitié de cette distance en voiture chaque année ! Avant la course, l'entraînement est long, fastidieux, souvent solitaire, pratiquement quotidien quelles que soient les conditions atmosphériques. Ce sport très exigeant nécessite une hygiène de vie rigoureuse : diététique, horaires de repos, sommeil, programmes d'entraînement très élaborés...

Les cyclistes sont des sportifs raisonnables et responsables. Ils connaissent les contraintes de leur sport et j'ai souvent dit qu'il était agréable d'accompagner une équipe cycliste. Pas besoin de faire la police en permanence alors que dans d'autres sports, il faut empêcher l'athlète de boire de l'alcool, de mal se nourrir, lui interdire d'aller en discothèque ou de rentrer à des heures impossibles. En cyclisme, rien de tout cela. Les coureurs savent se reposer, récupérer, se coucher tôt, manger équilibré, éviter les produits déconseillés, et ne demandent pas à sortir le soir. Ils sont sages !

C'est le seul sport où la compétition est quotidienne lors des courses par étapes. Chaque jour, quatre à six heures de selle, soit 150 à 200 km à environ 40 km/h de moyenne !

Froid, pluie, neige...

La compétition se déroule toujours le jour prévu, à l'heure prévue. Il faut vraiment que les conditions atmosphériques rendent la course dangereuse pour qu'il y ait report : neige ou verglas.

Les départs de courses donnés sous la pluie sont monnaie courante. Sur le Tour 1987, j'ai vu des coureurs, un 15 juillet, rouler dans 20 à 25 cm d'eau, entre Tarbes et Blagnac ! Lorsque la pédale était en bas, leurs pieds étaient entièrement dans l'eau ! Mais il n'était pas question de les arrêter, car la course était en train de se jouer. J'ai vu aussi un départ de Paris-Roubaix sous la neige, à Compiègne. Heureusement, elle n'avait pas tenu.

Quand Bernard Hinault a gagné son deuxième Liège-Bastogne-Liège le 21 avril 1980, la course s'est déroulée sous une tempête de neige. Il faisait un froid terrible. Tous les coureurs étaient emmitouflés comme aux sports d'hiver. Le peloton était en perdition, les abandons ne se comptaient plus et Hinault s'est dégagé, seul, à 82 km de l'arrivée ! Il a gagné devant Hennie Kuiper avec plus de 9 minutes d'avance ! Lorsque je lui ai demandé comment il avait pu résister à un tel froid et trouver la force de s'échapper, il m'a dit : « Tu sais, j'étais aussi mal que les autres et j'étais moi aussi prêt à abandonner. Quand j'ai vu qu'ils étaient tout aussi mal que moi, j'ai décidé d'attaquer en me disant on verra bien. C'est ce que j'ai fait et comme tout le monde était paralysé par le froid, personne n'a suivi ». C'était du bon sens, et surtout la marque d'un grand champion !

Sur le Tour de France 1996, les organisateurs furent obligés de modifier la grande étape des Alpes entre Val-d'Isère et Sestrières en Italie : longue de 189,5 km, cette étape devait franchir les cols de l'Iseran et du Galibier. Deux monuments du cyclisme. Un premier report fut décidé au-delà du col de l'Iseran. Puis un second après le Galibier, devenu impraticable en raison de la neige. En fin de compte, le départ fut donné à Monêtier-les-Bains, à 46 km seulement de l'arrivée. Tout cela à cause de la neige ! Historique, un 8 juillet sur le Tour de France ! Le danois Bjarne Riis gagna cette étape courte et nerveuse. Il s'empara du maillot jaune et le garda jusqu'à Paris. La neige a changé la face du Tour cette année-là. Elle fait aussi partie des exigences de ce sport.

D'un point de vue médical, et pour des raisons de sécurité, il était tout à fait logique, ce jour-là, de ne pas faire prendre de risques aux coureurs. Certains spectateurs déjà présents dans le Galibier, les pieds dans la neige, ne l'ont pas compris et ont manifesté leur mécontentement en insultant les coureurs qui étaient dans les voitures suiveuses, en les traitant de fainéants. Certains ont même lancé des cailloux vers les véhicules !

Le sport cycliste est l'une des rares disciplines où il n'y a pas d'arrêt de jeu. Le peloton continue quoi qu'il arrive. C'est particulièrement vrai lors des chutes ! Non seulement le coureur est retardé, mais il voit en plus le peloton s'éloigner rapidement. C'est tout l'inverse de nombreux sports où le joueur blessé peut demander un arrêt de jeu, sortir, se faire soigner et éventuellement reprendre la partie. En cyclisme, pas de neutralisation. Tout arrêt est définitif, et il faut même que le coureur arrive dans les délais malgré son handicap. Il arrive qu'il termine la course… mais qu'il soit éliminé !

Sur une course par étapes, le leader n'a pas le droit de connaître un seul jour « sans ». S'il perd dix à quinze minutes dans une étape, il peut dire adieu à la victoire finale et même au podium. Le vainqueur du Tour est celui qui est le plus régulier et qui récupère le mieux. Je compare souvent l'organisme d'un sportif à une batterie. Celle-ci est bien chargée au départ du Tour. Mais, chaque jour, on puise un peu plus dans les réserves. Les massages, le sommeil, les heures de repos, l'hydratation et l'alimentation rechargent la batterie, mais jamais à 100 % ! C'est ainsi qu'après quinze jours de course la fatigue fait la différence entre les bons et les très bons.

C'est encore plus vrai sous la canicule. La grosse chaleur est l'ennemie du coureur cycliste, plus encore que le froid. L'organisme lutte en permanence contre la chaleur. La dépense énergétique est augmentée. La nuit, le coureur dort moins bien et ne récupère pas totalement. La climatisation des chambres d'hôtel est souvent à bannir car les chauds et froids sont à l'origine de maux de gorge ou d'irritations bronchiques. La fatigue finit par peser très lourd.

Le froid est plus redoutable pour l'appareil locomoteur : tendinites, crampes, douleurs articulaires ou musculaires…

Une vie en accéléré

Les coureurs m'ont toujours étonné par leur faculté de cicatrisation. Chez tout un chacun, une plaie

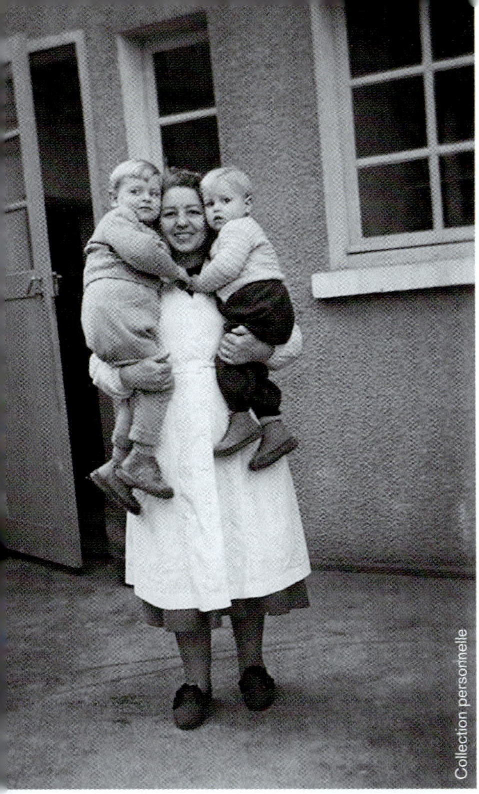

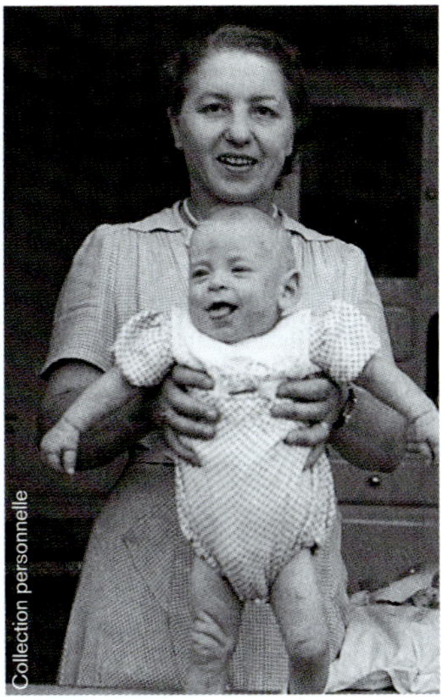

◀ 1951 : ma grand-mère, Reine, me fait faire mes premiers pas.

◀ Dans les bras de ma grand-mère, avec mon petit frère (à droite).

Avant une sortie cycliste avec, de gauche à droite : mon frère Régis, notre ami Gérard Welzer et mon père Denis en maillot de l'équipe de France. ▼

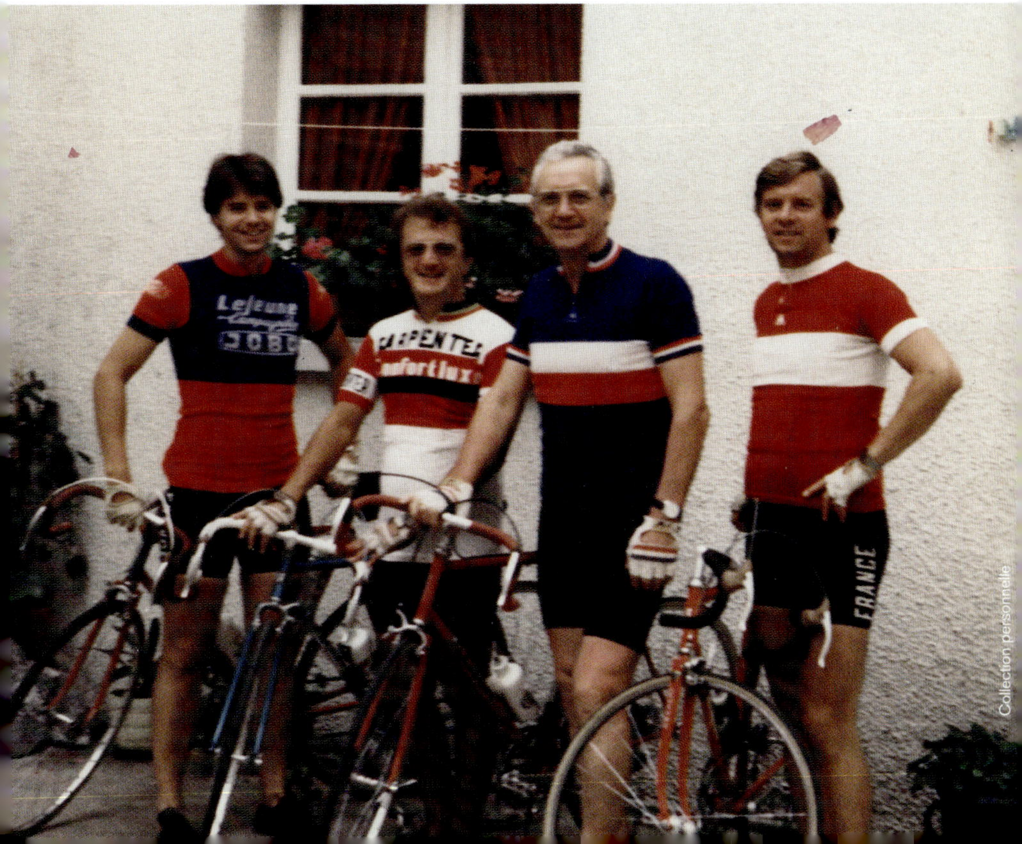

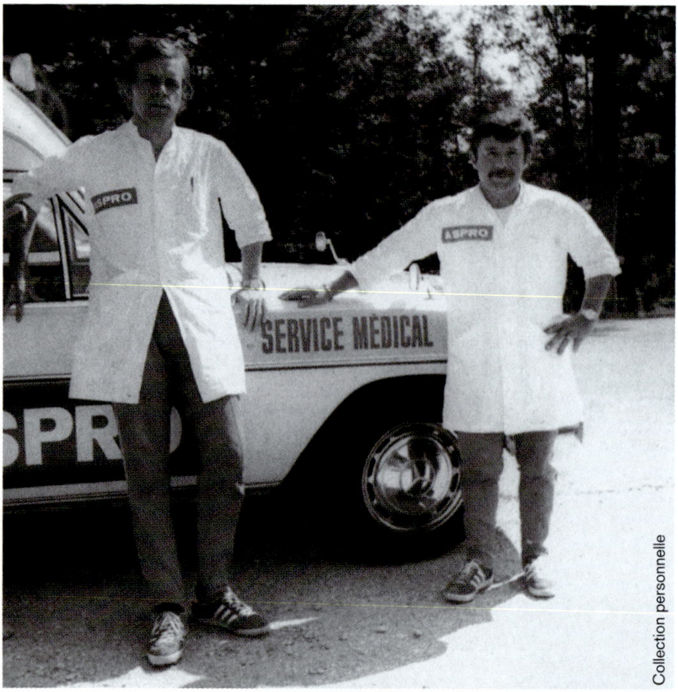

Collection personnelle

◀ 1974 : infirmier, en blouse blanche avec Michel Dorgère.

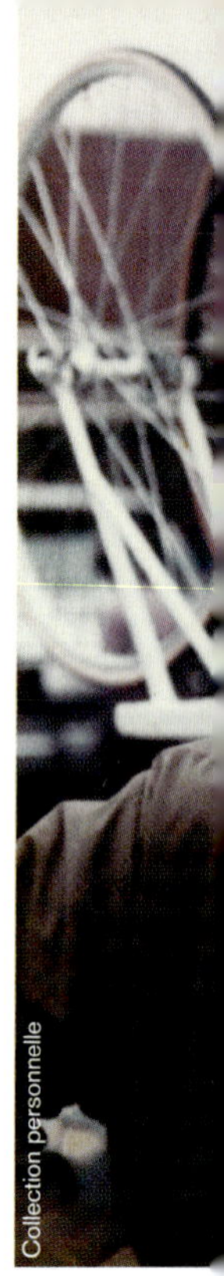

Collection personnelle

2 février 2011 à l'Élysée : remise de la Légion d'honneur par le président Nicolas Sarkozy. ▶

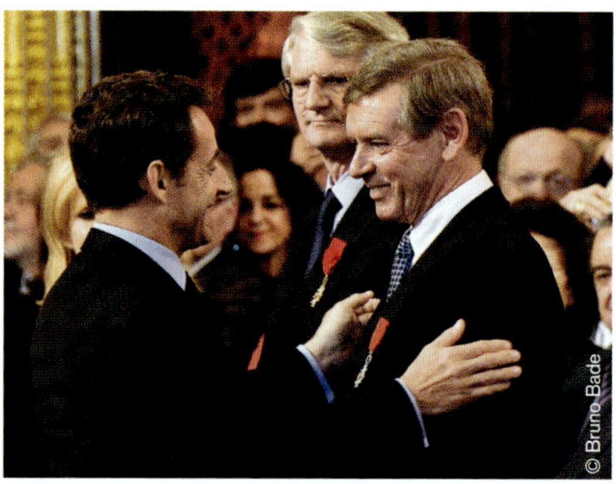

© Bruno Bade

◀ 30 Tours de France, plateau de la reconnaissance.
Avec Jean-Marie Leblanc.

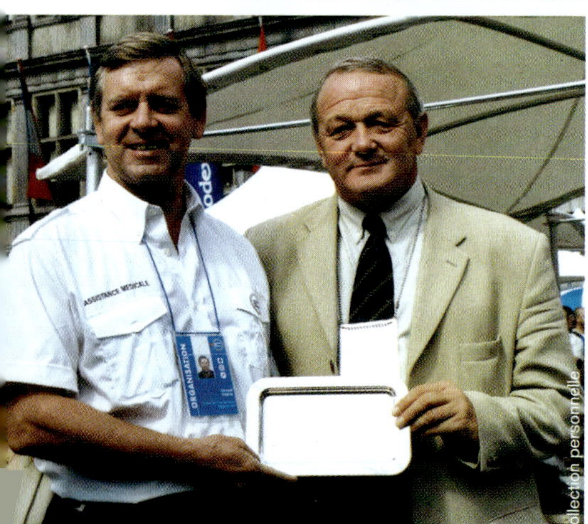

Collection personnelle

Nos témoins de mariage Jacques Anqu (à gauche) et Jacques God (Mairie du 18 25 avril 1988)

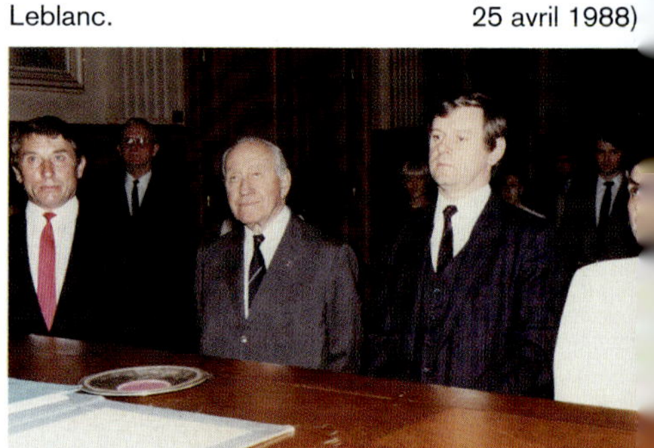

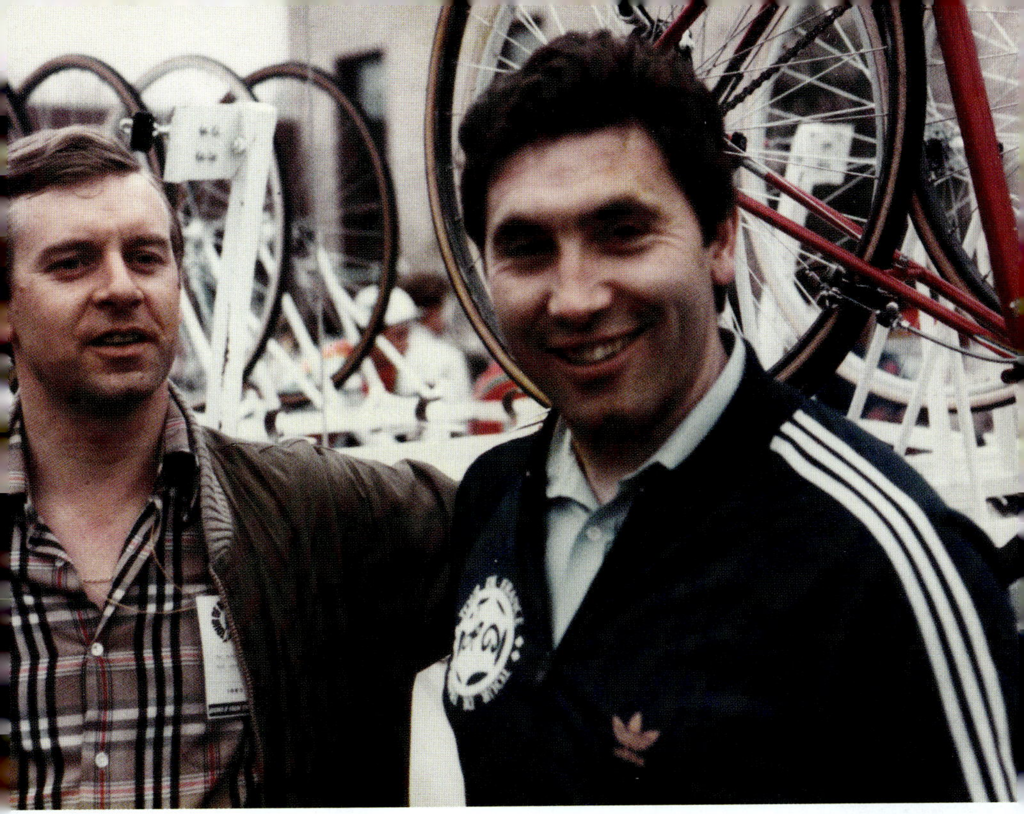

▲ 1983 avec
Eddy Merckx.

ût 1987 :
ampionnat du
nde en Autriche.
ec Jacques Anquetil
Dominique,
compagne. ▼

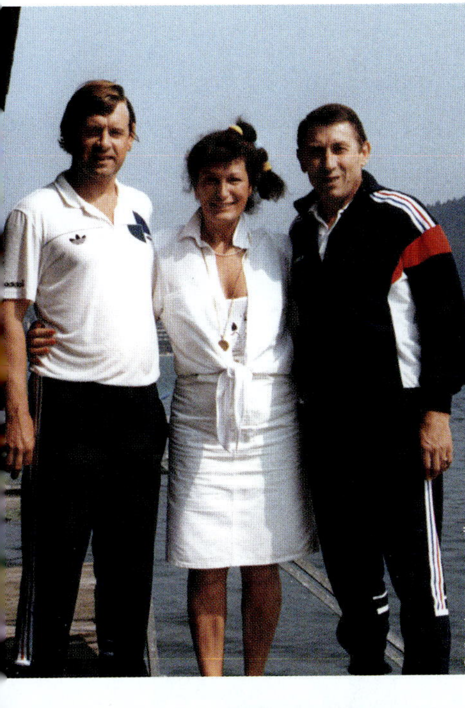

Collection personnelle

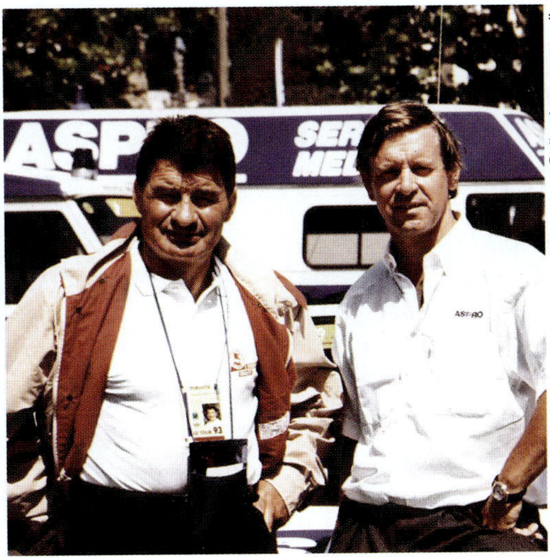

Collection personnelle

▲ Avec le
toujours
populaire
Raymond
Poulidor.

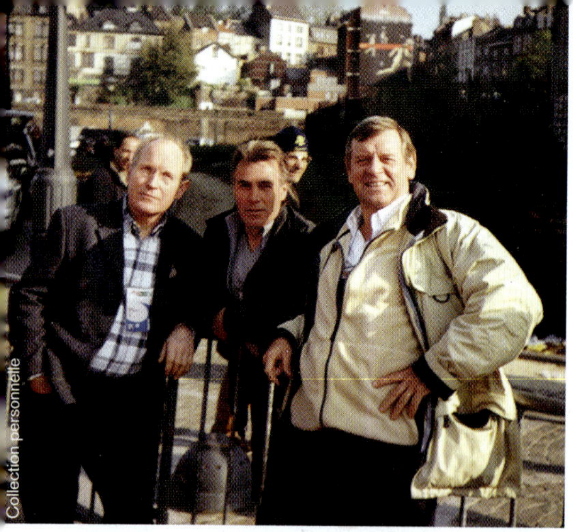

Collection personnelle

◂ Au centre, Lucien Van Impe, vainqueur du Tour 1976. À sa droite, mon fidèle compagnon Robert Mintkewicz.

Michel Drucke le passionné c vélo, pendant Tour 1989. ▸

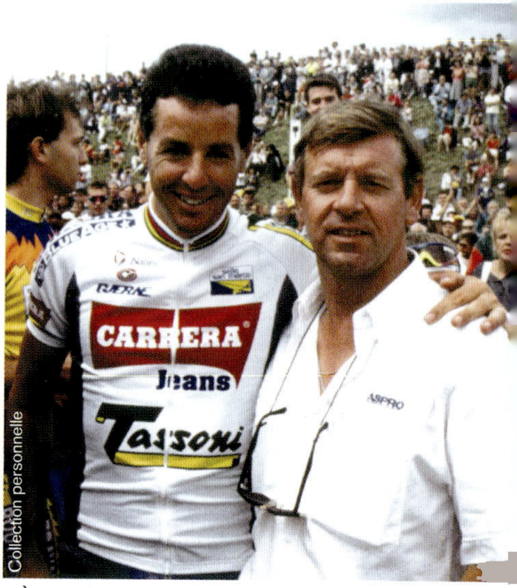

Collection personnelle

▴ L'Irlandais Stephen Roch vainqueur du Tour de Franc du Tour d'Italie et champion d monde en 198

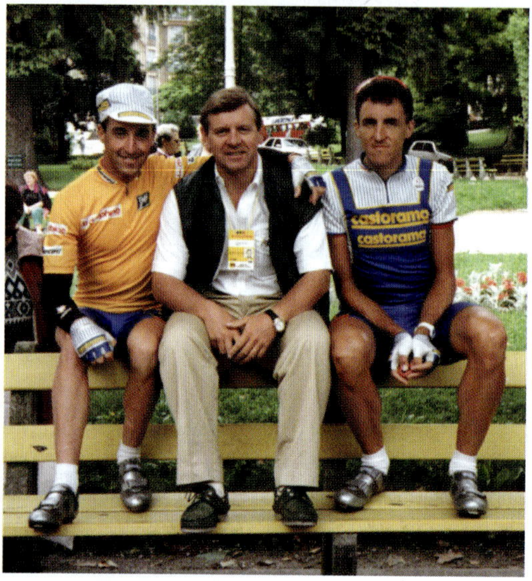

Collection personnelle

◂ À gauche : Luc Leblanc, maillot jaune sur le critérium du Dauphiné 1992. À droite : Thierry Bourguignon.

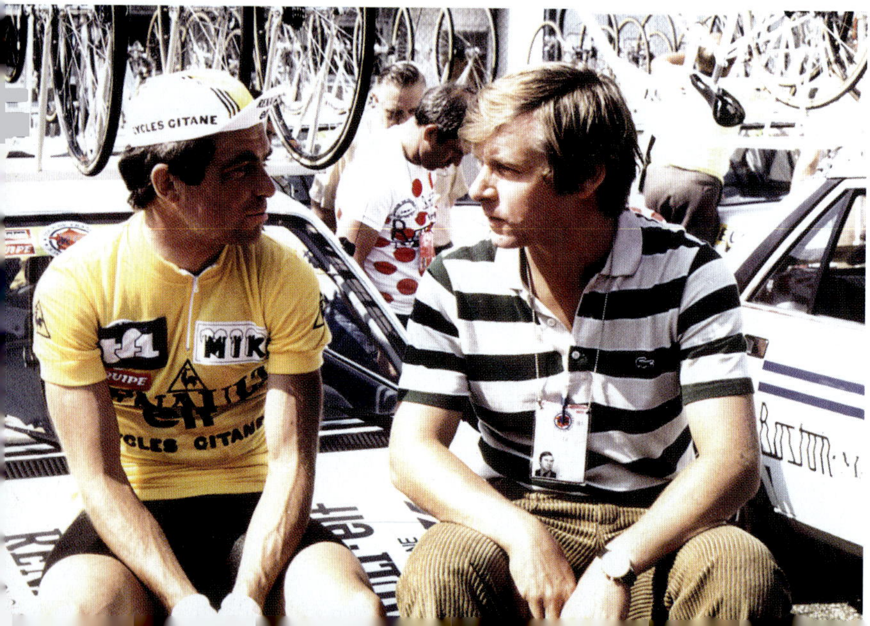

Collection personnelle

◂ Avec Bernarc Hinault, maillot jaune du Tour 1981.

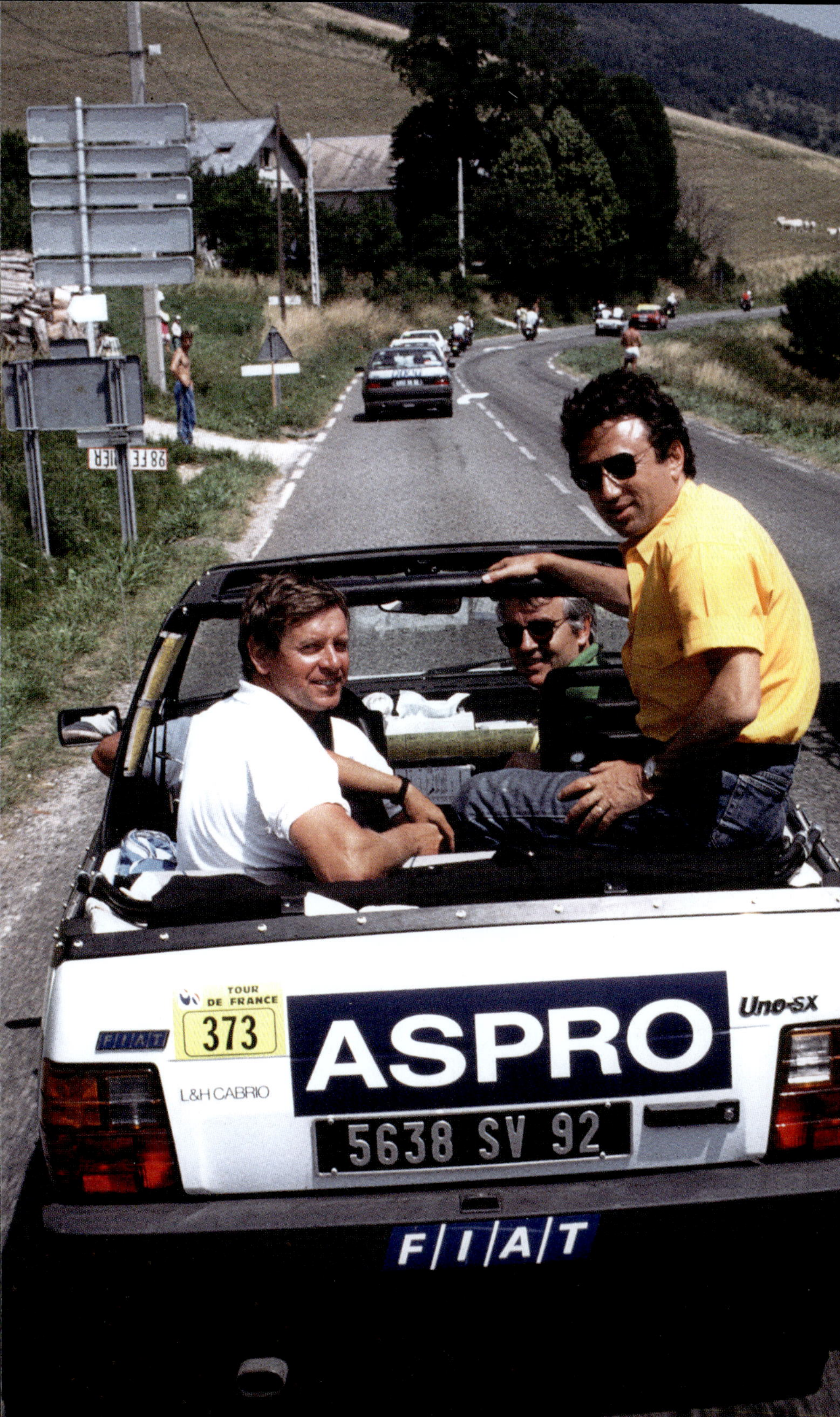

© Bruno Bade

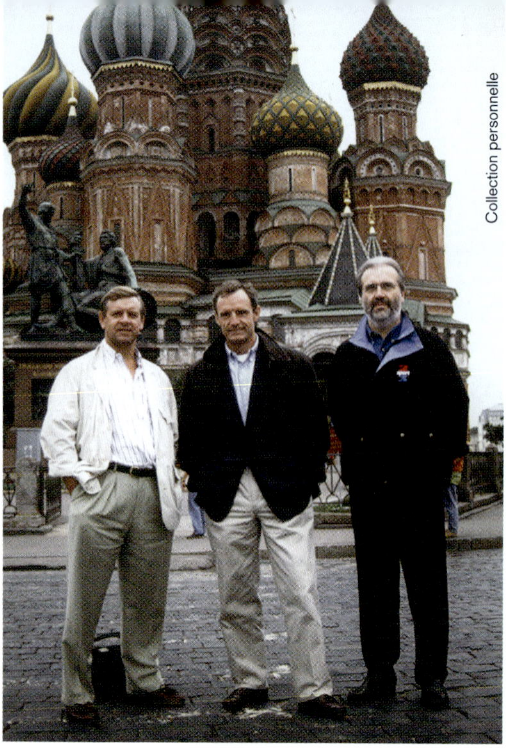

◂ 1995, place Rouge à Moscou. Au centre : Jean-Claude Killy. À droite : Jean Réveillon, conseiller à France Télévisions.

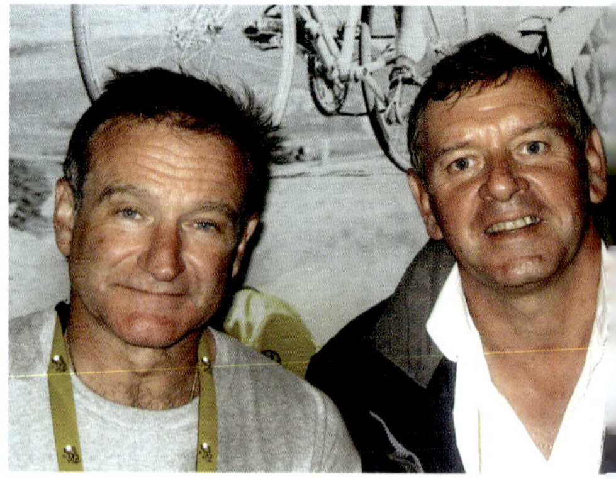

▴ 2004 : Robi Williams, gran ami de Lance Armstrong.

1984 : de grands suiveurs du Tour. De gauche à droite : Jean-Marie Rivière, Raymond Poulidor, Jacques Chancel et l'écrivain Antoine Blondin. ▸

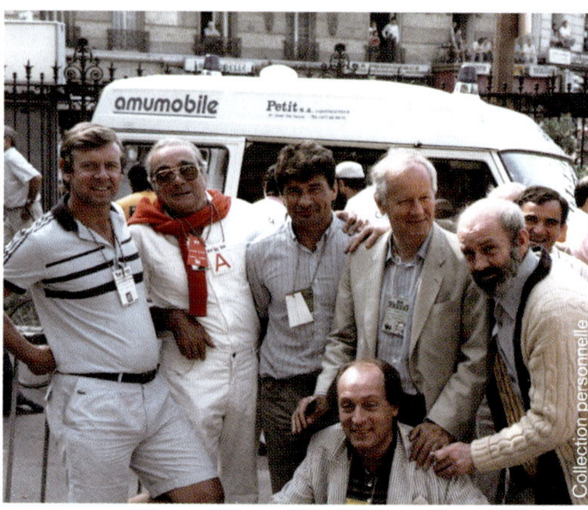

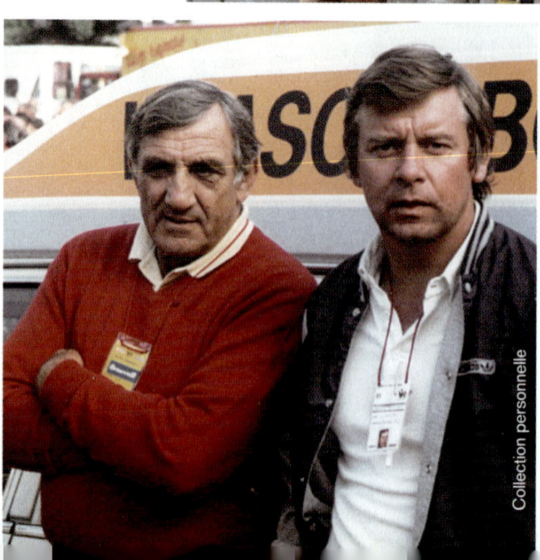

◂ 1985 : avec Lino Ventura lors d'une étape.

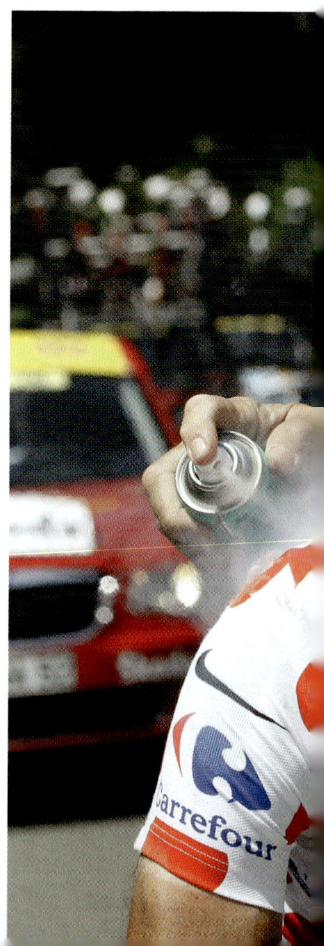

03 : de pas-
ge dans mon
age en Haute-
arne, une belle
rprise m'atten-
it. ▼

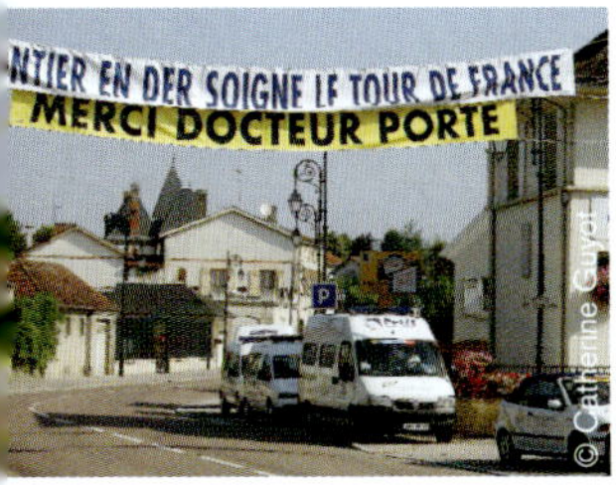
NTIER EN DER SOIGNE LE TOUR DE FRANCE
MERCI DOCTEUR PORTE
© Catherine Guyot

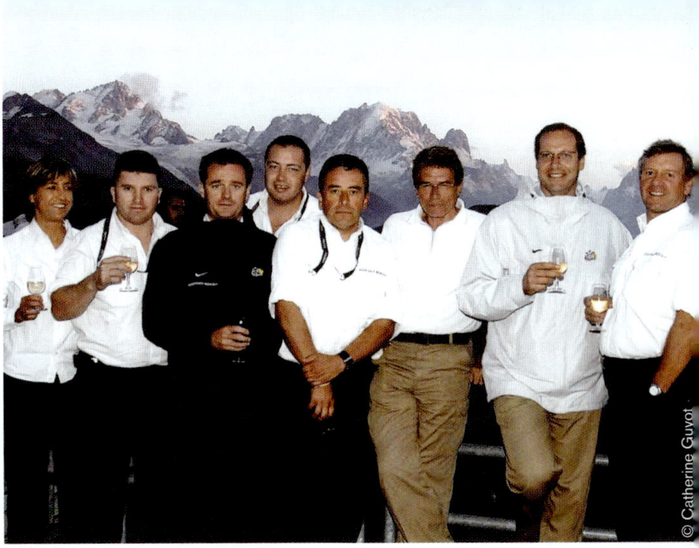
© Catherine Guyot

▲ L'équipe médicale du Tour de l'Avenir 2006. 2e en partant de la droite : Christian Prudhomme, actuel directeur du Tour.

ôme Pineau,
rteur du
illot du meil-
r grimpeur, en
in de se faire
igner pendant
Tour 2010. ▼

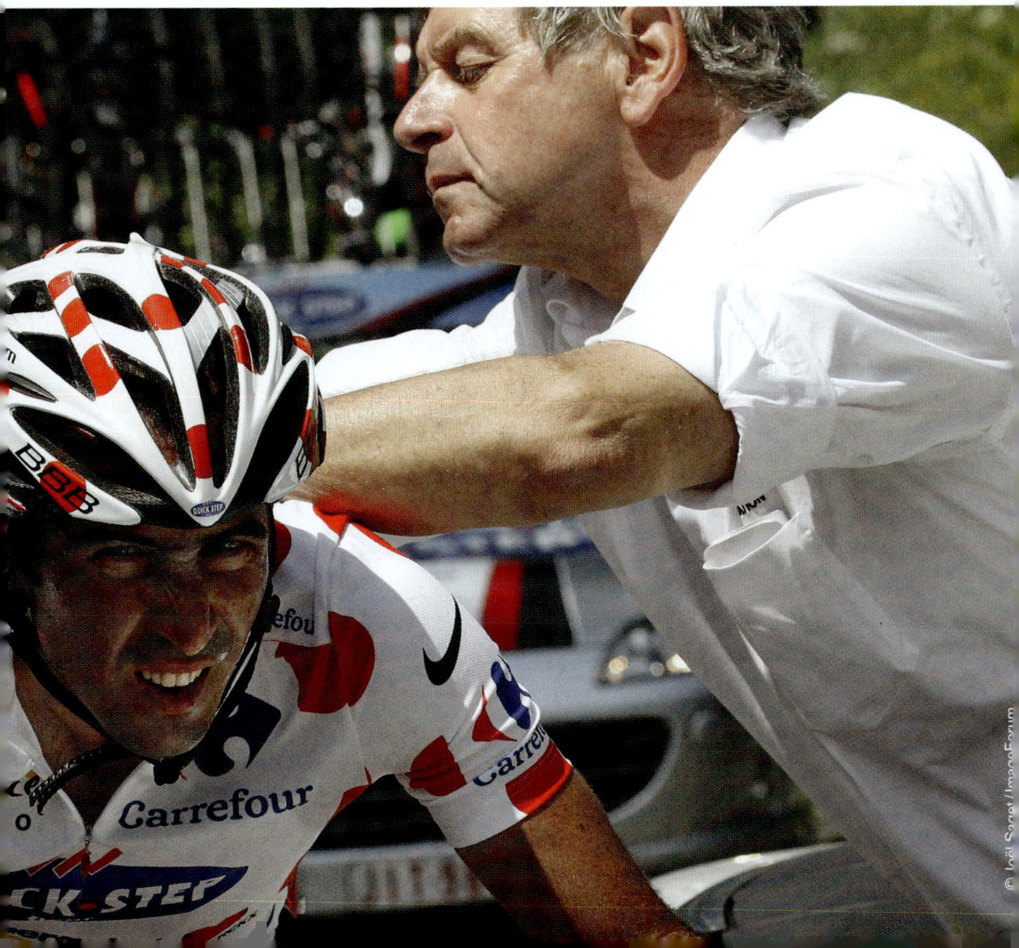
Carrefour
© Joël Saget / ImageForum

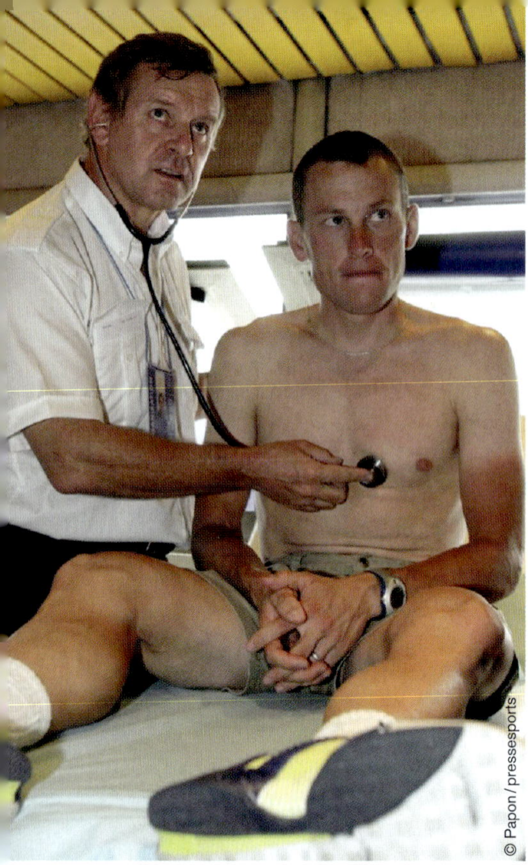

© Papon/pressesports

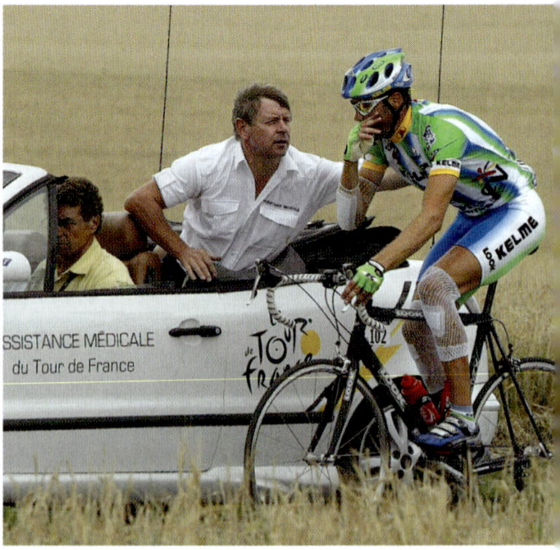

◀ Le traditionnel accueil médical du Tour. Avec Lance Armstrong.

▲ Tour 2003 : Jose Enrique Gutierrez.

Avec l'australien Cadel Evans, champion du monde 2009. ▼

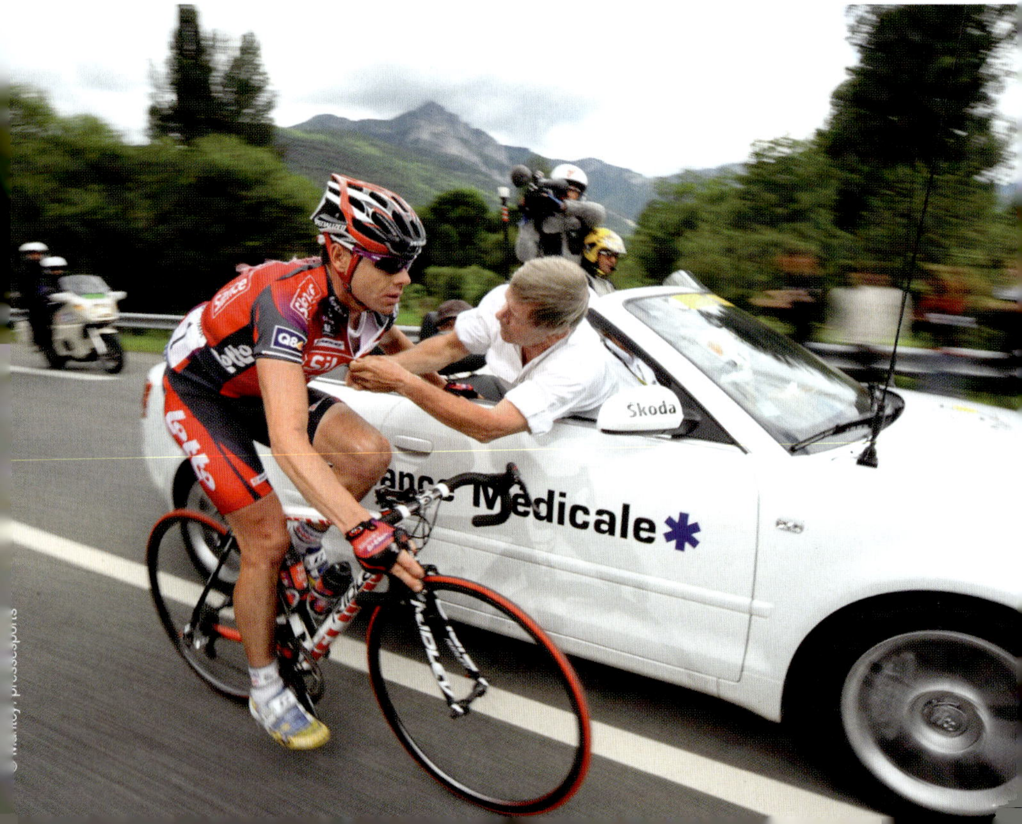

superficielle guérit généralement en dix ou douze jours. Chez un cycliste, la cicatrisation est souvent trois fois plus rapide ! En trois ou quatre jours, les croûtes disparaissent. L'explication est assez simple à trouver : l'air est le meilleur cicatrisant et le cycliste exerce son talent à l'air libre. Autre élément non négligeable : les cyclistes du Tour de France dépensent en moyenne 6 000 calories par jour contre 2 500 chez nous. Ils sont jeunes, en bonne santé et vivent tout en accéléré !

Autre chiffre impressionnant : le nombre de tours de pédale effectués par un cycliste au cours d'un Tour de France : environ 350 000 ! Sur une saison de 40 000 km, cela fait quatre millions de tours de pédale ! Le kilométrage cumulé de tout le peloton sur un Tour s'élève à 600 000 km ! C'est quinze fois le tour de la terre ou un aller-retour de la terre à la lune : 60 millions de tours de pédale !

Par comparaison, un marathonien totalise 40 000 sauts, 20 000 sur chaque jambe ! Ces chiffres permettent de comprendre qu'une tendinite puisse apparaître en raison de la répétition d'un geste sportif, même s'il n'est pas violent.

10 litres d'eau par jour

Les anciennes photographies du Tour montraient des coureurs réclamant de l'eau aux spectateurs pique-niquant au bord de la route. Ils remplissaient leurs bidons dans les bars ou dans les fontaines… Ces images de ce que l'on appelait « la chasse à la canette » ont définitivement disparu.

Avant les années 1960, les coureurs prenaient le départ avec seulement deux bidons d'un demi-litre d'eau. Ils n'avaient droit qu'à la même quantité lors du contrôle de ravitaillement. Rien d'autre, malgré des étapes bien plus longues que celles d'aujourd'hui !

Les scientifiques de l'époque avaient constaté que la sueur était salée. Ils se disaient que le sel étant nécessaire à la vie, moins on en perdait, mieux l'organisme supporterait l'effort. Il était donc entendu que moins le coureur boirait, moins il transpirerait, moins il perdrait de sels minéraux ! Ainsi, il n'y avait pas de ravitaillement autorisé et les coureurs « mouraient » littéralement de soif (j'y reviendrai à propos de la mort de Tom Simpson en 1967 dans le Ventoux). La « chasse à la canette », apport liquide, était donc le seul moyen de lutter contre cette déshydratation.

Heureusement, les progrès scientifiques ont démontré que les pertes d'eau devaient être compensées le plus tôt possible lors des efforts prolongés. Dans le cas contraire, l'organisme perd rapidement une partie importante de ses capacités.

Au fil des années, les règlements évoluèrent et, progressivement, on autorisa les cyclistes à recevoir du ravitaillement liquide en course. Ce fut le début des « porteurs d'eau ». Désormais, lors de conditions atmosphériques acceptables, les coureurs, qui partent toujours avec deux bidons d'un demi-litre, ont droit au ravitaillement en liquide à volonté dès le 50e km et ceci jusqu'à 20 km de l'arrivée.

Ces kilométrages peuvent être modifiés lors des journées très chaudes. Les porteurs d'eau viennent à la voiture de leur directeur sportif et prennent jusqu'à dix bidons qu'ils placent dans les porte bidons, dans les poches arrière de leur maillot, dans le dos sous le maillot ou devant sur l'abdomen. Leur fonction consiste à les distribuer à leur leader et à leurs coéquipiers. Un coureur peut boire jusqu'à six litres dans la journée soit une douzaine de bidons. La vérité et qu'il en utilise souvent plus (jusqu'à dix litres) car une partie de cette eau est utilisée pour s'asperger.

L'escalope dans le cuissard

L'une des particularités du sport cycliste est d'être un sport « porté ». C'est particulièrement intéressant pour l'appareil locomoteur, notamment les membres inférieurs qui n'ont pas à porter tout le poids du corps. Mais ce sport oblige à être assis sur une selle. Elle est étroite et traditionnellement dure afin que le bassin constitue un point fixe efficace pour le pédalage. Le périnée, zone fragile chez l'être humain, est donc soumis à des pressions importantes et prolongées ainsi qu'à des frottements. Si tout se passe bien la plupart du temps, il n'en va pas de même pour tout le monde. On l'a vu avec le Tour 1989 et la défaite de Laurent Fignon, due probablement à ce type de problème. Aujourd'hui, grâce aux progrès des selles, à la qualité des cuissards, à l'hygiène, ces pathologies paraissent moins fréquentes, mais je me souviens avoir vu de nombreux coureurs utiliser la fameuse escalope de veau durant les étapes. Contrairement aux croyances, cette viande n'a jamais eu la moindre qualité thérapeutique mais elle servait de coussin amortisseur. Une viande fraîche est très souple et malléable. Le coureur plaçait l'escalope dans le fond du cuissard, bien centrée sur l'abcès ou le furoncle. Les fibres musculaires de la viande s'écartaient alors et réalisaient un coussinet périphérique qui rendait l'effort plus supportable. Rien de mystérieux donc mais j'ai toujours été étonné de voir qu'à la descente de vélo, la fameuse escalope était complètement cuite !

Autre particularité encore plus justifiée sur les courses à étapes : pas question de faire la fête après une victoire quelconque ! Le lendemain, il faut repartir. Les seules fêtes que s'accordent les coureurs durant la saison ont lieu le soir de l'arrivée des trois grands Tours. Après trois semaines d'effort, de tension, de douleurs, de souffrances, une vraie soirée de fête et de détente est de tradition pour digérer 3 500 km de sacrifices. Toute l'année, les coureurs se couchent tôt, ne boivent pas, ne font pas d'excès, ont une hygiène de vie remarquable. Et comme ils savent que tout excès se paie immédiatement, ils ne sont même pas tentés.

Bon niveau intellectuel

On a longtemps eu l'image du cycliste sortant de sa campagne et ne sachant qu'appuyer lourdement sur les pédales. J'estime que cette image a toujours été erronée. Chacun sait que, s'il faut des capacités physiques hors du commun pour briller sur un vélo, il faut aussi avoir une tête bien faite et savoir réfléchir. Le sport cycliste est très tactique, très stratégique. Tous ces champions, hommes ou femmes, ont une intelligence ou un instinct supérieurs à la moyenne. C'est ce qui leur permet d'analyser la course, de décider, de donner des consignes, de s'imposer au sein du groupe, bref d'être un leader.

Je n'ai pas connu Coppi ni Bartali mais Leducq, Lapébie, Magne, Bobet, Darrigade, Anquetil, Hinault, Fignon et Jalabert sans parler des étrangers comme LeMond, Indurain, Merckx ou Armstrong. Ce sont ou ce furent des hommes très intelligents, très réfléchis. Ils ont souvent réussi leur reconversion professionnelle, après la carrière cycliste. Fignon fut longtemps surnommé l'« intellectuel du peloton », ce qui fit beaucoup de bien à l'image de son sport. Aujourd'hui, on ne compte plus le nombre de diplômés présents dans le peloton professionnel. Sur les sages conseils de leurs parents, de nombreux jeunes coureurs poursuivent aujourd'hui leurs études avant de tenter leur chance chez les pros. Je n'en citerai qu'un seul mais son devenir est un bel exemple pour tous. C'est Bruno Cornillet, un coureur des années 1980-1990. En dehors du milieu cycliste, peu de gens se souviennent de son nom. Il fut pourtant un très bon coureur, excellent équipier de Bernard Hinault ou de Greg LeMond. À la fin de sa carrière professionnelle, il revint à ses premières amours : l'aviation. Bruno est aujourd'hui pilote de ligne, et pour moi l'exemple même du cycliste qui a su souffrir sur un vélo, se faire plaisir et réussir sa reconversion d'une façon peu commune.

12

Chutes au peloton

Laurent Bezault

Le Tour de France est la seule course en France qui bénéficie d'un usage privatif de la route. Mille personnes environ sont mobilisées chaque jour pour assurer une sécurité maximale sur la course. Cela n'évite pas aux coureurs d'avoir parfois la fâcheuse surprise de rencontrer des véhicules en sens inverse, surtout lorsque les écarts sont grands et que les spectateurs n'ont vu passer personne pendant plusieurs minutes. Ils étaient garés le long de la route et, au bout d'un certain temps, repartent en toute bonne foi.

La radio médicale interne nous sert souvent à prévenir nos véhicules de l'arrière du risque encouru. Ainsi, les coureurs attardés et les gendarmes peuvent être informés par nos soins.

Malgré toutes ces précautions, l'accident est toujours possible sur le Tour. Un jour, un motard de la gendarmerie a été percuté par la voiture d'une dame qui pensait que la course était terminée. Elle remontait à contresens ! Le choc a été d'une extrême violence. Le motard s'en est sorti mais avec de telles lésions nerveuses à l'épaule qu'il est resté paralysé à vie du bras droit.

De tels accidents sont malheureusement encore plus fréquents sur les petites courses. Nous touchons là un point extrêmement sensible de l'organisation des épreuves cyclistes sur routes ouvertes. Malgré des contraintes énormes, les organisateurs ne peuvent pas garantir une sécurité absolue. Même Paris-Nice ou le Critérium du Dauphiné, bien qu'organisés par la même société que le Tour, ne bénéficient pas de routes fermées. Les accidents peuvent être tragiques car le cycliste n'a que la petite protection de son casque face à une voiture lancée à plus ou moins vive allure...

Le Tour de l'Oise, course sympathique de trois jours, a été transformé en Tour de Picardie depuis quelques années mais il a gardé son ambiance de course de province. Le 15 mai 1990, l'étape se déroulait normalement et les concurrents roulaient à très vive allure vers Beauvais. Avec un peu plus d'une minute d'écart, le peloton faisait la chasse derrière un petit groupe d'une dizaine d'échappés. Pas un seul véhicule n'était intercalé, afin de ne pas servir d'aspiration au peloton. Nous traversions un village. Dans une rue perpendiculaire à la course, une voiture s'était arrêtée pour laisser passer les coureurs. N'en voyant plus après le passage des échappés, le conducteur s'engagea à contresens ! Le choc fut très violent. De ma voiture, je vis le véhicule percuter le peloton. Des coureurs et leurs vélos furent projetés en l'air avant de retomber lourdement. Il y avait des blessés partout au sol.

On m'appela plus particulièrement vers l'un d'entre eux : Laurent Bezault, aujourd'hui directeur adjoint des services sportifs du Tour de France. Fracture ouverte du bras gauche et rupture de l'artère humérale. Il s'agit de l'importante artère qui nourrit tout le bras. Le sang giclait avec une violence incroyable, ce qui est normal en course puisque la tension artérielle monte fortement avec l'effort. Bernard Quilfen, ancien coureur et vainqueur d'une étape du Tour, arrivé le premier, eut le bon réflexe de comprimer. Je pris le relais avec une compression très serrée pour arrêter l'hémorragie. Le Samu de Beauvais arriva aussitôt. Lorsqu'ils virent ma compression, ils commencèrent à me faire une remarque polie de désapprobation mais en voulant la retirer, ils comprirent l'ampleur de l'hémorragie. Ils me redemandèrent des bandes pour les remettre en place tant l'hémorragie était abondante. Ils me présentèrent ensuite leurs excuses... Laurent était sauvé. Quelques dizaines de minutes plus tard, après un bref passage par l'hôpital de Beauvais, il était transféré par hélicoptère à l'hôpital de la Pitié-Salpêtrière, à Paris, où il fut opéré. J'ai connu, ce jour-là, ma première grande frayeur médicale sur les courses, mais tout a été bien géré par l'équipe.

Autre grande frayeur, sur le Dauphiné 2004. Dans une descente rapide, entre Saint-Étienne et Aubenas, au kilomètre 160, Mickaël Pichon, de l'équipe La Boulangère de Jean-René Bernaudeau, passa par-dessus le parapet. Tous les coureurs présents le virent quitter la route puis disparaître dans le ravin. Panique dans le peloton ! Arrivé sur place, je vis le coureur quinze à vingt mètres plus bas. Il gisait inanimé, allongé sur de gros rochers. Je pensai immédiatement à Roger Rivière en 1960. Les circonstances étaient les mêmes. C'était l'accident que je redoutais le plus depuis des années. Il fallait faire vite et trouver le moyen de descendre avec du matériel. Nous repérâmes une voie qui nous permettrait d'atteindre le coureur. Elle était longue et périlleuse. Il fallait progresser prudemment. Quand nous arrivâmes, nous eûmes le bonheur de voir qu'il respirait encore. Notre médecin réanimateur le ventila et tous les soins furent entrepris sur place.

Il fallut ensuite le remonter sur la route. Une chaîne de solidarité se mit en place spontanément car il n'était pas aisé de progresser avec le brancard, le matelas coquille et la perfusion à travers les rochers. Je me souviens de l'aide de mon ami et confrère le Dr Gérard Guillaume, médecin d'une autre équipe, qui n'hésita pas à nous apporter son aide précieuse. Un de mes ambulanciers du Samu, bien qu'en surpoids, descendit puis remonta à maintes reprises pour chercher du matériel. Ce jour-là, il fut capable de galoper comme s'il avait fait 15 kg de moins. Le coureur fut sauvé. Il se réveilla avant même d'être dans l'ambulance mais nous avait fait peur. Il se souvenait de son saut dans le ravin. Par la suite, Mickaël Pichon n'a pas vraiment repris le métier. Il a toujours éprouvé des craintes et est devenu mécanicien dans une équipe cycliste.

Fabio et Dante

Le 18 juillet 1995 est sans aucun doute la journée la plus pénible que j'aie jamais connue sur le Tour en 39 éditions. Le départ était donné à Saint-Girons au pied des Pyrénées et l'arrivée était jugée à Cauterets, 206 km plus loin. La journée s'annonçait belle et prometteuse. Les coureurs franchissaient le col de Portet-d'Aspet en début d'étape. Raymond Poulidor était tombé dans cette descente mais elle ne paraissait pas plus périlleuse qu'une autre. Pourtant, au kilomètre 34 de la course, à 11 h 50, dans un virage serré à gauche, une chute est annoncée. Sept coureurs sont au sol et, comme toujours, la plupart se relèvent et repartent. Malheureusement, un Italien, le champion olympique, Fabio Casartelli, reste au sol. Il était équipier de Lance Armstrong au sein de l'équipe Motorola. Allongé sur le côté droit, en chien de fusil, il est plongé dans un coma profond. Il perd énormément de sang. Une hémorragie importante provient du côté droit de son visage.

Casartelli ne portait pas de casque, mais aurait-il servi à quelque chose ? Je me souviens de mon diagnostic de gravité majeure avant même de descendre de la voiture. Le peloton était groupé et mes collègues médecins sont arrivés immédiatement ainsi que Patricia Leclerc, infirmière anesthésiste, rompue aux gestes d'urgence. Le pauvre coureur vivait encore mais il se vidait de son sang en raison d'une rupture probable de la grosse artère carotide. Il présentait un énorme traumatisme de la face. Tout fut fait le plus rapidement possible, dans les règles de l'art. Les gendarmes mirent leur hélicoptère à notre disposition. Nous étions en montagne, l'époque des téléphones portables débutait à peine et nous n'avions aucun relais, aucun moyen de prévenir le Samu local. L'hélicoptère décolla dans les meilleurs délais vers l'hôpital de Tarbes où Fabio Casartelli survécut environ trois heures malgré trois arrêts cardiaques récupérés par le Dr Gérard Nicolet et Patricia Leclerc durant le transport. Les lésions cérébrales étaient d'emblée trop importantes pour espérer le sauver.

Richard Virenque remporta l'étape sans avoir connaissance du drame. Le lendemain, tout le peloton rendit hommage à Casartelli : minute de silence très poignante au départ de Tarbes. Le peloton roula groupé toute la journée et laissa l'équipe Motorola prendre quelques dizaines de mètres d'avance à l'approche de l'arrivée. Symboliquement, l'autre Italien de la formation Motorola, Andrea Peron, franchit en premier la ligne à Pau. Un grand moment de dignité, un bel exemple de la part de ces sportifs de haut niveau.

Dans la même chute, un autre coureur n'était pas

reparti : le français Dante Rezze. Il avait fait un tout droit dans le virage, car la route était encombrée par les autres coureurs au sol. Il s'était retrouvé une quinzaine de mètres plus bas au milieu des rochers et des branchages. Au fond du ravin, Dante Rezze était choqué, il présentait des plaies multiples mais n'avait pas de fracture et n'avait pas perdu connaissance. Il fut difficile de le remonter car la pente était raide et les branchages nombreux mais, pour lui, tout s'est bien terminé. Cependant, il a été tellement traumatisé qu'il n'a jamais repris le vélo. Sa carrière s'est terminée là mais, pour lui, la vie a continué.

Andreï Kivilev : le drame

Autre drame, le 12 mars 2003, mais sur Paris-Nice, cette fois. Nous avions traversé le Morvan à partir de La Clayette (prononcer La Clette) dans le sud du Charolais et nous allions vers Saint-Étienne. Le peloton traversait paisiblement la ville de Saint-Chamond. Il restait 40 km à parcourir. La route était large, plate et le public n'était pas très nombreux. Trois coureurs de l'équipe Cofidis étaient à l'arrière du peloton. Ils réglaient probablement leurs talkies-walkies et deux avaient une main dans la poche arrière de leur maillot. Ils ne tenaient pas leur guidon. Soudain, les trois hommes se retrouvèrent au sol sans raison apparente. Deux repartirent immédiatement mais le Kazakh Andreï Kivilev resta au sol. Il n'avait pas perdu connaissance. Il pouvait nous parler mais il était choqué, incapable de se relever, de bouger. Il fut pris en charge immédiatement et transporté aux urgences de l'hôpital de Saint-Chamond, où il arriva moins de cinq minutes après la chute. Les médecins firent tous les examens nécessaires, notamment un scanner cérébral qui révéla une hémorragie. Toutefois, la situation paraissait sous contrôle et Kivilev semblait aller mieux en début de soirée. Mais son état de santé se dégrada très vite dans les heures suivantes. On la transféra en neurochirurgie à l'hôpital de Saint-Étienne. Hélas, les lésions étaient inopérables !

Le lendemain, l'étape fut neutralisée par les coureurs. Son compatriote Alexandre Vinokourov, futur vainqueur de ce Paris-Nice, brandit sur le podium un portrait géant de son ami disparu.

Le drame d'Andreï Kivilev fit prendre conscience à ceux qui n'en étaient pas encore convaincus de l'importance du casque. Après cet accident, le règlement fut enfin appliqué. Pendant des années, le combat pour le port du casque a été le mien et celui de tant d'autres médecins et infirmiers. Comme toujours, il aura fallu un drame pour l'imposer, mais aujourd'hui plus personne ne le remet en cause. Tout comme chacun met machinalement sa ceinture de sécurité en voiture, tous les coureurs portent aujourd'hui un casque sans même y réfléchir.

Mais « le bon Dieu aime le vélo ! »

En cyclisme, les chutes sont fréquentes mais rarement dramatiques. Les statistiques du Tour de France relèvent en moyenne trois à cinq fractures par édition. Les plus fréquentes sont des fractures de la clavicule, du poignet (scaphoïde), de la main (métacarpien) ou des côtes. Rien que de très logique puisque le coureur pris dans une chute tient son guidon à deux mains et tombe le plus souvent sur l'épaule. S'il a le temps ou le réflexe de mettre la main pour amortir la chute, c'est la main ou le poignet qui sont traumatisés.

La télévision montre chaque année bon nombre de chutes et, quand je suis de retour à Paris dans mon cabinet médical, les cyclistes amateurs me disent souvent : « Qu'est-ce que tu as eu comme travail cette année ! ». En fait, je n'ai pas l'impression d'avoir plus de travail qu'autrefois. Ce qui change, c'est la présence des caméras partout. Grâce à elles on ne manque rien de la course. Les téléspectateurs sont avec les échappés, en tête du peloton, à l'arrière de celui-ci ou encore dans l'hélicoptère. Aujourd'hui, aucune chute, aucune intervention médicale n'échappent aux téléspectateurs. Sans parler des ralentis et des retours en arrière qui permettent de revoir les chutes ! Les images sont décortiquées après la course et donnent parfois une impression de sport à haut risque.

En réalité, le vrai bilan médical d'un Tour tient pour moi du miracle. Cinq fractures bénignes sur 600 000 km parcourus par l'ensemble du peloton, ce n'est franchement pas beaucoup. Le décès du regretté Fabio Casartelli est injuste et insupportable, mais je me dois de préciser qu'il est le seul survenu à ce jour durant les 39 Tours que j'ai suivis. Un décès sur plus de 20 millions de kilomètres parcourus par tous les coureurs réunis. Je crois que beaucoup d'autres sports ont malheureusement des statistiques bien plus dramatiques. On dit souvent dans le milieu cycliste que « le bon Dieu aime le vélo ! »

Hinault et son courage

Une chute mémorable fit la une des journaux après l'étape du samedi 13 juillet 1985. Le Tour arrivait à Saint-Étienne après un départ d'Autrans, dans le Vercors. Sur le célèbre cours Fauriel, dans le dernier kilomètre, Bernard Hinault, porteur du maillot jaune, fut victime d'une chute impressionnante. Il avait le visage en sang. À peine la ligne d'arrivée franchie, des dizaines de photographes se précipitèrent sur lui et j'eus beaucoup de mal à l'approcher. Il fallut que Jacques Goddet intervienne en personne pour qu'on me laisse passer.

Afin d'être à l'abri pour examiner correctement les plaies du champion breton, nous nous sommes isolés tous les deux dans la caravane réservée habituellement au contrôle anti-dopage. Bernard présentait des plaies au niveau de l'arcade sourcilière droite, à la racine du nez et au cuir chevelu. Je craignais également une fracture du nez et nous sommes partis en ambulance aux urgences de l'hôpital de Saint-Étienne. C'était un samedi soir et les patients étaient très nombreux, mais nous fûmes bien accueillis. Le diagnostic de fracture fut confirmé et les points de suture posés. Médicalement, les lésions n'étaient pas gravissimes mais sportivement, c'était une tout autre histoire ! Hinault était maillot jaune, il restait encore 8 jours de course, une arrivée au sommet de l'Aubisque, les Pyrénées à franchir et un contre-la-montre individuel de 47,5 km autour du lac de Vassivière près de Limoges ! Le champion supporterait-il la douleur ? Serait-il handicapé par une respiration nasale forcément limitée en raison de l'œdème ? Je connaissais bien Bernard, son caractère, sa volonté, son courage. Je savais aussi, par les épreuves d'effort que je pratique régulièrement, que la respiration nasale est nettement moins importante que la respiration buccale. Si je n'avais aucun doute sur la résistance du « Blaireau », beaucoup de journalistes en avaient. Et ils avaient tort, bien sûr ! Bernard donna cette année-là une nouvelle grande leçon de courage et gagna son cinquième Tour avec 1 seconde 42 d'avance sur son équipier Greg LeMond. Le troisième, Stephen Roche, avait plus de 4 minutes de retard. Je sais que d'autres coureurs auraient abandonné à sa place, même avec un maillot jaune sur le dos !

Bernard Hinault n'est pas souvent tombé, mais je me rappelle d'une autre chute, qui a contribué à sa grande popularité. Un 4 juin 1977, nous étions sur la dernière étape du Critérium du Dauphiné. Hinault descendait le col de Porte avant de remonter à la Bastille, au-dessus de Grenoble, pour l'arrivée finale. Bernard fit un tout-droit dans le ravin après un virage à gauche trop serré. Par chance, des branchages ralentirent la chute, ce qui lui permit de remonter très vite au niveau de la route avec l'aide de son cousin René et de son directeur sportif, Cyrille Guimard. N'écoutant que son courage, il repartit et gagna le Dauphiné ! Ce jour-là, avant même de savoir qu'il gagnerait cinq Tours, toute la France cycliste devant sa télévision découvrit le potentiel énorme de Bernard, physiquement et psychologiquement. En 1977 toujours, à seulement 22 ans, le jeune Breton gagnait Gand-Wevelgem, Liège-Bastogne-Liège, le tour du Limousin et le Grand Prix des Nations ! Les débuts d'un très grand palmarès.

Jalabert à Armentières

Les chutes sont extrêmement pénibles et douloureuses, mais il faut bien reconnaître qu'elles contribuent aussi à la popularité de certains coureurs. Laurent Jalabert est bien placé pour le savoir. Tout le monde a gardé en mémoire l'arrivée au sprint de la première étape du Tour 1994 à Armentières, dans le Nord. Chaque année avant le départ du Tour, le service médical se réunit pour un long briefing. Je présente les éventuels nouveaux, on parle du matériel, et je rappelle les règles de bonne conduite, les consignes, etc. Hasard ou prémonition, je me souviens, cette année-là, avoir insisté sur l'organisation en cas de chute sur la ligne d'arrivée. J'avais notamment demandé à mes ambulances, qui n'ont pas le droit de passer la ligne, d'attendre mes instructions avant de s'engager dans la dérivation située 200 m à 300 m avant l'arrivée. J'attendais donc que le peloton ait franchi la ligne pour donner mon feu vert.

Et cette fois, dès la première étape, le sprint fut très mouvementé ! Le champion de Belgique, Wilfried Nelissen, heurta un policier en faction devant les barrières de sécurité, à 100 m de la ligne. Plusieurs coureurs furent entraînés dans la chute, dont Laurent Jalabert, Fabiano Fontanelli, Alexander Gontchenkov, Johan Capiot et d'autres finirent quand même l'étape.

Jalabert et Nelissen étaient les plus touchés et furent dirigés vers l'hôpital. Laurent Jalabert avait des dents cassées et des plaies multiples, notamment au visage. Nelissen, lui, resta plusieurs jours à l'hôpital. Je revois encore Philippe Crépel, ancien coureur devenu directeur sportif, me réclamant des soins d'urgence pour Nelissen, son coureur. Il était prêt à me demander d'abandonner Jalabert ! L'anecdote est cocasse quand on sait qu'aujourd'hui il est devenu le manager de Laurent Jalabert et qu'il ne le quitte pas d'une semelle !

Pascal Simon, maillot jaune

D'autres chutes ont fait basculer le Tour. Je pense à celle de Pascal Simon, en 1983. Le coureur champenois avait pris le maillot jaune à l'arrivée de la 10e étape, entre Pau et Bagnères-de-Luchon. Le lendemain, une étape de transition reliait les Pyrénées aux Cévennes, avec une arrivée à Fleurance. Et voilà que le nouveau maillot jaune se laisse piéger par une chute en apparence banale. Il se retrouve au fond d'un petit fossé, se relève, se frotte l'épaule gauche et repart. Hélas, il m'appelle rapidement pour me dire qu'il souffre au niveau de l'omoplate. Je l'examine en roulant et ne remarque rien de particulier, sauf que la palpation réveille une douleur importante ! Pascal Simon a beaucoup de mal à tenir son guidon de la main gauche. Par expérience, je sais que c'est mauvais signe. C'est la raison pour laquelle je décide à l'arrivée de lui faire passer des radiographies. Elles confirment une fracture de l'omoplate !

C'est une lésion bénigne pour un employé de bureau, mais inquiétante pour qui veut poursuivre un Tour de France. Médicalement, il n'y avait rien d'autre à faire qu'administrer des antalgiques pour alléger ses douleurs. Dans la mesure où la fracture n'avait pas de caractère de gravité, Pascal Simon décida de s'accrocher et de lutter contre cette douleur.

Le pari me semblait impossible car nous n'étions qu'à la moitié du Tour. Il restait le Puy-de-Dôme en contre la montre individuel, puis les Alpes ! Le maillot jaune passa les trois étapes suivantes en souffrant mais sans rien perdre sur ses adversaires. Il avait l'espoir que les douleurs s'estomperaient, mais il faut bien une dizaine de jours avant de sentir une quelconque amélioration. Avec Pascal, nous sommes originaires du même pays et j'étais proche de lui depuis les rangs amateurs. Le connaissant bien, j'ai senti que son moral déclinait de jour en jour...

Le contre-la-montre du Puy-de-Dôme fut une épreuve terrible : 15,6 km en solitaire, sous la chaleur. Pascal Simon ne parvenait pas à tirer correctement sur son guidon. Il perdit du temps sur Laurent Fignon mais conserva son maillot jaune ! Le lendemain, les coureurs arrivèrent sur le cours Fauriel à Saint-Étienne. Pas d'incident nouveau pour Simon, mais Michel Laurent, qui aurait dû gagner l'étape, fut visiblement poussé dans les balustrades par le néerlandais Henk Lubberding. Michel Laurent se releva avec des fractures de la main gauche et fut déclaré vainqueur sur tapis vert. Lubberding, lui, passa le reste du Tour à se faire siffler par les spectateurs !

Pascal Simon, lui, forçait l'admiration de tous, mais il abandonna le lendemain, entre La Tour-du-Pin et l'Alpe-d'Huez. Mais quelle leçon de courage il aura donnée durant presque une semaine ! Laurent Fignon fut un beau vainqueur du Tour 1983 mais je persiste à croire que Pascal Simon avait toutes les chances de le gagner. Personne ne saura jamais quel aurait été le résultat final sans cette fracture. Le destin tient à peu de choses.

Maudit Cormet de Roselend

En 1996, l'étape Chambéry-Les Arcs remportée par Luc Leblanc fut une grande journée pour le cyclisme… et pour l'équipe médicale ! Le suisse Alex Zülle fit deux chutes dans la descente du Cormet de Roselend. Il était doublement handicapé par ses lunettes de vue et par une forte pluie. Une première fois, il quitta la route avant de tomber dans un petit ravin. Il en sortit tout seul. Une seconde fois, il glissa sur la route et sa chute fut encore sans gravité. Plus loin, dans la même descente, je vis le belge Johan Bruyneel plonger lui aussi dans un petit ravin, à l'entrée d'un pont que je connaissais bien. J'y avais déjà secouru d'autres coureurs les années précédentes. Cette fois, je fus inquiet pour Bruyneel. Il était apparemment inanimé, une dizaine de mètres en contrebas. Je me précipitai vers l'une de mes ambulances pour chercher une corde afin de descendre et revins quelques dizaines de secondes plus tard. Là, nouveau miracle du cyclisme, Johan remontait seul, tant bien que mal, en s'accrochant à la végétation ! Il repartit et termina l'étape, mais se souvient encore de cette chute dont nous parlons régulièrement !

Sur le plan sportif, ce 6 juillet est resté dans l'histoire du Tour car Laurent Jalabert fut en difficulté dès l'attaque du col de la Madeleine. 100 km plus loin, Stéphane Heulot, champion de France et maillot jaune, abandonnait la course. Fait rare de la part d'un leader du classement général lorsqu'il n'y a pas de chute. Enfin, sur cette étape encore, à 3 km de l'arrivée aux Arcs, nous vîmes la première défaillance de Miguel Indurain, vainqueur des cinq derniers Tours. Ce fut le premier signe de la fin de son règne. Riis s'était emparé du maillot jaune dès la 9e étape à Sestrières, et il enterra définitivement tous les espoirs d'Indurain dans la montée d'Hautacam, dans les Pyrénées, le 16 juillet.

Le chemin Armstrong

À la télévision, l'une des chutes les plus célèbres du Tour reste encore celle de l'espagnol Joseba Beloki. C'était le 14 juillet 2003 lors de l'étape Bourg-d'Oisans–Gap. À 4 km de l'arrivée, le goudron fondait sur une chaussée étroite, en descente, et Beloki a glissé. Il est tombé lourdement et ne s'est pas relevé. Armstrong arrivait juste derrière et, pour l'éviter, l'Américain eut la présence d'esprit incroyable d'emprunter le bord de la route puis de couper à travers champ pour rejoindre la route juste au-dessous ! Le passage est devenu célèbre à tel point qu'il est emprunté aujourd'hui encore par de nombreux VTTistes. Ils l'appellent « le chemin Armstrong » ! Manolo Saiz, le directeur sportif de Beloki, était arrivé avant moi auprès de son coureur et, sans aucune précaution, avait tenté de le remettre debout ! À l'évidence, c'était impossible et l'on pouvait suspecter une lésion osseuse sérieuse. On le prit en charge, et la radiographie du bassin montra effectivement une fracture du col du fémur. Assurément, il ne pouvait pas repartir !

Le 13 juin 2003, sur le Critérium du Dauphiné, l'étape menait les coureurs de Morzine à Chambéry. En début d'étape, sur une route large, sans embûche apparente dans la descente du col des Gets, Lance Armstrong chuta seul. Il saignait abondamment du coude droit. Nous avions beau être sur le Dauphiné, une course moins suivie par les médias, dès que le Texan fit appel au service médical, une nuée de motos se précipita autour de notre voiture. Mon pilote de l'époque était Gilles Maignan, deux fois champion de France du contre-la-montre. Lorsqu'il vit toutes ces motos, il paniqua et me demanda ce qu'il fallait faire. Il était totalement désemparé. Étant plus âgé que lui et avec mon expérience, je fis appel à la direction de course afin que les motos s'éloignent, et tout rentra dans l'ordre. Gilles pilote désormais Christian Prudhomme, le directeur du Tour, mais il n'a jamais revécu un tel moment de panique. Il est vrai que quand il transporte chaque année ou presque, le président de la République, les motos de presse respectent mieux les consignes !

Toujours est-il que je fis les soins nécessaires à Armstrong et que l'étape se termina sans problème pour lui. Sur la ligne d'arrivée, il me fit appeler et me demanda de regarder à nouveau sa plaie. Je la nettoyai et lui précisai qu'il fallait poser des points de suture. À mon grand étonnement, il me demanda de venir les faire moi-même à son hôtel car il préférait que ce soit moi plutôt que son médecin d'équipe ! Quelle surprise, alors que j'imaginais un personnel médical parfaitement organisé autour du champion américain !

Il est vrai que j'ai toujours eu d'excellents rapports avec Armstrong et avec son directeur sportif Johan Bruyneel, que j'ai connu amateur. Une année, Lance Armstrong m'avait même demandé si j'accepterais, sur une étape du Tour de France, de prendre comme invitée dans ma voiture, sa compagne de l'époque, la chanteuse de country Sheryl Crow.

La pause des points de suture fut un grand moment. Il faisait très chaud à Chambéry, l'hôtel n'était pas climatisé et la chambre du champion américain, bien que très grande, était sous les toits, donc surchauffée. Tout le staff était là ! Directeurs sportifs, manager, kinésithérapeutes et, bien sûr, le médecin de l'équipe. J'étais un peu gêné vis-à-vis de lui, mais il avait l'air plutôt soulagé et rassuré par ma présence. Armstrong était allongé sur son lit, moi à genoux du côté droit, le Dr Guyot à mes côtés pour m'aider. Tout le personnel était au spectacle, installé en rond autour du lit, à épier mes gestes. J'avais l'impression de soigner le Roi-Soleil ! Tout se passa bien, ils nous remercièrent non sans que Jorg Muller, son manager suisse, m'avoue qu'il avait failli tourner de l'œil quand il m'avait vu enfoncer l'aiguille sous la peau.

Sauvetage à la tronçonneuse

Dans les Alpes, au cours d'un Tour de l'Avenir, en début d'étape, la course était engagée dans une large descente, peu sinueuse. La route était sèche et sans risque particulier mais il n'y avait qu'un petit parapet du côté du vide. Soudain tombe l'annonce : « Chute d'un coureur dans le ravin ». Moment de panique habituel chez les directeurs sportifs, car l'identité du coureur n'avait pas été révélée ! Nous arrivons sur le lieu de la chute, mais ne trouvons aucune trace de coureur ni de vélo ! Au bord du ravin, un mur vertical soutenait la route. Une quinzaine de mètres plus bas, des broussailles envahissaient la pente très raide. Au milieu du mur, un petit arbre avait poussé dans la rocaille, et au sommet de cet arbre en contrebas de la route, on aperçut un vélo posé à l'horizontale ! Nous eûmes beau scruter la broussaille, il n'y avait aucun coureur en vue ni aucune trace de chute. J'étais couché à plat ventre sur le parapet pour ne pas tomber. Nous appelions le coureur mais aucune réponse ne venait. Au bout d'un certain temps, qui nous parut une éternité, nous eûmes l'impression d'entendre un gémissement à l'intérieur de la broussaille. Il était impossible de descendre ! Chargés de nos sacs de réanimation, nous décidâmes de poursuivre sur la route descendante puis de traverser le petit val afin d'atteindre par le bas cette maudite broussaille. Le malheureux coureur était là ! Il était entré dans la broussaille les pieds les premiers et se trouvait en fâcheuse posture : à cheval sur une branche d'arbre. Il était vivant et reprenait ses esprits. Un de mes médecins resta près de lui pour les premiers soins, puis les services de secours locaux arrivèrent immédiatement. Il fallut trois heures pour le dégager ! L'accès par hélicoptère était impossible, car le terrain était surplombé de câbles électriques. Les pompiers vinrent donc avec une grue gigantesque et descendirent à l'aide d'un treuil. Ils durent ensuite couper des branches à la tronçonneuse ! Je n'avais jamais vu autant de moyens déployés pour une chute !

Quatre heures plus tard, la course repassait au même endroit mais dans l'autre sens. Tout était dégagé, mais la route avait été coupée durant trois heures. Le coureur présentait des fractures, mais pas de lésions majeures. Il resta 8 jours en observation à l'hôpital de Grenoble avant de repartir chez lui, sans aucune séquelle. Le ciel avait une nouvelle fois protégé un cycliste.

Sörensen, Hamilton et Pereiro… trois de chute

Le Tour 1991 partait de Lyon, puis remontait vers le nord. Le danois Rolf Sörensen prit le maillot jaune à l'issue du contre-la-montre par équipe Bron-Chassieu

Eurexpo. Il le conserva quatre jours, jusqu'à Valenciennes. Ce 11 juillet, les coureurs arrivaient de Reims, l'étape était courte (149,5 km) et nerveuse à l'approche du but. Le peloton s'étirait considérablement en se méfiant des très nombreux îlots directionnels. L'arrivée fut franchie par l'ensemble du peloton, apparemment sans problème, après la victoire du hollandais Nijdam. J'étais encore dans ma voiture sur la ligne d'arrivée lorsque des officiels s'approchèrent de moi pour me dire que le maillot jaune me réclamait près du podium. Je trouvai cela étonnant, si peu de temps après l'arrivée. Le protocole ne lui avait pas encore remis son nouveau maillot jaune ! En fait, Sörensen m'apprit lui-même qu'il était tombé dans le final sur un îlot directionnel. Personne d'autre que les coureurs ne l'avait vu chuter. Personne ne l'avait annoncé sur Radio Tour ! Il me montra son épaule gauche et, au premier coup d'œil, je vis qu'il avait la clavicule fracturée. Sa belle histoire se terminait à Valenciennes. Une nouvelle fois, un maillot jaune ne serait pas au départ le lendemain. Le malheur des uns faisant le bonheur des autres, c'est un Français qui profita de cet abandon. Thierry Marie, le courageux Normand, fit une échappée solitaire de 234 km sur l'étape Arras-Le Havre qui en comptait 259. Non seulement il gagna l'étape, mais il porta le maillot jaune pendant deux jours ! Chapeau l'artiste !

En 2003, pour le Tour du centenaire, la première étape reliait Montgeron à Meaux. L'américain Tyler Hamilton fit une chute. Il se plaignait de l'épaule. Je suspectai naturellement une fracture de la clavicule, mais il était impossible d'interpréter les radiographies ! Non pas en raison de la qualité du radiologue mais parce que Hamilton avait déjà eu, quelque temps auparavant, une fracture au même endroit ! Il présentait un gros noyau de consolidation ancien (un cal vicieux, en terme médical) et tout était possible : petite fissure, fracture ou simple contusion violente. Le lendemain, en accord avec son médecin et son directeur sportif Bjarne Riis, Hamilton décida de poursuivre la course. Je n'y voyais pas d'inconvénient. On lui fit un bandage, en sachant bien qu'il était impossible d'immobiliser convenablement une clavicule. Le principal handicap qu'il allait rencontrer serait de tenir son guidon, sans parler de la souffrance… Les étapes s'enchaînèrent et, à ma grande surprise, Hamilton était toujours là ! Il donnait même l'impression d'aller de mieux en mieux. La confirmation arriva lorsqu'il gagna en solitaire l'étape Pau-Bayonne, 17 jours plus tard ! Tyler Hamilton se classa 4e de ce Tour de France, ce qui me porte à croire qu'il n'avait finalement qu'une contusion simple. Une fracture l'aurait obligé, comme beaucoup d'autres, à abandonner. Il n'aurait pas pu se maintenir au niveau des meilleurs durant deux semaines et gagner une grande étape de montagne après 142 km d'échappée.

Dans la série des chutes marquantes, je me souviens également de celle de l'espagnol Oscar Pereiro, le dimanche 20 juillet 2008, lors de l'étape Digne-les-Bains – Prato Nevoso en Italie. Dans la descente rapide du col d'Agnel, après 80 km de course, la voix affolée de Jean-François Pescheux retentit soudain sur Radio Tour pour annoncer la chute de Pereiro, vainqueur du Tour 2006. Il réclamait d'urgence l'assistance médicale. Sa voix avait quelque chose de dramatique. Il s'agissait d'un virage à droite en épingle à cheveux. Avant d'entamer le virage, Pereiro était allé tout droit. Le coureur espagnol avait fini sa course au milieu de la route en contrebas, allongé sur le dos, les bras en croix à l'issue d'un vol plané d'une vingtaine de mètres ! De la route située au-dessus, la vision était inquiétante. On pouvait craindre le pire. Lorsque j'arrivai près de Pereiro, je m'aperçus immédiatement qu'il était conscient. Premier point positif. Il me dira plus tard qu'il a reconnu ma voix dès que je lui ai parlé. La chance était de son côté, et il n'a souffert que d'une fracture de l'humérus gauche (bras). Oscar Pereiro est tout de même resté en observation à l'hôpital italien de Cunéo avant d'être rapatrié en Espagne où il fallut l'opérer. La violence du traumatisme aurait pu révéler d'autres lésions cachées à la rate, à la colonne vertébrale ou au cerveau.

Les malheurs de Boardmann

Le vent et la pluie sont des ennemis redoutables pour les coureurs. Lors du Tour 1995, l'anglais Chris Boardmann était le grand favori du prologue qui débutait en soirée à Saint-Brieuc. Nous étions au pays de Bernard Hinault. Ce jour-là, il avait fait une chaleur étouffante et nous sentions qu'un orage allait éclater avant la fin de la journée. Le prologue débuta sur un sol sec. Judicieusement, Cyrille Guimard avait fait partir Jacky Durand parmi les premiers et son chrono fut excellent. Puis l'orage éclata, gâchant une partie de la fête bretonne. Les meilleurs rouleurs partirent comme d'habitude parmi les derniers, mais les rues glissantes de Saint-Brieuc étaient devenues dangereuses. Boardmann prit des risques et dérapa à la sortie d'un virage. Les photos prises de face montrent le coureur au sol et la voiture de Roger Legeay, son directeur sportif, prêt à lui rouler dessus ! Heureusement, ce ne fut pas le cas, mais le Britannique ne put se relever. Double fracture de la cheville ! En moins de 7 km le Tour était terminé pour lui.

C'est la seule fois où j'ai vu ce type de fracture chez un cycliste, mais la chute, il est vrai, n'était pas classique. Jacky Durand, parti avant l'orage, enfila le maillot jaune grâce à son talent mais aussi au flair de Guimard !

Trois ans plus tard, en 1998, la Coupe du monde de Football se déroulant en France, le départ du Tour fut donné en Irlande, à une date inhabituelle : le 11 juillet, veille de la finale remportée par les Bleus d'Aimé Jacquet. À Dublin, le succès populaire fut considérable. Cette fois, Chris Boardmann réalisa un excellent prologue. Il prit le maillot jaune et le garda à l'issue de la 1re étape remportée par le champion de Belgique, Tom Steel. La deuxième étape menait les coureurs d'Enniscorthy à Cork. Au kilomètre 150, Boardmann fut piégé dans une chute. Sérieusement commotionné, il présentait un traumatisme du poignet gauche. L'abandon était inévitable ! Les historiens du Tour ont noté que Boardmann est tombé un 13 juillet, jour anniversaire du décès de Tom Simpson et qu'il était le 13e porteur du maillot jaune contraint à l'abandon. Avant lui, il y avait eu, entre autres, Ocaña en 71, Pollentier en 78, Hinault en 80, Simon en 83, Sörensen en 91 et Heulot en 96.

Manzano et Voigt

Le samedi 12 juillet 2003, nous étions sur l'étape Lyon-Morzine-Avoriaz, dans l'ascension du col de Portes. Quatre échappés étaient à l'avant : Poilvet, Clain, Bettini et Aldag. Richard Virenque, qui devait gagner ce jour-là, lança une contre-attaque avec l'Espagnol de l'équipe Kelme Jesus Manzano. Ils progressaient d'un commun accord et nous étions vers le 45e kilomètre quand Manzano lâcha prise. Rapidement, il se retrouva en difficulté et il s'effondra sur le côté droit de la route. Son état était préoccupant. Il ne répondait pas aux questions, il était dans un semi coma, sa tension était très basse et nous nous sommes réellement inquiétés. Il fut pris en charge par mon équipe, rompue à ce type de malaise, même s'il fallut faire de la réanimation. Tout s'arrangea mais cette intervention restera dans mon esprit comme un moment difficile, toujours inexplicable…

Tout aussi énigmatique fut la chute du sympathique allemand Jens Voigt de l'équipe Saxo-Bank, le mardi 21 juillet 2009, dans la descente du col du Petit-Saint-Bernard durant l'étape Martigny–Bourg-Saint-Maurice. Sans raison apparente, alors qu'il était en queue de peloton, à 80 km/h, son vélo se mit en travers et il fit une chute spectaculaire. Il glissa sur des dizaines de mètres et on vit à la télévision sa tête rebondir à plusieurs reprises sur la chaussée. J'arrivais immédiatement derrière et j'eus très peur. Il était dans le coma, le visage horriblement tuméfié. Je le saisis au niveau des cervicales afin d'éviter tout déplacement en cas de fracture, toujours possible lors de tels accidents. Mon collègue Xavier Roy arriva tout de suite après. Il était aussi inquiet que moi. Les gestes de réanimation furent effectués dans les meilleures conditions. Ce jour-là, mon ami le Dr Patrick Schamasch, médecin du Comité international olympique, était présent dans ma voiture. Il participa aux secours. Lorsque le manager de Jens, Bjarne Riis, dut repartir pour suivre la course, il me jeta un regard pathétique et inquiet qui voulait dire : « Je te le confie. Fais pour le mieux ». En un regard, sans un mot, il m'avait fait savoir toute la confiance qu'il nous accordait. Voigt fut descendu en ambulance jusqu'à Bourg-Saint-Maurice où un hélicoptère l'attendait pour l'emmener en neurochirurgie à

Grenoble. Durant le transfert, il retrouva ses esprits et, avant qu'il ne soit installé dans l'hélicoptère, me demanda ce qui lui était arrivé. En écoutant mes explications, je remarquai qu'il n'avait pas perdu son sens de l'humour car il me dit : « Si je ne sais plus faire du vélo, il est peut-être temps que j'arrête, vu mon âge ! ». Il l'avait échappé belle car les lésions auraient pu être extrêmement graves. Il aurait pu aussi tomber directement dans le ravin, du côté droit de la route, et là... Les images télévisées furent diffusées en boucle, et on me parle encore souvent de cette chute impressionnante. Même le président de la République, Nicolas Sarkozy, qui était le lendemain dans la voiture de Christian Prudhomme, demanda des nouvelles de Voigt !

Blessé sans tomber

Les sprints sont toujours des moments à risques. J'ai coutume de dire que, sur le Tour, nous avons une première semaine avec de nombreuses chutes, notamment au sprint. La deuxième semaine est de transition, quelques bobos, quelques chutes, un début de fatigue. La troisième semaine surviennent les problèmes liés à l'épuisement, à la chaleur, à la fatigue. C'est celle des tendinites, des diarrhées, des bronchites, des maux de gorges, des crampes...

Chaque arrivée au sprint est une angoisse pour moi, et je pousse un « ouf » de soulagement quand le dernier du peloton franchit la ligne sans incident.

La première étape du Tour 2006, remportée au sprint à Strasbourg par le français Jimmy Casper, s'était bien passée. J'étais à peine arrivé que les organisateurs, affolés, me demandèrent de venir voir de toute urgence le maillot jaune, Thor Hushovd. Je m'interrogeai sur le chemin, sachant que le sympathique Norvégien n'était pas tombé et qu'il avait bien franchi la ligne. Une foule immense me barrait le passage. Quand je pus m'approcher, je vis Hushovd allongé sur le dos, très calme. J'étais très intrigué. Il m'expliqua que, pendant le sprint, il avait senti quelque chose lui toucher le bras droit mais qu'il n'avait rien vu de spécial. En effet, il saignait du bras droit ! Je nettoyai la plaie avec précaution et je vis une sorte d'entaille horizontale, assez longue mais peu profonde qui nécessitait la pose de quelques points de suture. Plus de peur que de mal mais on parlait déjà d'abandon lorsque l'ambulance partit vers l'hôpital. Le lendemain, Hushovd reprit la route et le maillot jaune que George Hincapie lui avait ravi à Strasbourg !

Voeckler et Chavanel

Les chutes, au moment où elles surviennent, sont vécues dans un premier temps comme un drame par le coureur mais, la plupart du temps, tout se termine bien. L'explication vient du fait que les coureurs cyclistes sont des personnages solides, physiquement et psychologiquement. Les lésions sont vraiment minimes par rapport à l'aspect spectaculaire des chutes. Nous sommes toujours étonnés de les voir se relever immédiatement, sans même regarder leurs plaies. Ils cherchent leur vélo ou une roue de secours et repartent le plus vite possible. La télévision nous montre parfaitement bien ces incidents de course. Lorsque l'on est au bord de la route, ou juste derrière dans nos voitures, le bruit de la chute est impressionnant, tout autant que les images des vélos qui volent, des coureurs qui roulent sur le sol, du sang qui coule parfois...

À cet égard, les chutes sur piste en bois sont peut-être encore plus surprenantes. Elles provoquent un vacarme de quelques secondes qui gèle l'atmosphère. Les chutes sont vues de près par les spectateurs et les « soleils » et glissades sont réellement impressionnants. Sur ces pistes, les lésions s'apparentent alors à de véritables brûlures bourrées d'échardes. Elles sont très douloureuses, difficiles à soigner et longues à guérir. Nous passons parfois des heures à retirer un maximum d'échardes mais il en reste toujours... Et les pistards en guérissent.

Les coureurs sont jeunes et en bonne santé. Ils récupèrent rapidement. Les délais de guérison n'ont rien à voir avec ceux du commun des mortels, que ce soit pour une simple plaie ou une grosse contusion. Les points de suture peuvent souvent être retirés au bout de quatre ou cinq jours alors qu'on les laisse habituellement huit à dix jours.

J'ai souvent vu des coureurs victimes de fracture de la clavicule en début de saison. Pour eux c'est un drame. Ils pensent à leur condition physique qui va en souffrir. Ils craignent notamment de ne pas être retenus pour le Tour. Je les ai toujours rassurés en leur expliquant qu'une coupure en mars ou en avril était la plupart du temps bénéfique pour la récupération, pour « recharger les batteries ». Et c'est vrai qu'ils retrouvaient une très bonne condition physique au moment où d'autres accusaient un début de fatigue. N'oublions pas que les professionnels recommencent souvent à rouler dès décembre, et qu'en avril ils ont déjà 10 à 15 000 km dans les jambes ! J'en veux pour preuve la très belle victoire de Thomas Voeckler, le double champion de France, dans le Tour 2009 entre le Cap-d'Agde et Perpignan. Quelques mois plus tôt, il s'était fracturé la clavicule au cours du Paris-Nice.

Plus parlantes encore, les victoires de Sylvain Chavanel en 2010 à Spa, en Belgique, et aux Rousses, dans le Jura. Les deux fois, il prit le maillot jaune. Et pourtant, deux mois plus tôt, le 25 avril, il était tombé à proximité de la ligne d'arrivée du Liège-Bastogne-Liège. Les radiographies et le scanner avaient montré une fracture de la base du crâne. Les médecins locaux lui avaient annoncé trois mois de minerve et aucune possibilité de bouger durant cette période. Traduction cycliste : pas de Tour de France, saison terminée ! Je me souviens l'avoir rassuré dès le lendemain, à son chevet, dans une clinique belge. Bien sûr les délais étaient courts jusqu'au Tour mais, connaissant les facultés de récupération des sportifs de haut niveau, je lui avais dit de garder espoir. Chavanel fut rapatrié chez lui, passa de nouveaux examens, plutôt rassurants et, trois semaines plus tard, il était sur son vélo avec un simple collier cervical !

Lorsque je l'appelai pour prendre de ses nouvelles fin mai, il me dit : « Tu sais où je suis ? Sur mon vélo, en train de rouler ! ». Malgré mon optimisme, j'en fus soufflé. Je lui rappelai tout de même que, le 26 avril, je lui avais laissé entendre que le Tour pouvait, peut-être, être encore en vue. Et c'est exactement ce qui se passa !

Le 2 juillet, veille du départ du Tour à Rotterdam, nous étions dans le même hôtel. Je lui confiai à quel point j'étais heureux de le voir là et lui affirmai aussi qu'il allait faire un excellent Tour. Sa rupture forcée avait dû être bénéfique. Trois jours plus tard, il gagna l'étape et prit le maillot jaune, lui qui n'aurait pas dû être au départ ! Cinq étapes plus tard, il récidiva ! Il existe de belles histoires sur le Tour !

13

Dans l'intimité des cyclistes

En 1978, Bernard Hinault avait 23 ans et participait à son 1er Tour de France. À Belfort, à trois jours de l'arrivée, le hollandais Joop Zoetemelk était maillot jaune. Il pensait bien tenir sa première victoire dans le Tour. Mais le contre-la-montre individuel du vendredi 21 juillet entre Metz et Nancy anéantit tous ses espoirs ! Sur 72 km, Hinault fit une démonstration magistrale de son jeune talent. Il gagna l'étape et s'empara du maillot jaune. Conformément aux attentes du public français, le jeune coureur breton était la révélation de l'épreuve. Il avait répondu présent en confirmant tous les espoirs placés en lui.

Le soir-même, très tard, le téléphone sonna dans ma chambre. Joop Zoetemelk, que je connaissais bien, m'appelait personnellement pour me demander de venir de toute urgence ! Dans sa chambre, il m'expliqua qu'il n'était pas bien. Il avait du mal à respirer et m'avait contacté sur les conseils de son médecin personnel à Paris, que je connaissais bien également.

Après l'avoir écouté, je l'examinai attentivement et compris tout de suite que j'avais à faire à un champion blessé dans son amour propre. Jamais Zoetemelk n'avait imaginé que Bernard Hinault pourrait lui prendre le maillot jaune. Il était vaincu et ne voulait pas se l'avouer. Et il s'était mis sur le dos une pathologie dont il ne s'était jamais plaint avant le départ du contre-la-montre, la rendant responsable de son échec. Évidemment, l'examen médical était normal, mais nous savons tous que le rôle du médecin consiste aussi à apporter une aide psychologique. Je lui ai donc donné quelques placebos qui lui permirent de tenir les deux étapes restantes. Il a fini deuxième de ce Tour, pour la cinquième fois de sa carrière ! Sa déception était immense. Quant à Bernard Hinault, il remportait le premier de ses cinq Tours.

Où est le maillot jaune ?

Le Tour 1980 offrit un scénario tout à fait différent pour Hinault. Ayant remporté les deux éditions précédentes, il partait grand favori. Dès le prologue de Francfort, il frappa un grand coup et prit le maillot jaune. Plus tard, il gagna le contre-la-montre de Spa-Francorchamps et le lendemain l'étape Liège-Lille, bien qu'une partie des 249 km de l'étape se courut sur les pavés du Paris-Roubaix, une épreuve que Bernard exécrait !

Je retiens surtout que le début de cette édition 1980 se déroula dans des conditions atmosphériques épouvantables. Il pleuvait tous les jours, il faisait froid, les organismes des coureurs étaient malmenés. Quand un grand Tour commence, les coureurs sont en pleine forme et une journée de pluie, même désagréable, ne laisse pas de trace. Il n'en va pas de même lorsque le mauvais temps s'éternise. Apparaissent alors les maux de gorge, les bronchites, les syndromes grippaux, et l'appareil locomoteur souffre. Les tendons sont malmenés et j'ai rarement vu autant de concurrents se plaindre des genoux ou des tendons d'Achille que cette année-là.

Je me souviens avoir parlé longuement avec Roger Lapébie, vainqueur du Tour en 1937. L'ancien champion s'étonnait que les coureurs ne se protègent pas mieux de la pluie et du froid, notamment en utilisant des emplâtres chauffants. Hinault fut probablement victime de sa générosité dans l'effort. Il manifesta les premiers signes de souffrance à un genou lors de la 7e étape, un contre-la-montre par équipes entre Compiègne et Beauvais. Un accès de faiblesse qui ne l'empêcha pas de reprendre cinq jours plus tard le maillot jaune à Rudy Pevenage après le contre-la-montre individuel Damazan-Laplume. Toutefois, c'est Zoetemelk qui fut vainqueur de cette étape. Bernard se classa cinquième seulement. Premier signal d'alerte.

Le lendemain, le néerlandais Knetemann gagna l'étape Agen-Pau et, à l'arrivée, Hinault prit le temps de rassurer les journalistes sur l'état de son genou. Le malin ! En fin de repas, vers 22 h 30, nous apprîmes qu'il avait quitté le Tour ! Le secret avait été bien gardé : personne ne savait où était Bernard…

À l'époque, les médecins de course étaient logés à l'hôtel de la direction. Jacques Goddet, en personne, est venu me voir et je me souviens de ses mots : « Mais enfin docteur, vous qui le soignez, vous qui êtes son ami, dites-moi où il est ! ». Il n'imaginait pas que je puisse tout ignorer de cette escapade ! Je n'étais pas dans la confidence. Plus tard, nous avons su qu'il était seulement à 30 km de là, à Lourdes, chez son ami et équipier Hubert Arbes. Hubert deviendra par la suite un membre très apprécié de l'équipe médicale. Il nous a souvent raconté dans le détail cette échappée secrète de Bernard Hinault.

Les lunettes de mon frère

Sur le Tour 1979, Hinault fut victime d'une légère conjonctivite. Je lui conseillai de porter des lunettes. Il n'en avait pas. Je lui ai donc proposé les miennes alors que j'y tenais beaucoup. Elles m'avaient été offertes par mon frère Régis pour ma thèse. Il s'agissait de lunettes de marque. Mais j'étais très fier que Bernard les porte. À la fin du Tour, il me dit : « Je vais garder tes lunettes et t'en acheter une autre paire car celles-ci sont peut-être contaminées avec ce que j'ai eu ». Je lui expliquai que cela ne me posait pas de problème et que pour lui simplifier la vie je pouvais bien reprendre les miennes. Pour être honnête, je tenais à les récupérer pour une raison sentimentale. Parce qu'elles me venaient de mon frère d'une part, et que Bernard les avait portées d'autre part. J'ai conservé ces lunettes, et je suis encore très fier aujourd'hui quand je pense que Bernard Hinault a gagné son 2e Tour de France avec mes lunettes sur le nez !

Pantani anxieux…

Dans le fameux Tour 1998, Marco Pantani chuta dans l'étape Grenoble–Les Deux-Alpes. Il repartit, l'air inquiet. Pendant quelque temps, l'Italien traîna en queue de peloton, puis il m'appela pour être examiné. Il avait très mal à l'épaule. Mon examen ne révéla rien de majeur et je tentai de lui expliquer qu'avec un antalgique il pourrait supporter la douleur. Il me demanda alors : « Tu es sûr que je n'ai pas une fracture de la clavicule ? Je ne veux pas prendre de risque ». Quand je lui répondis par la négative, son visage s'illumina. Il me remercia et repartit de plus belle, comme si rien ne s'était passé ! Il reprit place discrètement dans le peloton et, brusquement, accéléra dans le Galibier. À 48 km de l'arrivée aux Deux-Alpes, il rattrapa tous les échappés, gagna l'étape, prit le maillot jaune et le garda jusqu'à Paris ! Je n'ose imaginer ce qui se serait passé si j'avais exprimé un simple doute sur l'état de sa clavicule. Moralité : il ne faut jamais arrêter trop vite un coureur après une chute, même s'il se plaint !

Le cœur à 200 par minute !

En 2002, Stuart O'Grady, l'Australien de l'équipe Crédit Agricole me fait demander par l'intermédiaire de son directeur sportif Roger Legeay : « Son cœur bat la chamade, il ne se sent pas bien. Si tu pouvais aller le voir... ». J'arrive à sa hauteur pour lui prendre le pouls. Apparemment très rapide mais impossible de compter. De plus, les vibrations de la route ne facilitaient pas la prise du pouls. L'Australien se disait légèrement essoufflé, inefficace, avec des jambes « en coton ». Il roulait pourtant dans un peloton lancé à 40 km/h !

Stuart portait un cardio-fréquencemètre, un petit appareil qui permet de donner le pouls en permanence. J'y lus le chiffre impressionnant de 200 pulsations ! À moins que son appareil ne fonctionne pas bien, il faisait une crise de tachycardie. Son cœur s'emballait. Stuart m'informa qu'il connaissait bien le problème. Il était régulièrement sujet à ces crises de tachycardie, et les cardiologues qui l'avaient examiné affirmaient qu'il n'y avait rien à faire. Je lui confirmai la chose, tout en essayant de le masser au niveau du cou (les sinus carotidiens). Je lui demandai également de déglutir à plusieurs reprises, ce qui fait parfois céder la crise. Sans résultat ce jour-là. Habituellement, on essaie de masser les globes oculaires mais, en course, il n'en était pas question. Après quelques minutes passées côte à côte, il réintégra le peloton et, malgré son problème, suivit presque aisément. Roger Legeay vint aux nouvelles. Je lui racontai que la crise allait probablement passer toute seule, et que si c'était le cas il serait tout à fait capable de disputer le sprint. 40 km plus loin Stuart O'Grady se classait dixième de l'étape à Reims ! L'expérience avait prévalu, alors que je connais bon nombre de mes collègues qui lui auraient demandé de s'arrêter. Le Tour se serait terminé pour lui dès la 3e étape alors qu'il a pu rejoindre Paris trois semaines plus tard.

L'air ionisé

Je crois pouvoir affirmer que j'ai toujours bénéficié d'une grande confiance de la part des coureurs. Au départ d'un Tour, dans les années 1975-1980, un grand coureur français, ancien champion de France et vainqueur d'étapes sur le Tour, me réclama dans sa chambre. Il me demanda mon avis sur l'air ionisé et l'effet que cela pouvait avoir sur la récupération. Embarras : je n'en avais aucune idée ! Je me demandais même de quoi il me parlait exactement. Après quelques minutes de discussion il sortit un appareil gros comme une boîte à chaussures, muni d'un petit moteur et d'une canule. Il m'expliqua que cela servait à ioniser l'air et qu'en plaçant la canule dans le… rectum, la récupération était améliorée ! Le pauvre avait payé cet appareil totalement inutile plus de dix mille francs de l'époque. Une vraie fortune, presque le prix d'une voiture…

Des emplâtres russes

Sur toutes les courses, j'ai toujours entretenu d'excellents rapports avec mes confrères français et étrangers. Le cyclisme est vraiment une grande famille au niveau des suiveurs, des mécanos, des kinés et des médecins. Chacun est toujours prêt à aider l'autre, surtout à l'étranger lorsqu'il est démuni. Il nous manque parfois un pansement spécifique, un produit ou du fil à suture.

Un jour, sur une course amateur, j'avais rendu service à un médecin russe. Nous échangions nos connaissances en matière de soins aux coureurs. Pour me remercier, il me révéla l'existence d'un pansement extraordinaire ! Il m'en donna quelques échantillons que je glissai immédiatement dans la trousse qui ne m'a jamais quitté durant toute ma carrière. Cette trousse est une simple valise de photographe aménagée, dans laquelle j'ai toujours placé le matériel et les produits dont je pouvais avoir besoin en course, ou lors des visites dans les chambres des coureurs. Quelques comprimés, des collyres, des pommades, des désinfectants, des pansements, des compresses, un tensiomètre, un stéthoscope, du matériel à suture, des épingles à nourrice, des ciseaux et même un couteau faisant tire-bouchon et décapsuleur ! Je crois n'avoir jamais été pris en défaut. J'avais beaucoup de choses, en petites quantités, ce qui me permettait de répondre à toutes les demandes, quitte à aller chercher ensuite d'autres produits ou matériels dans une ambulance.

Sur un Tour de l'Avenir, quelques mois après le cadeau du médecin soviétique, des coureurs russes sont venus aux soins. J'ouvris ma valise et là, les coureurs découvrirent, stupéfaits, des pansements de leur pays. Ils parlaient entre eux et je les sentais très intrigués. Il n'y avait pas d'interprète et je n'ai jamais pu leur expliquer la provenance des pansements. Mais je me souviendrai toujours de leur étonnement !

Le secret médical

La question du secret médical est souvent posée. Dans les milieux sportifs, la plupart des accidents surviennent sous les yeux des spectateurs et parfois devant des millions de téléspectateurs. Il est impossible, et même pas question, de laisser les journalistes et le grand public dans l'ignorance de l'état de santé d'un champion, personnage public. Néanmoins, nous restons vigilants, et la plupart des informations viennent des coureurs eux-mêmes ou de leur entourage proche. Notre communiqué médical se limite à ce qui a été vu par les spectateurs ou les caméras. Nous ne communiquons jamais sur les pathologies pour lesquelles des coureurs sont venus nous voir en consultation. Si des journalistes nous questionnent, nous demandons toujours préalablement l'autorisation de répondre aux coureurs ou à leurs directeurs sportifs.

En 1990, Greg LeMond présenta dès le départ du Tour une plaie sur le dos du pied. Elle était due à des chaussures trop étroites et à la configuration du dos de son pied. Il présentait une sorte de « bosse ». L'irritation s'était transformée en une petite plaie qui s'était infectée par la suite. De par notre amitié, je pense que

Greg a toujours eu confiance en moi. Nous avions sympathisé dès sa participation victorieuse au Tour de l'Avenir 1982. Par la suite, nous sommes toujours restés très liés. Dès l'apparition de sa lésion, il m'a prié de passer le voir discrètement dans sa chambre chaque soir après l'étape. La plaie n'était pas très belle. Toute la journée, la chaussure cycliste appuyait sur cette zone sensible. Je venais le voir chaque jour et il me demanda la plus grande discrétion. Il ne voulait pas que cela se sache, surtout en début du Tour. Je pense qu'il avait tiré les leçons de son duel avec Fignon sur les Champs-Élysées dans le Tour précédent. Laurent Fignon n'avait révélé son problème au périnée qu'après l'arrivée. Ainsi, avec mon pilote nous prenions la précaution de stationner à distance de son hôtel. Parfois même, nous empruntions des portes dérobées pour ne pas être vus du public ou de la presse. Le secret médical fut respecté. Même mon équipe n'était pas informée. Je fus donc surpris par une question de Jacques Goddet en visite à Bordeaux à trois jours de l'arrivée (il ne suivait plus le Tour depuis 1987). Il me demanda comment allait le pied de LeMond ! Je fus interloqué et je ne savais que répondre. Devant mon embarras, Jacques Goddet me révéla que Greg LeMond lui-même lui en avait parlé.

Je n'ai jamais oublié la confiance de LeMond à cette occasion, car un petit bobo aurait pu avoir de graves conséquences. Lui non plus n'avait pas oublié ma discrétion. Lors de l'enregistrement d'une émission de Michel Drucker au Pavillon Baltard à Nogent-sur-Marne, son directeur sportif, Roger Legeay, et moi-même étions invités. Roger me remit de la part de Greg un maillot de champion du monde dédicacé. Quelle belle gratitude de la part d'un double vainqueur (à l'époque) du Tour et double champion du monde (1983 et 1990) ! Dans des moments comme celui-là, me reviennent toujours à l'esprit mon enfance et ma passion pour le vélo, mon admiration pour ces champions…

En 2009, Greg LeMond passa dans le village départ du Tour. L'ayant appris, j'essayai de le saluer. Il y avait tellement de monde autour de lui qu'il était impossible de l'approcher. Soudain, il se dirigea vers moi et lança avec son délicieux accent américain : « Oh Gérard, comment vas-tu ? » En m'appelant par mon prénom, dix ans après sa dernière victoire et notre dernière rencontre, alors qu'il ne s'attendait pas à me voir, cela me toucha profondément. Mine de rien, il m'avait fait un plaisir que je n'oublierais jamais.

« *J'ai vu LeMond !* »

Une autre anecdote avec LeMond aura marqué un illustre inconnu. Tandis que mon pilote et moi-même reconnaissions le parcours du prologue d'un Critérium du Dauphiné, sur une petite route de campagne, nous vîmes un coureur qui s'échauffait. Arrivés près de lui, nous nous aperçûmes qu'il s'agissait de LeMond. Après un bref salut, il me dit qu'il avait quelque chose à me demander. Nous nous arrêtâmes alors sur un parking. Un jeune appelé de la gendarmerie était là, en faction, pour empêcher toute voiture de s'aventurer sur la course. Après ma discussion avec LeMond, je demandai au jeune militaire s'il avait reconnu le coureur. Il me répondit par l'affirmative mais avoua qu'il n'osait pas le saluer. Je fis les présentations et j'eus le plaisir de lire dans les yeux du jeune homme tout le bonheur d'avoir serré la main d'un si grand champion. Lorsque nous repartîmes, je dis à mon pilote : « Tu imagines ce petit jeune, quand il va rentrer à la caserne et qu'il va dire qu'il a discuté avec LeMond, personne ne va le croire. Tout le monde va le traiter de mythomane... ». Les champions cyclistes, populaires et accessibles réservent parfois de belles surprises.

Dur, dur la montagne !

Les grands sprinters, par définition, n'aiment pas la montagne. Ils sont nombreux ceux qui ont gagné des étapes et qui ont abandonné lorsque la route s'élevait un peu trop à leur gré. Je me souviens du belge Rik Van Linden, vainqueur de quatre étapes entre 1972 et 1975. Il ramena le maillot vert à Paris en 1975. Une autre année, moins favorable pour lui, il fut pris dans une chute dès la première étape des Pyrénées. Nous étions encore en plaine mais nous apercevions les montagnes toutes proches. Tous les coureurs se sont relevés. Van Linden n'était pas plus atteint que les autres et attendait un vélo de rechange. Je parlais avec lui en l'examinant, quand tout à coup il se retourna et aperçut les montagnes. Son visage changea de couleur, il se dirigea vers le trottoir. Son maillot vert sur les épaules, il s'assit tranquillement et décida de ne pas repartir ! Il ne se voyait pas attaquer la haute montagne. La chute avait été providentielle !

Mario Cipollini, la star italienne des pelotons, a gagné 12 étapes sur le Tour. Tout le monde pensait qu'il ne cherchait pas spécialement à terminer le Tour. Et pourtant, une année où il avait gagné plusieurs étapes avant les Alpes, je l'ai vu grimper un col tout seul sous la pluie. Il souffrait comme tous les coureurs et ne pensait vraiment pas à abandonner. Il se battait avec son vélo. Les descentes étaient glissantes et je le vis tomber devant moi.

Sans gravité. Il repartit, franchit un autre col, tomba à nouveau dans la descente suivante. Cette fois, il s'était fait mal. Mario abandonna et prit place dans une ambulance mais je suis certain qu'il avait la ferme volonté de terminer le Tour. Le mauvais temps et la malchance en avaient décidé autrement ! Les reproches lui tombèrent dessus une fois de plus alors que, j'en suis témoin, il s'était battu en grand champion.

Allez Réserve !

Dans les contre-la-montre, les coureurs partent avec une voiture suiveuse qui dispose d'au moins deux roues de secours. Afin que le public s'y retrouve, une plaque avec le nom du coureur est apposée sur la voiture. Aujourd'hui, avec les moyens techniques modernes, de jolies plaques sont réalisées, même à la dernière minute si un coureur est appelé en remplacement. Dans les années 1970-1980, les plaques étaient peintes à la main et il n'était pas possible d'en réaliser une au dernier moment. L'organisation prévoyait donc des plaques marquées « Réserve ». Et c'est ainsi qu'une année, Gérard Moneyron, un vrai titi parisien, prit le départ du Tour de manière imprévue. Sur la voiture derrière lui, une plaque marquée « Réserve ». Le public adore les contre-la-montre car il voit passer chaque minute, ou toutes les deux minutes, un coureur dont le nom est annoncé par avance dans la presse… et par la voiture suiveuse ! Et comme le public encourage tous les coureurs sans distinction de talent, notre ami Moneyron eut la surprise d'entendre des « Allez Réserve ! » et « Vas-y Réserve ! » durant toute la durée de son contre-la-montre. C'est seulement au deuxième contre-la-montre qu'il découvrit la plaque « Réserve » en lieu et place de « Moneyron »... et comprit la petite histoire. Il reçut les mêmes encouragements et raconte encore aujourd'hui cette anecdote savoureuse.

Au foot avec Merckx

Dans les grands moments que j'ai eu le bonheur de vivre en dehors de la course mais à côté de grands champions, je me souviendrai toujours de la finale de la Coupe du monde de Football 1974, disputée le 7 juillet à Munich en Allemagne, et qui vit la victoire de l'Allemagne de l'Ouest contre les Pays-Bas par 2 à 1. Le Tour était à Aix-les-Bains. Merckx venait de remporter la courte étape qui partait de Gaillard (131,5 km) et il portait le maillot jaune. Nous étions dans le même hôtel et, à l'époque, il n'y avait pas encore de télévision dans les chambres. Tout juste un salon de télévision dans les bons hôtels. Merckx aimait le football et nous nous sommes retrouvés dans ce salon pour regarder la finale. Il y avait toute son équipe et les gens du médical. J'étais impressionné. Je crois que mes yeux étaient plus souvent posés sur Merckx, immense champion que je ne connaissais pas intimement à l'époque, que sur l'écran de télévision. J'imaginais naïvement qu'un champion cycliste n'avait pas le temps de s'intéresser à un autre sport que le sien. Je pensais qu'il était si passionné par sa discipline que les autres activités ne devaient pas compter. J'avais la preuve du contraire. Je vis Merckx et son équipe s'enflammer et vibrer comme tout un chacun durant tous les temps forts de cette finale.

Avion obligatoire

Le Tour 1991 partait de Lyon. Après être monté vers Reims et Valenciennes, il rejoignait la Bretagne et Quimper. Par la suite, un transfert par avion était prévu entre Nantes et Pau, pour une journée de repos. Le suisse Urs Zimmermann, de l'équipe Motorola, avait une sainte horreur de l'avion ! Il avait décidé avec son directeur sportif de faire le trajet en voiture avec l'encadrement de son équipe. La direction de course n'avait pas été prévenue. Son équipe avait donné le billet de Zimmermann à un technicien du groupe pour qu'il ne soit pas perdu. Évidemment, on s'aperçut très vite que Zimmermann était remplacé. Il figurait parmi les favoris du Tour. Les règlements internes permettaient d'exclure le coureur, ce qui fut fait. Cependant, Zimmermann, son équipe et les autres coureurs ne l'entendaient pas ainsi et la journée de repos fut une journée de palabres et de tractations. Finalement, Urs Zimmermann fut autorisé à poursuivre la course qui repartait vers l'Espagne et les Pyrénées. La sanction paraissait lourde par rapport à la faute, qui incombait surtout à son équipe, mais dans tout groupe il existe des règlements, que cette équipe aurait dû respecter.

Le play-boy à terre

Les chutes sont relativement fréquentes, nous l'avons déjà dit, mais il existe parfois des causes bien particulières. Aussi quelques coureurs doivent se souvenir, comme moi, d'un certain Coroner, dans les années 1975. Il faisait beau, le peloton flânait. À l'époque, la plupart des étapes étaient encore très longues. Une bonne partie du parcours était couverte à allure réduite. Les coureurs étant des hommes comme les autres, Coroner et quelques autres traînaient à l'arrière du peloton en regardant les jeunes filles légèrement vêtues sur le bord de la route. À l'une d'entre elles, il fit un petit signe amical et la regarda un peu plus longtemps en se retournant. Très mauvaise idée car, devant lui, un coureur fit un écart. Les roues se touchèrent et Coroner fit un « soleil » impressionnant ! Il s'étala lamentablement, pratiquement aux pieds des demoiselles, qui éclatèrent de rire, imitées par les autres coureurs.

Coureur et journaliste

Serge Blanco, le grand rugbyman, est souvent venu sur le Tour. Je crois que c'est avec plaisir qu'il retrouvait mon cabriolet qui lui permettait d'être directement au contact des coureurs, surtout en montagne. Mais mon véhicule décapoté était aussi celui que les spectateurs repéraient de loin. Et Blanco, gloire du rugby était parmi les plus reconnus et les plus populaires.

Une année donc, Serge Blanco était avec moi dans une grande étape pyrénéenne. Alors que la voiture doublait des coureurs attardés, l'un d'entre eux nous interpella. C'était l'irlandais Paul Kimmage. Il souffrait sur son vélo, transpirait à grosses gouttes. Pourtant, malgré la difficulté, il trouva la force de dire avec son accent *so british* : « Hey Serge, bonjour. Chaque soir, j'écris un article pour un journal irlandais et il faudrait que je te voie ». Serge donna son accord, très aimablement. Alors Kimmage ajouta, avec un flegme tout britannique :

« Merci Serge mais pas maintenant. Je suis occupé ! ». J'ai toujours gardé à l'esprit l'humour de ce coureur. Je l'admirais aussi car, chaque soir après son étape, il rédigeait consciencieusement son article et devait l'expédier depuis son hôtel, à une époque où n'existaient encore ni les ordinateurs ni Internet.

Patrick Bruel

J'ai toujours été frappé par ces coureurs qui, malgré leur souffrance sur des pentes surchauffées, trouvent encore la force de parler et de tenir une petite conversation.

Nous avions un jour, à bord de notre véhicule, Patrick Bruel et Philippe Torreton. Ce jour-là, l'étape se terminait au sommet du Ventoux. Dans les pentes très exigeantes que l'on rencontre dans la forêt qui précède le chalet Reynard, nous remontions vers la tête de course quand Patrick me tapa sur l'épaule en me disant : « Arrête-toi, il y en a un qui te réclame ». La voiture ralentit et c'est Nicolas Jalabert qui parvint à notre hauteur. Il était essoufflé et transpirait abondamment. Il trouva pourtant la force de dire : « Patrick, je suis allé te voir l'autre jour avec ma famille. C'était super. On va revenir bientôt ». Bruel lui proposa de l'appeler et de lui offrir les places.

14

Histoires de fans

Le maillot d'Eddy Merckx

Eddy Merckx a fait la plus grande partie de sa carrière dans l'équipe Molteni. Je ne suis pas sûr que le grand public savait que Molteni était un fabricant de cuisines professionnelles, mais Merckx a contribué largement au rayonnement de cette marque, même s'il ne portait pas souvent le fameux maillot brun et noir. J'ai souvent entendu les coureurs de son époque dire : « On ne le reconnaît pas aujourd'hui avec son maillot d'équipe ! Le plus souvent, il a un maillot de champion du monde, de champion de Belgique ou de leader d'une course par étapes ». Malgré tout, le maillot Molteni était célèbre et très recherché par les amateurs. Dans les années 1970-1980, on ne vendait pas les maillots d'équipe comme aujourd'hui. Pour en avoir un, il fallait qu'on vous le donne.

Un PDG d'une grande marque de postes de radio et de télévision avait sa propre équipe cycliste professionnelle. C'était un vrai passionné de vélo et il roulait régulièrement. Il avait réussi à se faire offrir par Eddy Merckx lui-même le maillot Molteni. Il était fier de le porter lorsqu'il faisait du vélo. Comme il n'avait pas de problème d'argent, il s'était offert une Rolls-Royce. Pour ses sorties cyclistes entre amis il venait avec sa prestigieuse voiture mais habillé en cycliste et avec le vélo dans le coffre ! Un jour, la sortie terminée, il revient à sa voiture. Il en était fier car l'achat était encore tout récent. Il remarqua que d'autres cyclistes s'étaient arrêtés près de lui et regardaient la berline avec envie et insistance. Ils lui demandèrent : « Où l'avez-vous eu ? – Chez le concessionnaire des Champs-Élysées. – Mais normalement on ne peut pas en avoir de semblables. – Mais si, il s'agit du modèle... » Il ne comprit qu'après un certain temps que les cyclistes n'attachaient aucune importance au véhicule mais qu'ils étaient en admiration devant le maillot Molteni ! On ne le trouvait nulle part et tout le monde en voulait un. La conclusion de notre homme fut sans appel : « Je suis sûr qu'ils n'ont même pas remarqué que j'avais une Rolls ! »

Que fais-tu ?

Ceux qui ne l'ont jamais vécu ne savent pas que, dans les pelotons, on parle beaucoup et on se tutoie. L'écrivain Antoine Blondin disait : « On est devant le peloton, on est derrière, mais en tant que suiveur on n'est jamais dedans et on ne peut pas savoir ce qui s'y passe ». L'un de mes amis cyclistes, ancien présélectionné olympique en athlétisme, était le patron d'un grand laboratoire pharmaceutique. Chaque week-end, il allait rouler et retrouvait toute une bande d'amis. Parmi eux, l'un de ses employés qu'il connaissait, mais la réciproque n'était pas vraie. Cet employé se mit, un jour, à discuter avec lui en roulant : « Qu'est-ce que tu fais dans la vie ? – Je suis dans tel labo pharmaceutique. – C'est marrant, moi aussi. Et tu fais quoi ? – Je suis dans les bureaux. – Oui mais tu t'occupes de quoi ? Je ne t'ai jamais vu ». À force de questions et d'insistance il dut lui avouer qu'il était son patron. L'employé se confondit en excuses et le vouvoyat soudain, très gêné. Par la suite, durant plusieurs semaines, l'employé fit tout son possible pour éviter de rouler à proximité de son patron. Mais un jour, dans la bagarre d'une sortie du dimanche, ils se retrouvèrent côte à côte et le patron lui dit : « Allez, roule, c'est à toi de prendre le relais ». Tout est alors rentré dans l'ordre entre les deux hommes. La gêne était oubliée.

Ma rencontre avec Lino Ventura

J'ai toujours pris beaucoup de plaisir à faire découvrir la course et l'organisation à mes invités. Parmi eux, quelques personnages célèbres, généralement très attachants. Lino Ventura est probablement celui qui m'a le plus impressionné. Il arrivait incognito, avec de grosses lunettes et une casquette, mais chaque année le public le reconnaissait. La première fois qu'il suivit une étape avec nous, il fut peu bavard. Moi, j'étais très impressionné et je me pinçais pour me convaincre que ce grand monsieur était à côté de moi. C'est son ami Jacques Chancel qui lui avait proposé de suivre la course dans ma voiture. Quand il comprit que notre fonction était de soigner les coureurs et que nous ne serions pas des « emmerdeurs[1] », il devint très causant...

1. *L'Emmerdeur* est un film d'Édouard Molinaro, avec Lino Ventura et Jacques Brel.

Au fil des ans, nous devînmes de vrais amis. Chaque année, il retenait sa place pour l'édition suivante. Grand passionné de sport, il avait été lutteur de haut niveau. C'est d'ailleurs un film, tourné dans sa salle de sports, qui fut à l'origine de son immense carrière. Il s'intéressait à la course et connaissait bien le cyclisme et les coureurs. Durant l'étape, j'osais parfois lui parler un peu de sa vie professionnelle. J'ouvrais grandes mes oreilles quand il me parlait de Jean Gabin avec la même admiration que celle que je lui portais. C'était son Dieu !

Dans un autre style, j'eus le plaisir d'accueillir le chanteur Carlos. À l'époque, chaque soir sur le podium Europe 1, des chanteurs se produisaient dans la ville étape. Le spectacle était gratuit et rassemblait toujours des foules immenses. Carlos aimait faire la fête. Il aimait aussi le vélo et ne voulait pas manquer de suivre un maximum d'étapes. Il chantait le soir puis sortait après son spectacle. Il adorait le cabriolet, mais le vent n'était pas l'ami du chanteur et, presque chaque jour, Carlos m'appelait pour lui prodiguer quelques soins avant d'entrer en scène. Et il recommençait le lendemain !

Seul sur la route

Jacques Balutin, acteur de cinéma et comédien, est aussi un grand passionné de vélo. Il parcourt chaque année plusieurs milliers de kilomètres. Habitué du Tour, sa présence avait été prévue dans ma voiture pour une étape qui se terminait à Morzine. Il ne pouvait pas être au départ car il participait en direct à une émission sur Europe 1, vers le cinquantième kilomètre de la course. Il était convenu que je le prenne au passage. Le rendez-vous était fixé au milieu d'un village. Dans le village, mon pilote et moi nous plaçâmes tout à fait à l'arrière de la course pour ne gêner personne lors de notre arrêt. Il pleuvait des cordes. La voiture était capotée et les spectateurs portaient tous d'immenses imperméables, apparemment identiques. Nous roulions très doucement afin de ne pas manquer Balutin. Mais on ne vit personne ! Il n'y avait pas de téléphone mobile à l'époque, et nous nous sommes dit qu'en raison des mauvaises conditions atmosphériques il avait dû repartir avec les animateurs d'Europe 1. Très réalistes, nous savions que si notre voiture était la plus belle et la plus attractive de la course par beau temps, elle se révélait triste et inconfortable sous la pluie ! Après l'étape, nous regagnâmes notre hôtel. Une heure plus tard, j'étais sous la douche quand le téléphone sonna : « Ici Balutin. – Heureux de t'entendre. Où es tu ? – Je suis toujours au village où vous deviez me prendre, mais vous êtes passés sans vous arrêter ! ». Un peu plus tard, au dîner, il nous raconta qu'il nous avait bien vu passer. Il pensait que nous avions prévu de le mettre dans une autre voiture. Sous la pluie battante, il vit tous les véhicules de l'arrière défiler. Il leur faisait signe mais tous pensaient qu'il leur disait bonjour et lui répondaient par un petit signe amical ! Finalement, Jacques est resté sur place un long moment avec sa petite valise avant qu'une personne du coin ne lui propose de le conduire jusqu'à Morzine. Nous ne saurons jamais ce qui s'est passé. Il a quand même très bien vu le Tour mais… à la télévision, depuis sa chambre d'hôtel !

Drucker, Gerra et les autres

Henri Sannier, journaliste sur France 3, est lui aussi un grand passionné de vélo. À l'époque où il présentait le grand journal du soir, il était venu avec Michel Drucker suivre des étapes pyrénéennes. Durant une journée de repos en Andorre, il en avait profité pour acheter un caméscope. Le lendemain, Henri et Michel suivaient la course avec moi et je fus surpris de voir Henri filmer en permanence les coureurs. Il était fou de joie de les voir de si près. Mais je ne comprenais pas vraiment pourquoi il filmait en permanence alors qu'il pouvait avoir toutes les images qu'il voulait avec France Télévisions ! Mais non, il voulait ses propres souvenirs de la course.

Des personnes de tous les horizons viennent suivre le Tour. J'eus un jour la surprise d'avoir le président de l'association des suiveurs du Tour… en caravane. Oui, ça existe ! Il s'agit d'une association de passionnés qui, chaque jour, se déplacent pour voir passer les coureurs. Ils reçoivent une aide d'un sponsor du Tour, ce qui expliquait la présence de cet homme dans ma voiture.

Plus fréquemment, j'ai accueilli des personnalités de haut rang, un ancien Premier ministre, un ministre de la Justice, des ministres des Sports et même un ministre des Finances belge.

Un soir, après la course, j'étais encore dans ma voiture quand mon téléphone sonna. « Bonjour, Dr Porte ?… Je suis Jack Lang. Vous avez accueilli il y a quelques jours un de mes successeurs au ministère de la Culture, le Dr Douste-Blazy. J'aimerais également suivre une étape dans votre voiture. Comment dois-je faire ? ». La demande était parfaitement plausible, mais inhabituelle. La voix était apparemment la sienne mais je me suis soudain souvenu que mon ami Laurent Gerra, l'imitateur, un autre passionné de cyclisme, était la veille dans le cabriolet. Je lui ai alors répondu : « Laurent, tu sais que tu es mon invité permanent, alors tu n'as pas besoin de te faire passer pour un ministre pour être invité ». Tel est pris qui croyait prendre, et nous en avons bien ri tous les deux.

De curieux personnages

J'ai rarement eu des invités non passionnés. Mais quelques-uns m'ont marqué. Ainsi un Japonais de chez Sony qui a dormi pendant toute l'étape. Je me trompe, son téléphone l'a réveillé une fois. Mais il a replongé dans son sommeil, immédiatement après avoir raccroché ! Quand on pense au nombre de fans qui paieraient pour suivre une étape dans leur vie… et qui n'en dormiraient pas pendant 8 jours.

Un autre personnage peu aimable, vint un jour à la place d'un de ses amis, non disponible. En short et tee-shirt, il n'avait rien sur lui pour se protéger du froid ou d'une pluie éventuelle. Le vrai vacancier. À l'arrivée, il grelottait car il pleuvait des cordes. Il croyait naïvement qu'ensuite le service médical allait le ramener chez lui à 200 km de là… Nous le déposâmes néanmoins à la gare la plus proche non sans lui donner un peu d'argent pour le billet car il n'avait vraiment rien prévu…

À l'heure du Téléthon

Chaque année, depuis quelques années, le Tour donne à l'association Mécénat Chirurgie cardiaque la possibilité de récolter des fonds en vue de faire opérer des enfants du bout du monde atteints d'une pathologie cardiaque grave. À l'occasion d'un contre-la-montre, l'association rassemble quelques personnalités qui aiment le sport, et le vélo en particulier. Elles partagent un dîner et font le parcours des professionnels à vélo, en portant un tee-shirt de l'association. C'est ainsi que j'eus le plaisir de retrouver des amis du cyclisme : Antoine de Caunes, Nelson Montfort, plus à l'aise dans les traductions que dans les côtes, Paul Belmondo, grand passionné de vélo, Dominique Bergin, le patron de Look, Anthony Delon, Guy Roux, pas très à l'aise sur un vélo, Jean Réveillon, l'un des patrons de France Télévisions, et de nombreux champions du cyclisme et d'autres disciplines. Lors d'un des dîners organisés la veille de la randonnée, je me suis retrouvé entre Paul Belmondo et Anthony Delon. La ressemblance de chacun avec son illustre père était tellement frappante que j'avais l'impression troublante de dîner avec les deux artistes eux-mêmes.

Le 1er Téléthon fut organisé en 1987 et Henri Sannier eut l'idée de faire participer des journalistes sportifs et des personnalités à une longue randonnée à vélo. Elle serait le fil rouge de l'émission. L'idée fut retenue et le Tour de France s'occupa de l'aspect sportif. Je fus donc désigné, à mon grand plaisir, comme le médecin accompagnateur. La première année nos volontaires parcoururent Bordeaux-Paris. Nous étions en décembre, il faisait très froid, il y avait de la neige et du vent. Je craignais ces conditions atmosphériques et le manque d'entraînement du groupe. Il fallait quand même couvrir 600 km en deux jours ! Je me souviens avoir tenté de les dissuader en leur proposant des distances plus raisonnables. Mais le Bordeaux-Paris eut lieu et, à ma grande surprise, tout le monde tint bon ! Je leur tirai à tous un grand coup de chapeau. Parmi eux figuraient d'authentiques cyclistes tels Antoine de Caunes, Marc Toesca, Gérard Holtz, Paul Belmondo... mais aussi des rouleurs courageux comme Jean Réveillon, Patrick Chêne, Jean Mamère, Dominique Bergin... Quelques nouveaux sont venus rejoindre la bande par la suite : Michel Drucker, Jacques Balutin, de nombreux techniciens de la télévision et quelques coureurs professionnels.

Cette aventure cycliste a pris fin au bout d'une bonne dizaine d'années et ce sont des chefs cuisiniers qui ont repris le flambeau, tous passionnés de vélo également. Depuis, l'association cycliste des Toques Blanches ramène chaque année des fonds au Téléthon. J'ai toujours été surpris que des personnalités du monde de la haute gastronomie trouvent le temps de rouler. C'est le cas de Guy Legay, ancien chef du Ritz, Antoine Westermann, trois étoiles à Strasbourg, Werner Küchler, directeur du Relais Plaza Athénée, Pascal Fayet, chef au Sormani. D'autres chefs sont passionnés de vélo mais roulent beaucoup moins comme Alain Passard, Marc Veyrat, Joël Robuchon, Serge Alzérat de l'Opportun et bien d'autres...

Descendre un col

D'une manière étonnante mais compréhensible, les invités les plus passionnés, qui vivent l'étape comme un honneur, retiennent avant toute chose les impressions fortes des descentes de cols. Ils sont enchantés d'être sur le Tour, de rencontrer des coureurs et des personnalités connues le matin au village départ, de suivre l'étape. Ils vivent la course intensément, à proximité immédiate des coureurs lors des soins ou dans les montées de cols. Pourtant, après la course, ils parlent essentiellement des descentes ! Il faut reconnaître que c'est toujours un moment très impressionnant. Dans les longues lignes droites les coureurs peuvent atteindre et même dépasser les 100 km/h !

À partir de 60 km/h déjà, les amateurs savent que l'on ressent une impression de très grande vitesse. Un exercice de funambule pour les coureurs qui évoluent entre les voitures et les motos ! Dans les virages en épingle à cheveux, les coureurs rejoignent les voitures et les pilotes doivent conduire en gardant un œil sur les rétroviseurs pour ne jamais gêner la course. C'est un ballet incessant de vélos, de motos, de voitures lancés à 70-80 km/h, à proximité du ravin d'un côté de la route, des rétrécissements de chaussée, des travaux, des zones glissantes, de la pluie parfois... Pas étonnant que les invités retiennent alors ces moments très « chauds » ! Des moments où ils n'osent plus rien dire et se cramponnent à la voiture comme ils peuvent !

Avec mes pilotes je n'ai jamais eu peur, mais je dois reconnaître qu'à chaque fin de descente de col, je pousse un « ouf » de soulagement s'il n'y a pas eu de chute. J'ai toujours peur de perdre un coureur. Dans certaines descentes, il n'y a pas de parapet et de toute façon un vélo peut facilement passer par-dessus. Lorsque les coureurs sont isolés, « dans la pampa », au milieu du brouillard, je me suis toujours dit qu'on pouvait en perdre un sans le savoir... Je crois que les progrès des GPS résoudront prochainement ce problème mais ceux-ci n'éviteront pas les chutes dans les descentes.

Pour ma part, j'ai une chance particulière : celle de m'endormir dans les descentes rapides et prolongées ! C'est un phénomène curieux, que j'attribue au changement rapide d'altitude et de pression barométrique. Habituellement, je ne dors pas en voiture, mais les descentes ont sur moi un effet soporifique. Cela a souvent fait rire mes invités, qui ne me croyaient pas au départ. Ils sont donc très étonnés de me voir plonger dans le sommeil alors qu'ils sont morts de peur et s'accrochent tant bien que mal à leur siège. À chaque passage de col avant une descente, avec beaucoup d'humour, Lino Ventura me souhaitait toujours une bonne nuit !

Un jour, un invité fort sympathique nous a surpris. C'est l'acteur Jacques Weber. Encore un grand admirateur des cyclistes et de leurs exploits quotidiens. Alors qu'il suivait avec nous une étape dans les Pyrénées, juste avant la première descente, ils nous prévint qu'il allait avoir peur : « Les gars, ne vous inquiétez pas, mais je ne peux pas m'empêcher de crier “Maman” quand j'ai peur ». Nous nous regardâmes, mon pilote et moi, croyant à une plaisanterie. Il nous certifia pourtant que c'était vrai. Et, en effet, notre brave ami Jacques se mit à crier « Maman » à chaque virage en épingle à cheveux, à chaque tournant un peu musclé, à chaque freinage, à chaque petit saut de la voiture sur la chaussée ! Je dois dire qu'entendre ce colosse et grand acteur crier « Maman », aussi souvent, restera gravé dans ma mémoire !

Patriiiiick ! ! !

Autre événement vécu avec Patrick Bruel et Philippe Torreton sur l'étape qui se terminait au sommet du Ventoux, dont j'ai déjà parlé dans le chapitre précédent. Nous nous étions arrêtés le long de la route, bien avant le mont Ventoux et hors de tout public pour satisfaire un besoin naturel. Nous en avions profité pour grignoter quelques minisandwichs et boire une petite coupe de champagne offerte par l'organisation aux invités de marque. Nous étions au soleil, tranquilles et bavardions lorsqu'un spectateur, qui venait de voir passer la course, arriva à notre hauteur. Passionné de vélo et reconnaissant de loin ma voiture, il me salua immédiatement : « Oh Docteur Porte, comme je suis content de vous serrer la main ». Puis il tourna la tête et aperçut Patrick Bruel et là, nous entendîmes un cri énorme : le fameux « Patriiiiick ! ! ! ». On ne pouvait pas lui faire de plus beau cadeau… Patrick lui offrit sa coupe de champagne et nous partageâmes une courte séance de photos. Contrairement au jeune gendarme de l'épisode LeMond, ce quidam avait la preuve de sa rencontre avec son idole. On l'imagine très bien rentrer chez lui et dire que sur la route du Tour il venait de boire du champagne avec Patrick Bruel et Philippe Torreton ! Sans la photographie, son épouse l'aurait peut-être soupçonné d'avoir abusé de l'alcool !

Vive l'aspirine

Très longtemps, notre sponsor fut Aspro, une célèbre marque d'aspirine. Son slogan était : « Mal de tête ? Ouf, merci Aspro ». Toute la journée nous voyions des gens mettre la paume de la main sur le front et réciter ce slogan vraiment très populaire. Un jour, l'un de mes collègues à moto s'arrêta par hasard près d'un couple. L'homme semblait assez joyeux. Manifestement, il n'avait pas bu que de l'eau ! Le brave spectateur, voyant le nom de l'aspirine sur la moto et sur le casque de mon collègue, ne put s'empêcher de lui dire : « J'ai mal à la tête ». Sur un ton de plaisanterie, mon collègue lui répondit, tout en regardant son épouse : « Il faut boire moins quand il fait chaud ! ». Et la dame toute heureuse de reprendre : « Tu vois, même le médecin du Tour te le dit ! ».

Attention courses... hippiques

Des événements particuliers peuvent aussi survenir en course. En 2004, un Tour du Languedoc-Roussillon fut organisé par ASO. Ce fut la seule et unique édition. Il devait remplacer le Grand Prix du Midi Libre, supprimé du calendrier l'année précédente. Mon pilote était Hubert Arbes, l'ancien équipier de Bernard Hinault chez lequel le grand champion s'était réfugié en quittant le Tour 1980. Au cours d'une étape sans particularité, au beau milieu des jolies routes du Roussillon, nous étions en train de doubler des groupes de coureurs dans une descente lorsque des chevaux apparurent sur la route ! Ils sortaient d'un champ et galopaient à l'allure des coureurs. C'est ainsi que nous nous retrouvâmes coincés à 60 km/h avec des chevaux devant et derrière nous à quelques mètres de la voiture ! Hubert fut pris de panique. Je le vis pâlir et me demander : « Qu'est-ce que je fais ? ». Que lui dire sinon de continuer sans s'affoler ! Il y avait vraiment de quoi être inquiet car les chevaux étaient tout près des coureurs et auraient fort bien pu les faire tomber. Le moment me parut interminable. Heureusement, au virage suivant, les chevaux continuèrent tout droit. Pendant de longues minutes, nous les avons observés courir à travers champs. Ils sautaient allègrement toutes les barrières devant eux. Très belle image, mais grosse frayeur !

Fausse journée de repos

Comme je l'ai déjà indiqué, nous sommes parfois appelés hors course. En 1979, au cours d'une journée de repos aux Ménuires, les suiveurs étaient conviés à une sorte de compétition en 4 x 4 sur des chemins de montagne. Nous étions quelques membres du service médical à déjeuner tranquillement en terrasse, et nous pouvions voir en face de nous, sur la montagne ensoleillée, les véhicules qui participaient à cette pseudo compétition. Tout paraissait calme quand soudain un véhicule quitta le chemin et fit plusieurs tonneaux avant de s'arrêter beaucoup plus bas. Nous partîmes immédiatement sans terminer le repas. Les deux occupants du véhicule étaient des amis : Luis Ocaña, l'ancien vainqueur du Tour qui travaillait comme consultant pour la télévision, et son pilote. Celui-ci souffrait à l'évidence de lésions importantes à un genou et Ocaña était dans un coma léger. On pouvait craindre cependant des lésions non apparentes. Après les premiers soins d'urgence, les secours locaux évacuèrent les deux blessés en fin d'après-midi. Ocaña, vainqueur du Tour en 1973, restait une figure emblématique du cyclisme. La presse se précipita à la permanence pour obtenir le plus d'informations possible. Ocaña s'en sortit bien mais son pilote a gardé un important déficit au niveau de son genou.

Drame et amitié

Autre incident hors course, le samedi 14 juillet 2001, après l'arrivée de l'étape Strasbourg-Colmar remportée par Laurent Jalabert. Sur le plan médical la journée avait été calme. Nous étions à la permanence, près de la ligne d'arrivée, lorsque l'on nous demanda d'y retourner de toute urgence ! Un accident venait de se produire. Habituellement, après l'arrivée et la remise des récompenses sur le podium, la ligne se dégage vite et les démonteurs entament immédiatement leur travail. Ce jour-là, vingt à trente minutes après l'arrivée, la ligne était encore envahie par le public, 14 Juillet oblige. Et voilà qu'un personnage, atteint probablement de troubles psychiatriques, fonça sur le public à vive allure avec sa voiture ! Plusieurs personnes furent touchées, projetées en l'air et blessées. Avec l'aide précieuse des secours locaux les victimes furent prises en charge dans les meilleurs délais et transportées vers l'hôpital de Colmar. Nous restâmes longtemps à l'hôpital pour faire le point avec nos collègues, rassurer les blessés, parler aux familles. Les jours suivants, nous prîmes régulièrement des nouvelles des principaux patients. Des liens d'amitié se tissèrent avec une dame qui avait été la principale victime. Nous nous écrivons toujours et, lorsque le Tour passe vers Colmar ou Mulhouse, elle ne manque jamais de venir nous saluer.

J'appris par la suite que le responsable de l'accident avait effectivement de graves problèmes psychiatriques. Il mit fin à ses jours quelques années plus tard.

Mabille et le champion olympique au soleil !

Il faisait très beau sur le Tour et nous avions deux invités dans le cabriolet : l'humoriste Bernard Mabille et mon ami de régiment, le Dr Christian Decloquement. Les invités à l'arrière de la voiture étaient souvent assis sur le coffre, les pieds posés sur les sièges protégés par des housses. Lorsqu'il fait beau, il est très agréable d'être ainsi car le vent apporte un peu de fraîcheur. Ce jour-là, j'ai dû prévenir cent fois Bernard Mabille de se couvrir le visage ! Il resta exposé toute la journée, sans protection solaire. À l'arrivée de l'étape il était rouge comme une pivoine. Le pire coup de soleil de toute sa vie. Il s'en souvient encore. Même mésaventure avec mon ami, ancien ministre des Sports et double champion olympique d'escrime, Jean-François Lamour. Un coup de soleil monumental dont il me parle encore à chacune de nos rencontres.

Notre adolescence

Le Tour a toujours fasciné les foules. À travers les invités que j'ai eu le plaisir d'accueillir, j'ai constaté que c'est souvent de notre adolescence que l'on conserve les souvenirs les plus précis et les plus précieux ! Personnellement, je me souviens mieux des vainqueurs du Tour des années 1960-1970 que de ceux des 20 dernières années que j'ai pourtant suivis. Je dois réfléchir pour retrouver les années de leurs victoires. Je constate qu'il en va de même pour tout le monde, qu'on soit sportif, grand reporter, acteur, chanteur, politique, ou simple spectateur. On garde tous le souvenir des Tours de nos 15 ans, avec, souvent, des anecdotes liées à cette époque.

15

Les journalistes, les hommes politiques et les artistes

Je l'ai déjà évoqué dans un chapitre précédent, la presse représente une part très importante de la « famille du Tour ». Avec ses journalistes et ses techniciens elle totalise environ deux mille personnes sur les quatre à cinq mille suiveurs. Le chiffre paraît énorme mais il s'explique parfaitement par la presse écrite qui vient du monde entier et les milliers d'heures de direct qui alimentent les radios et les télévisions sur toute la planète.

Dans les années 1970, les moyens techniques se résumaient essentiellement à la télévision française, avec une logistique qui n'a rien à voir avec ce que nous connaissons aujourd'hui. À ce dispositif, il fallait ajouter quelques radios et surtout la presse écrite. On peut donc dire qu'à cette époque nous nous connaissions beaucoup plus et beaucoup mieux. De plus, nous étions souvent logés dans les mêmes hôtels, ce qui facilitait les relations.

Léon Zitrone

C'est ainsi que j'eus le privilège de rencontrer l'immense Léon Zitrone, figure emblématique du petit écran des années 1960. Pour les plus jeunes téléspectateurs, le personnage n'évoque pas grand-chose, mais il faut s'imaginer qu'il fut, pendant des années, l'un des hommes de télévision les plus célèbres de France. Léon aimait être vu et reconnu. Il lui est même arrivé parfois d'interpeller dans la foule un personnage fictif. Tout le monde se retournait alors et criait : « C'est Léon ! ». Zitrone était aux anges !

Lorsque je l'ai connu, il faisait équipe avec un jeune journaliste sportif, Bernard Giroux, malheureusement disparu trop jeune dans un accident de motonautisme. Léon Zitrone était devant dans la voiture, et Bernard derrière. Toute la journée à leur passage la foule s'exclamait : « C'est Léon, c'est Léon ! ». Un jour un spectateur s'écria : « Bernard Giroux ! ». Léon se retourna vers Bernard et lui dit : « Vous avez de la famille dans la région, cher Bernard ? ».

Un jour de repos, j'eus l'occasion de jouer au ping-pong avec Léon. Je n'eus pas grand mal à le battre mais cela reste un souvenir mémorable.

Michel Droit m'a impressionné. Il n'était pas sur le Tour mais animait une émission de radio depuis Paris. À mes débuts comme médecin-chef, il me fit savoir qu'il souhaitait m'interviewer. Je me rappelai alors des moments solennels vécus à la télévision lorsque Michel Droit interviewait le général de Gaulle. À l'époque, le président de la République ne passait pas tous les jours à la télévision. Le chef de l'État n'accordait que de rares entrevues et les journalistes pouvant se vanter d'être retenus étaient tout aussi rares. Michel Droit appartenait à ce cercle fermé et cela m'avait marqué. Que ce grand journaliste s'intéresse à ma fonction, à la santé du peloton et à ma petite personne, je n'en revenais pas. L'interview eut lieu en direct depuis ma chambre d'hôtel.

Radioscopie

Jacques Chancel m'a beaucoup marqué lui aussi. C'était monsieur Radioscopie. Chaque jour, sur France Inter, il partageait une heure d'émission avec un illustre personnage. Des entretiens simples, passionnants, où les invités avaient le temps de parler, de se livrer. Chancel, c'était aussi le Grand Échiquier sur Antenne 2, une émission de culture et de divertissement avec des invités prestigieux, grands musiciens, grands écrivains, grands artistes en général.

Je ne pensais pas rencontrer un jour ce journaliste-animateur quand je l'écoutais à la radio. Et nous devînmes amis. Il connaissait bien la course et la disposition des véhicules. Il estimait que j'avais la meilleure voiture de la course : décapotable et bien placée derrière le peloton avec des coureurs qui sont souvent à notre niveau pour se faire soigner ou simplement bavarder. Il avait chaque jour des invités prestigieux et très souvent, il les invitait à suivre la course dans ma voiture.

Voilà comment j'eus le plaisir d'avoir à mes côtés le dessinateur Jean-Michel Follon, Jean-Loup Dabadie avant qu'il n'entre à l'Académie Française ou Maître Georges Kiejmann à l'époque où il était ministre. Jacques Chancel me fit connaître le brillant violoniste Ivry Gitlis, l'humoriste Raymond Devos, l'écrivain René Fallet, le scénariste Michel Audiard, l'acteur Jean Carmet. Ce dernier était très fier de me faire constater chaque année qu'il avait un pouls très lent et qu'il aurait pu être un bon coureur.

Je dînais souvent avec Jacques Chancel et parfois, lorsqu'il n'avait pas d'invité, nous faisions une petite promenade en ville, le soir. Nous parlions de tout et de rien, et je me souviens de certaines soirées où il avait manifestement envie d'échanger avec un ami. Je me disais alors que c'était le monde à l'envers. J'étais en train de faire la « Radioscopie » de Jacques Chancel !

Il arrive presque chaque année que le Tour soit perturbé par des manifestations. Il est facile de bloquer une route et de prendre le Tour en otage afin d'obtenir son quart d'heure médiatique. Un jour, sur la route de Montpellier, Jacques Chancel, qui roulait devant la course, s'avança pour aller à la rencontre de manifestants. Il leur proposa de lever leur barrage en échange d'un passage dans son émission en direct quelques minutes plus tard. Les manifestants ne voyaient pas les choses ainsi et il y eut une bagarre. Des coups de poing furent échangés ! Jacques Chancel se retrouva aux urgences de l'hôpital de Montpellier avec le nez cassé et un cocard au niveau des deux yeux. Il continua malgré tout son émission en direct jusqu'à l'arrivée à Paris. Ce fut une journée particulière car les chutes furent nombreuses dans le peloton. Entre les journalistes et les coureurs blessés, je crois que, ce jour-là, le Tour occupa tous les lits des urgences de l'hôpital de Montpellier !

Robert Chapatte

Le plus grand journaliste du cyclisme restera pour moi Robert Chapatte. La plupart des téléspectateurs se souviennent surtout de l'homme derrière son micro, mais peu savent qu'il a été coureur professionnel dans les années 1945-1955 avant de devenir commentateur sportif. Sans victoire retentissante il avait brillé dans Paris-Brest-Paris, et avait fait le Tour de France en équipe nationale. En 1968, après une prise de position politique, il fut écarté de la Télévision Française, chaîne d'État, et il rejoignit Europe N° 1 avec son compère commentateur de rugby Roger Couderc. Il se passa alors quelque chose d'exceptionnel pendant plusieurs années : les passionnés de cyclisme et de rugby écoutaient Chapatte et Couderc à la radio... en regardant les images sur une télévision dont ils avaient coupé le son !

Dès mon premier Paris-Roubaix en 1972, je regardai les yeux écarquillés cette vedette de la télévision. Par la suite, nous sommes devenus très amis. Il faut dire que quelques soins, prodigués de temps à autre, nous ont permis de faire connaissance. Je retrouvais souvent Robert à titre personnel en dehors des courses. Et il me fit l'honneur d'être présent à mon mariage.

Ma présence sur le Tour ne permit aussi de faire connaissance avec les grandes voix sportives de l'époque : Guy Kédia, Émile Toulouse, Jean-Paul Brouchon puis Roger Zabel, Jean-Jacques Bourdin, Jean-François Rhein et tant d'autres...

Dans les années 1970-1980, les étapes étaient très longues. Les coureurs roulaient des heures très lentement, avant de faire les cent derniers kilomètres à plus de 50 km/h. Il était donc courant dans les premières heures de voir des directeurs sportifs et des journalistes prendre un vélo et se mêler au peloton. Un jour, Roger Zabel prit place dans le peloton. Pour ressembler encore plus à un « vrai coureur », il me demanda des soins. Je pris une compresse que j'imbibai discrètement d'une grande quantité de mercurochrome et je lui badigeonnai copieusement les jambes. Elles étaient si rouges qu'il m'a maudit pendant plusieurs jours !

Lors de ces très longues étapes, les plaisanteries entre suiveurs étaient monnaie courante. Albert Bouvet, ancien coureur, était à l'époque le régulateur de la course, à moto. Il avait eu l'idée de tremper des pastilles à sucer dans du bleu de méthylène. En remontant la file des voitures suiveuses, il proposait ses pastilles aux passagers. Nous en prîmes tous et, quelques minutes plus tard, nous avions tous les lèvres et la langue bleues ! La vengeance étant un plat qui se mange froid, nous attendîmes quelques jours et une très longue étape qui dépassait les 300 km. Bouvet avait un peu mal à un genou et chaque jour je lui donnais un antalgique. Ce jour-là, il eut droit à deux pastilles différentes. Je lui expliquai qu'en raison de la longueur de l'étape il était plus prudent de renforcer le traitement. En réalité, je lui avais administré un léger diurétique. Il s'arrêta une première fois pour soulager sa vessie, puis une deuxième, puis une troisième. Les envies se répétaient et il comprit soudain le tour que je lui avais joué ! Il vint me voir furieux pour m'injurier gentiment. Toute la caravane était vengée car ceux qui avaient eu la bouche bleue étaient informés de la blague et comptaient le nombre d'arrêts de la moto d'Albert !

Jean-Pierre Elkabbach a aussi suivi quelques étapes dans ma voiture. Je me souviens de ce jour où, les portables n'existant pas encore, les premiers téléphones fixes de voiture faisaient leur apparition. Jean-Pierre nous demanda si l'on avait un fax ! Dans un tout petit cabriolet médical, l'homme pressé se croyait dans son studio !

Michel Drucker

Michel Drucker est sans doute le journaliste qui a passé le plus de temps dans mon cabriolet. Véritable passionné de vélo, il ouvrait grand les yeux, posait beaucoup de questions aux coureurs, aux directeurs sportifs, à nous. Michel s'est toujours intéressé aux cyclistes, aussi bien aux grand qu'aux petits. Il est curieux et admiratif du vélo dans son ensemble. Lorsque notre voiture remontait vers le peloton après un arrêt, Michel nous demandait souvent de nous placer à la hauteur d'un coureur attardé afin de parler avec lui. Michel Drucker vit depuis longtemps une histoire d'amour avec les Français, et les coureurs du Tour de France n'échappent pas à la règle. Ils sont toujours fiers de venir le saluer.

Grâce à Michel Drucker j'ai eu la chance de rencontrer un grand nombre de personnalités exceptionnelles. Je pense à Jean Ferrat, cet immense poète chanteur. Il vivait retiré en Ardèche et s'était rendu à Paris pour une émission de Michel. L'invitation s'était prolongée au-delà de l'émission et j'eus le plaisir de partager quelques moments avec lui. J'étais redevenu un gamin devant son idole. J'ai toujours aimé les chansons de Jean Ferrat, sa voix chaleureuse et ses textes si riches.

Michel m'a aussi présenté, il y a longtemps, le maire de Neuilly-sur-Seine, Nicolas Sarkozy, qui allait devenir président de la République. Une rencontre qui m'avait marqué et qui nous avait permis, bien évidemment, de parler vélo.

Les personnalités politiques

Les femmes et les hommes politiques viennent souvent sur le Tour. Suivre une étape est le rêve de la plupart d'entre eux, et lorsque l'on a une fonction qui permet de suivre la course dans de bonnes conditions, ce privilège ne se refuse pas. Autre avantage non négligeable pour une personnalité politique : le Tour va à la rencontre de la France populaire et il n'est pas mauvais d'y faire une apparition.

C'est ainsi que j'ai eu l'honneur de croiser trois présidents de la République : Valéry Giscard d'Estaing à Clermont-Ferrand, François Mitterrand dans son fief de Château-Chinon lors d'un Paris-Nice, et Jacques Chirac en Corrèze et à Paris. Les premiers ministres apprécient la Grande Boucle eux aussi. Je pense à Lionel Jospin ou Laurent Fabius. Ce dernier a même suivi une étape dans ma voiture.

Le Tour m'a permis de croiser d'autres personnalités telles que Xavier Bertrand, l'actuel ministre du Travail, Jack Lang, l'emblématique ministre de la Culture de François Mitterrand, le Dr Christian Hutin, maire, député, médecin encore installé et responsable médical des Quatre Jours de Dunkerque. Je pense aussi à Me Gérard Welzer, ancien député et avocat, qui a plaidé dans plusieurs grands procès : l'affaire Grégory, le procès de Klaus Barbie, les irradiés d'Épinal, l'amiante.

Antoine Blondin

Dans la presse écrite, le cyclisme a révélé au grand public quelques talents immenses. L'un des plus grands fut Pierre Chany. Ce spécialiste du cyclisme nous a fait partager dans *L'Équipe* les exploits des coureurs, champions ou sans grades, durant plus de quarante ans. L'ancien maquisard, ancien FTP (Francs Tireurs et Partisans), Croix de Guerre avec 4 citations, épisode qu'il n'aimait jamais rappeler, nous a quittés un 18 juin, en 1996. Aujourd'hui encore, ses ouvrages font référence pour qui veut connaître ou retrouver l'histoire du cyclisme.

Mais il en est un autre qui a marqué son époque : le grand Antoine Blondin. J'ai eu le plaisir de suivre plusieurs Tours avec ce brillant écrivain. Je vivais avec lui des moments magiques. Tout le monde connaissait le petit faible pour l'alcool de l'auteur de *Un singe en hiver*. Je me souviens particulièrement de la fois où nous sommes restés deux jours de suite à l'Hôtel de France à Auch, chez André Daguin. Le matin, j'étais sur le point de partir pour la course lorsque je vis Antoine attablé derrière un verre de jus d'orange ! Comme je lui faisais remarquer qu'il était pratiquement l'heure de s'en aller, il me répondit : « Comme on revient ici ce soir, je vais regarder l'étape à la télévision, me reposer un peu et faire une cure de jus de fruits ». Le soir, en rentrant, j'ai retrouvé le cher Antoine au même endroit avec, surtout, le même verre de jus d'orange auquel il n'avait pas touché !

Quelques années plus tard, j'étais à une réception où Antoine était attendu. Je venais d'acheter son recueil d'œuvres romanesques, paru aux éditions La Table

Ronde, et je l'amenais pour lui demander une dédicace. Bien sûr, il accepta. Il ouvrit délicatement le livre, prépara son stylo, puis me regarda longuement. Manifestement, il ne se souvenait plus de mon prénom mais n'osait pas me le demander. Puis il se décida. Il me tendit le livre orné de sa dédicace, rédigée avec son écriture si particulière d'écolier : « À toi, ce pauvre livre qui te dira mon amitié. Moi ». Au-dessous il avait ajouté « Antoine Blondin ». Du Blondin pur jus…

16

Anecdotes personnelles

Le Tour en Haute-Marne

Être dans la caravane du Tour lors de son premier passage dans mon village à Montier-en-Der en Haute-Marne, le vendredi 5 juillet 1974, fut un grand bonheur.

L'occasion devait se reproduire près de 30 ans plus tard, le 9 juillet 2003 pour le Tour du Centenaire. Cette Grande Boucle anniversaire devait, comme le Tour de 1903, partir de Paris, plus précisément de Montgeron devant le café-restaurant Le Réveil Matin. Il devait aussi s'arrêter dans toutes les villes étapes du premier Tour (Lyon, Marseille, Toulouse, Bordeaux et Nantes), se terminer à Paris, comme depuis toujours, et faire quelques clins d'œil au passage.

Le premier clin d'œil prévu était une arrivée à Vitry-le-François dans la Marne, près du village où est enterré Géo Lefèvre, le jeune journaliste qui eut l'idée, le 19 novembre 1902, de proposer un Tour de France à Henri Desgranges, son patron au journal *L'Auto*. Cette arrivée n'eut finalement pas lieu en raison du désistement en dernière minute de la municipalité ce qui bénéficia à Saint-Dizier, sous préfecture de la Haute-

Marne, qui fut ville arrivée 2 jours de suite, fait exceptionnel dans le Tour.

Autre clin d'œil prévu : le passage, au sommet du col du Galibier, devant le monument élevé à la mémoire d'Henri Desgrange, le créateur.

La veille de passer dans mon village, le Tour venait de Charleville-Mézières et arrivait à Saint-Dizier. C'est l'italien Alessandro Petacchi, de l'équipe Fassa Bortolo, qui l'emporta au sprint. Il devait en remporter 4 sur ce Tour avant d'abandonner en montagne. Jean-Patrick Nazon, originaire des Vosges, département limitrophe de la Haute-Marne, prit quant à lui le maillot jaune à proximité de chez lui. Un joli clin d'œil supplémentaire.

Une lourde chute était survenue en début de sprint à Saint-Dizier. Beaucoup de coureurs au sol mais tous purent repartir. L'autrichien René Haselbacher, de l'équipe Gerolsteiner, avait le cuissard totalement déchiré à l'arrière et réellement… les fesses à l'air. Je suis resté auprès de lui jusqu'au franchissement de la ligne d'arrivée en tenant un morceau de son cuissard pour masquer un peu sa nudité, par pudeur vis-à-vis des spectateurs, des caméras et des photographes.

En 2003, j'en étais à mon 32e Tour et j'ai pu intervenir, auprès de la direction, pour que le village relais, qui accueille les invités de quelques sponsors dans de bonnes conditions, soit installé dans mon village. Ceci créait une animation supplémentaire. De plus, la municipalité et ses représentants, notamment le maire, Jean-Jacques Bayer, quelques conseillers comme Martine Girard ou Olivier Varin, avaient organisé en l'honneur des deux Dervois (habitants de Montier-en-Der) ayant officié sur le Tour, Jean Pérard et moi-même, une petite exposition où ils avaient rassemblé photos, maillots, vieux vélos, dédicaces, bidons et objets divers.

Il était prévu que l'épreuve du jour soit un contre-la-montre par équipes où chacune d'elles part de cinq minutes en cinq minutes. Il faisait 69 km et permettait aux suiveurs de s'arrêter quelques instants entre le passage de deux équipes. Jacques Chancel, notamment, et de nombreuses personnalités, eurent la gentillesse de s'arrêter et firent un plaisir immense aux organisateurs. Merci à toi Jacques et à tous les amis.

Ce Tour a été pour moi un événement très particulier. Premièrement, comme pour tous les passionnés de vélo, il s'agissait symboliquement du Tour du Centenaire. Deuxièmement, le prologue avait lieu dans Paris. Départ au pied de la tour Eiffel et arrivée 6,5 km plus loin à l'autre extrémité du Champs de Mars dans des rues que je connais parfaitement car le parcours passait juste sous mes fenêtres. Si je n'avais pas été sur le Tour, j'aurais pu voir les plus grands champions de l'époque depuis mon appartement. Jamais, gamin, je n'aurais osé rêver que le Tour passe un jour devant chez moi... Ce fut pourtant le cas en cette année symbolique.

Lors de l'étape contre la montre par équipe, la course passait non seulement à Montier-en-Der mais aussi dans les villes où j'étais interne au lycée : Wassy, au lycée Paul-Claudel et Saint-Dizier, au lycée Saint-Exupéry.

Par la suite, le Tour passa aussi par Valloire et le col du Galibier, devant le monument Henri Desgrange. Là où j'allais en vacances avec mes parents et grands-parents, puis en colonie de vacances. Là où j'ai vu passer Roger Pingeon maillot jaune en 1967.

Ce fut donc pour moi un Tour fort en émotion, surtout si on y ajoute le problème Hamilton dont j'ai parlé dans un autre chapitre, le port du maillot jaune et la victoire sur les Champs-Élysées de Jean Patrick Nazon, l'accident de Beloki et la création du passage Armstrong à travers champs à proximité de Gap, les chutes de Jan Ullrich et de Uwe Peschel dans le contre-la-montre Pornic-Nantes remporté par David Millar à la moyenne fantastique de 54,360 km/h sur 49 km malgré la pluie. Enfin, la moyenne générale finale de ce Tour : 40,940 km/h qui, à l'époque, était le record.

Les autographes

Le vélo a toujours été une grande passion pour moi et j'ai rempli ma fonction, avec toute mon équipe, le plus consciencieusement possible. Mais jamais nous n'avons cherché à nous mettre en valeur, à nous exposer et à bénéficier d'articles de presse ou d'interviews radio ou télévisées. Pourtant le grand public nous connaît bien et vient souvent nous saluer, nous féliciter, nous remercier, nous encourager, nous demander de continuer. Chaque année je suis surpris du nombre d'autographes qu'on me réclame. Je signe bien volontiers car je me rappelle combien j'aurais été heureux d'obtenir un autographe du Dr Dumas quand j'étais adolescent. Mais je me sens gêné à chaque fois, car je n'ai pas accompli d'exploit, juste mon travail et, dans un premier temps, je réponds souvent aux spectateurs que ce sont les coureurs qu'il faut faire signer plutôt que moi. En général, ils insistent et souvent tiennent même à faire une photo souvenir. Cette situation est parfois délicate vis-à-vis des personnes qui m'accompagnent lorsqu'ils sont ou ont été connus, anciens coureurs ou sportifs d'autres disciplines, écrivains, journalistes… Je les présente aux spectateurs qui souvent les reconnaissent alors et se confondent en excuses en leur demandant à leur tour un autographe.

C'est généralement en Belgique, et plus particulièrement au départ de la Flèche Wallonne à Charleroi, qu'il y a le plus de chasseurs d'autographes. Je n'ai jamais su pourquoi, mais chaque année des passionnés viennent avec des cahiers, des classeurs et font signer parfois des dizaines de photos.

Au départ de chaque étape du Tour, tout le monde, ou presque, se retrouve au village. Lieu privé où l'on n'entre que si l'on est invité ou si l'on y a une fonction. Près de 1000 personnes se retrouvent là, chaque jour. On est accaparé de partout. En général, on ne trouve pas celui ou celle que l'on cherche, mais on est arrêté par un nombre incalculable de personnes qui, elles, ont le temps de discuter. Pour échapper à cette foule, je demande toujours à l'un de mes équipiers de m'accompagner et de me rappeler que j'ai un rendez-vous important en un autre endroit du village. Cela me permet ainsi de m'éclipser poliment et de ne pas rester un temps infini.

Combien de personnes m'ont parlé depuis des années de ce livre : « Alors Dr Porte, quand écrirez-vous vos mémoires ? ». J'espère ne pas vous décevoir, chers lecteurs et amis du vélo.

Patrick Chêne a été directeur des sports sur France 2. Il présentait notamment Stade 2 et, surtout, commenta le Tour de France après le départ de Robert Chapatte. Il était très populaire et une majorité de téléspectateurs l'appréciaient. Puis, il a quitté la télévision, mais sa passion pour le cyclisme demeure. Presque chaque année, il vient suivre une étape du Tour dans ma voiture. Un jour, alors que le cabriolet avançait très lentement au milieu de la foule vers la ligne de départ, de nombreux spectateurs me saluèrent mais aucun ne reconnut Patrick. J'étais très embêté pour lui mais il n'y avait rien à dire ni à faire. La télévision vous rend célèbre en quelques heures mais 2 ou 3 années sans paraître à l'écran suffisent pour être oublié.

Les véhicules du service médical sont très reconnaissables et les spectateurs savent tout de suite sur qui leur œil va s'attarder. Mais il est moins évident de reconnaître un invité qu'ils ne pensaient pas apercevoir dans cette voiture. Mes collègues me disent souvent qu'ils entendent crier mon nom lors de leur passage. Cela me gêne vis-à-vis d'eux mais ne me surprend pas car, après 39 ans dans les courses, le public connaît d'abord le nom du responsable.

Un peu de cinéma

Le Tour a beaucoup inspiré les journalistes, les écrivains et même certains metteurs en scène.

Lors de l'un de mes premiers Tours, alors que j'étais encore infirmier, le sponsor Aspro nous demanda de nous libérer le jour de repos pour participer au tournage d'une scène de film qui se passait sur le Tour. Nous étions en montagne et la production devait enregistrer la chute d'un coureur, type accident de Roger Rivière, puis sa prise en charge dans notre ambulance. Tous les moyens étaient là et je fus très impressionné par le cascadeur qui, arrivant avec une certaine vitesse devait se jeter dans la pente, sachant tout de même qu'il y avait une énorme quantité de cartons vides placés en contrebas pour amortir sa chute. Nous assistâmes au tournage de la scène à plusieurs reprises. Par la suite, nous prîmes en charge dans l'ambulance le coureur « blessé ». Cela nous occupa largement une demi-journée. Ce fut bien sympathique… mais sans aucune suite. On n'entendit plus jamais parler de ce film !

Autre tournage réalisé, et cette fois utilisé : un document proposé en 1992 par Pierre Salviac, journaliste sportif que j'ai connu sur le Tour alors qu'il était à France Soir avant de passer à France Inter puis à France Télévisions. Il s'agissait d'un sujet pour l'émission « Envoyé spécial » dont le thème était « Le service médical du Tour ». Pendant près de 15 jours, un caméraman, un preneur de son et Pierre Salviac nous accompagnèrent, avant, pendant et après la course. Pierre, qui connaissait bien le Tour, réalisa un très bon documentaire, dans lequel il montra le courage et la souffrance des coureurs. Je me souviens qu'il avait pu filmer Luc Leblanc, à l'époque champion de France et futur champion du monde, en grande difficulté dans une étape de montagne où il m'avait fait appeler. Il avait les larmes aux yeux de souffrance et d'épuisement et les images étaient poignantes.

J'eus l'occasion également de participer à un épisode du fameux feuilleton « Maguy » dans les années 1980-1990 avec Rosy Varte et Jean-Marc Thibault. Je n'étais pas informé et je me préparais avant le départ, comme les autres jours, quand la direction du Tour vint me prévenir qu'il fallait que j'accueille comme invité l'acteur Henri Garcin qui jouait le rôle du médecin, ami de la famille. Il était très sympathique et m'expliqua lui-même qu'il était censé être l'un de mes vieux copains, médecin, venant suivre l'étape avec moi. Je jouais mon propre rôle donc, mais il ne fut pas facile, devant les caméras, de tutoyer un acteur que je n'avais vu jusqu'ici qu'à la télévision ou sur scène, et de lui taper sur l'épaule comme je l'aurais fait avec un bon et vieil ami. Tout se passa bien. Je n'ai jamais vu l'épisode mais nous avons dû être crédibles. Ce jour-là, je me suis fait un nouvel ami médecin… de théâtre !

Durant cette journée, j'ai beaucoup pensé à mon frère Régis. Lui est vraiment acteur et, après avoir pris des cours avec Jean-Laurent Cochet, l'homme de théâtre qui a entre autres formé Gérard Depardieu et Fabrice Lucchini, il a joué dans quelques films à succès comme *La Dérobade* de Daniel Duval, avec Miou-Miou, *Et la tendresse, bordel* de Patrick Schulmann ou *Le Pull-over rouge,* film sur la peine de mort de Michel Drach. Il aurait certainement été plus à l'aise que moi ce jour-là !

Sagan, un général et le prince Albert…

Le Tour permet de rencontrer, de croiser beaucoup de monde et parfois de manière très inattendue. C'est ainsi qu'une année, le Tour fit étape à Clermont-Ferrand. J'étais dans ma chambre d'hôtel quand mon téléphone sonna. C'était la direction de l'hôtel : « Docteur, est-ce que vous pourriez passer voir Madame Sagan ? Elle souhaiterait qu'un médecin vienne la voir. Comme vous êtes dans l'hôtel, nous avons pensé que cela pourrait éviter d'appeler l'un de vos confrères de l'extérieur ». Quelques minutes plus tard, je vivais à nouveau un moment inoubliable. J'étais dans la chambre de Françoise Sagan, une dame que je ne pensais pas rencontrer un jour dans ma vie.

Ces situations peuvent survenir à tout moment. Ainsi, lors d'une arrivée d'étape à Toulouse, mon pilote et moi nous étions un peu égarés. Nous cherchions la permanence. Devant nous, une rue en sens unique fermée par des barrières, mais l'on savait qu'en l'empruntant à contresens on retrouverait notre chemin. J'entrepris donc de bouger les barrières, mon pilote passa, je les refermai puis nous nous avançâmes prudemment dans la rue. En raison du Tour, il n'y avait personne et *a priori* aucun risque. Soudain une voiture de gendarmerie arriva face à nous, feux et gyrophare allumés. On n'était pas très fiers mais on ne pouvait plus rien faire. Arrivés face aux gendarmes, je descendis du véhicule pour expliquer la situation. Un gendarme haut gradé, commandant, grand et fort, descendit alors de sa voiture et se dirigea vers moi. J'étais particulièrement mal à l'aise quand j'entendis l'homme me dire : « Gérard, comment vas-tu ? » puis m'embrassa. C'était un ancien capitaine de la garde républicaine qui avait officié quelques années auparavant sur le Tour. Voyant ma voiture au loin, il savait qu'il allait m'y trouver et en était tout heureux. Les choses furent donc largement facilitées et nous n'eûmes pas à faire demi-tour. Mais, le plus cocasse est qu'il accompagnait un de ses grands patrons, un général. Quand nous nous sommes retrouvés le soir pour dîner, il m'avoua : « Tu sais que grâce à toi, j'ai impressionné mon général ». Celui-ci lui aurait dit : « Mais comment ? Vous connaissez intimement le Dr Porte et il vous embrasse ! ». Ce n'est pas toujours comme cela, mais sur le Tour c'est parfois le monde à l'envers.

Le monde à l'envers, toujours. Lors d'un contre-la-montre de ces dernières années, veille de l'arrivée du Tour à Paris, j'étais auprès de ma voiture quand je vis se diriger vers moi un monsieur que je ne connaissais pas. Costume, cravate, il était accompagné de quelques personnes qui semblaient prendre soin de lui. Il s'approcha, me tendit la main et se présenta. Nom, prénom et ultime précision : « Je suis le ministre de la Coopération ». J'étais stupéfait : un ministre se présentait de lui-même et prenait le temps de me parler pendant quelques minutes du Tour, de la course, du médical. Si je lui avais demandé un rendez-vous, je ne l'aurais peut-être jamais obtenu.

Autre personnalité : le prince Albert de Monaco. Je l'avais rencontré lorsque j'avais organisé un colloque médical sur le cyclisme sur le Rocher. Il était venu nous saluer. En 2009, plus de 10 ans après, le Tour partait de Monaco. Je le rencontrai à nouveau et lorsque je me présentai, il me dit très simplement : « Je vous reconnais et je me souviens très bien de vous ». Sa mémoire m'a étonné car ce colloque n'avait pas dû le marquer à vie. Lorsque l'on imagine le nombre de personnes qu'il doit rencontrer chaque jour, il avait tout lieu de m'avoir oublié ! Pourtant…

Dans la roue d'Anquetil, Merckx et Hinault

Bien que mon niveau cycliste soit très modeste, j'ai eu l'honneur et le plaisir de rouler avec trois quintuples vainqueurs du Tour.

Le premier fut Jacques Anquetil. Jacques ne voulait plus faire de vélo car il disait toujours que, bien que les années aient passé, ceux qui voulaient faire du vélo avec lui avaient toujours l'arrière-pensée de battre Anquetil. Il refusait donc toute sortie. Malgré cela, alors que nous étions avec les équipes de France aux championnats du monde, il me proposa de faire une petite sortie avec lui. J'étais aux anges. Il me connaissait bien et me dit : « Avec toi je suis tranquille, je sais que tu ne chercheras pas à me flinguer ». Nous avons fait plusieurs sorties ensemble, toujours tranquilles et sans forcer, plutôt l'occasion de papoter, mais j'ai vécu quelques-uns des plus forts moment de ma vie. Être dans la roue de Jacques Anquetil : un rêve, là encore, qui me semblait inaccessible… Il ne bougeait absolument pas sur son vélo. Aucun écart, une régularité parfaite. Ce fut un plaisir immense.

Le deuxième fut Eddy Merckx. Un ami médecin qui travaillait pour une association contre le cancer avait été missionné pour organiser un échange avec des Japonais.

Quelques patients de ce pays, anciens malades du cancer et guéris, étaient venus en France pour monter au sommet du mont Blanc. En échange, l'année suivante, des Français atteints de la même maladie devaient monter à vélo le Fuji-Yama. L'organisateur souhaitait un leader pour accompagner le groupe. J'ai demandé à Bernard Hinault, qui n'était pas libre aux dates prévues. J'ai donc appelé Eddy Merckx, qui a immédiatement dit oui. Nous sommes restés une dizaine de jours au Japon et faisions régulièrement du vélo. Nos Français anciens malades n'étaient pas des foudres de guerre et nous les suivions aisément.

Comme avec Jacques Anquetil, ce fut un plaisir intense pour moi de rouler avec Eddy Merckx, le plus grand des champions à mes yeux. Il roule toujours bien et je me souviens qu'il m'a fait monter une côte à une allure que je n'aurais jamais imaginé atteindre. Voyant cette côte arriver, je m'apprêtais à passer sur le petit plateau. Quand il le vit, il me dit : « Une côte comme celle-là se monte sur le grand plateau. Mets-toi dans ma roue ». Puis il m'encouragea en permanence : « Allez Docteur... ». Là encore, un souvenir mémorable : faire du vélo avec Merckx, en personne !

Bernard Hinault a été le troisième, mais je n'ai fait que quelques bribes de sorties avec lui car cela se passait aux championnats du monde et lui était encore coureur. Il devait s'entraîner sérieusement. Je ne le suivais donc qu'au départ, sur le plat, avant de lâcher prise rapidement. Mais leur style à tous les trois était fascinant et, avant tout, le fait de ne pas bouger d'un millimètre sur leur vélo. Juste les jambes qui tournaient... Je revois l'époque où, dans ma campagne, mon frère se prenait pour Anquetil et moi pour Poulidor !

À propos d'Eddy Merckx, j'ai discuté longuement avec son épouse lors d'un prologue du Paris-Nice. Discussion amicale, sans sujet précis. Puis nous en sommes venus au vélo. La femme de son fils Axel, qui courait cette épreuve, attendait un bébé. Je lui dis : « Encore un futur cycliste ». Elle me répondit : « Ah, ça non ! Il n'est pas question que mon petit-fils fasse du vélo ». Comme je montrais mon étonnement, pensant que le vélo était forcément dans les gênes de la famille Merckx, elle me précisa : « Vous ne vous rendez pas compte. Voilà trois générations que je stresse à cause du vélo. Mon père était cycliste, mon mari l'a été, mon fils l'est. C'est fini. Je ne veux plus me rendre malade à cause du vélo ! ». Même s'ils étaient très compréhensibles, je ne m'attendais pas à ce genre de propos.

Jean-Claude Killy et les autres

Le vélo permet aussi de rencontrer des sportifs d'autres disciplines. L'un des plus grands que j'aie rencontré est Jean-Claude Killy. Le triple médaillé d'or des Jeux olympiques de Grenoble en 1968 est devenu, en 1992, président-directeur général d'Amaury Sport Organisation (ASO). À ce titre, il était le patron du Tour et donc mon patron. Mais je le voyais assez peu. Une année, ASO organisa un critérium d'après Tour à Moscou. Une véritable expédition pour une petite démonstration cycliste de quelques heures. Tout se passa bien mais je retiendrai surtout qu'il fallut que nous allions à Moscou pour que je fasse vraiment connaissance avec Jean-Claude Killy. Moment magique pour moi. Je me souvins qu'en 1968 j'étais interne au lycée pendant les Jeux de Grenoble et que, pendant la récréation, nous écoutions sur nos petits transistors les résultats des épreuves de ski alpin. Une trentaine d'années plus tard j'étais seul, devant le Kremlin avec une des idoles de mon enfance…

Parmi les très nombreux autres sportifs que j'ai eu l'occasion de croiser et avec lesquels j'ai eu le plaisir de sympathiser il y a Michel Hidalgo (ancien sélectionneur de l'équipe de France de football), Lucien Muller (ancien footballeur de la grande équipe de Reims), Alain Calmat (ancien ministre des Sports, chirurgien à l'origine, ce qui nous a beaucoup rapprochés), Serge Blanco, Jean Gachassin (aujourd'hui président de la Fédération française de tennis), Jean-Pierre Garruet, Jean-Pierre Rives, Bernard Lapasset, Jean-François Lamour (champion olympique, devenu ministre puis député), Léo Lacroix (champion du monde de ski et médaillé olympique avec Killy), Jean-Luc Crétier (médaille d'or aux Jeux olympiques de Nagano en 1998), Jean-Noël Auger (champion du monde de ski), Françoise Maquis (ski alpin), Michel Vautrot (ancien arbitre international de football), Michel Jazy (vice-champion olympique à Rome en 1960), Antoine Chérubin et Bernard Lamitié (athlètes guadeloupéens), Francis Luyce (président de la fédération française de natation), Geoffroy Robert (natation)…

Je me souviens aussi avoir salué des personnalités comme Roger Rocher (président des footballeurs de Saint-Étienne, à leur grande époque), Robert Herbin (leur entraîneur), Gérard Houllier (sélectionneur de l'équipe de France de football), Just Fontaine (l'homme aux 13 buts marqués lors de la coupe du Monde 1958)…

Le Dr Philippe Douste Blazy, à l'époque ministre de la Culture, a un jour suivi une étape avec moi dans les Pyrénées. Il n'a pas eu beaucoup de chance car il pleuvait et nous avons dû rouler toute la journée la voiture capotée. Dans une descente de col, il y eut une chute monumentale. La route était très glissante et de nombreux coureurs se sont retrouvés au sol. Il y en avait partout. Spontanément, le ministre retrouva ses vieux réflexes de médecin et me prêta main-forte en attendant l'arrivée de mes autres équipiers. C'était sympa !

Colombie, Guadeloupe, USA, Brésil...

Le cyclisme ouvre certaines portes et m'a permis de voyager en dehors du Tour de France. Lorsque les Colombiens sont venus sur le Tour de l'Avenir, puis sur le Tour de France, j'eus de nombreux contacts avec eux. Un de leurs responsables, Samuel Calderon, m'avait demandé si j'accepterais de les conseiller. J'eus ainsi l'occasion de me rendre à plusieurs reprises à Bogota pour les rencontrer, assister aux tests médicaux, leur parler de soins, de diététique, d'entraînement, d'hygiène de vie, de la vie sur les courses en Europe. Ils étaient assez étonnés car, chez eux, les courses sont plus courtes (au maximum 150 km contre 200 à 230 km en Europe), il n'y a pas de terrain plat où les coureurs puissent rouler à plus de 50 km/h, ni de bordure le long des ravins et, s'il y a de nombreux cols, ils sont différents des nôtres, très longs (20 à 40 km) mais peu pentus. Ils n'étaient donc pas à l'aise en Europe, n'ayant pas l'habitude des gros pelotons roulant vite où ils avaient du mal à trouver leur place et lorsque les cols arrivaient ils avaient déjà beaucoup puisé dans leurs réserves. De plus, les cols européens étant beaucoup plus raides que les leurs, ils se retrouvaient parfois en difficulté malgré leur réputation de bons grimpeurs.

Le cyclisme m'a souvent conduit en Guadeloupe où c'est un sport très populaire : le premier ! Le Tour de la Guadeloupe n'a rien à envier au Tour de France. Caravane publicitaire, télévision toute la journée, journalistes, coureurs de tous les pays… Il faut voir la foule, aussi imposante que le long des routes du Tour.

Il avait d'ailleurs été envisagé que le Tour de l'an 2000 parte de Guadeloupe, mais trop d'incertitudes et de problèmes techniques rendaient le résultat aléatoire. Le projet fut donc abandonné.

En 1984, je fus invité par l'APROCA, une association créée par un ancien pistard guadeloupéen, Amédée Detraux, pour promouvoir le cyclisme en Guadeloupe. Un groupe de cyclistes dont faisaient partie Laurent Fignon et son grand ami et coéquipier Pascal Jules était présent. Les coureurs faisaient quelques petits critériums et profitaient du soleil antillais en novembre. La Route du Rhum arrivait à Pointe-à-Pitre durant notre séjour. J'avais un ami, le Dr Jean-François Lemoine, qui avait fait le tour du monde en bateau avec Éric Tabarly. Il faisait partie de l'organisation. Il nous invita à naviguer sur le bateau d'Éric Loizeau qui venait de terminer 4e de la compétition. Ce fut un grand moment. Ces immenses trimarans vont à une vitesse folle mais ils secouent beaucoup et Pascal Jules fut rapidement malade. On a beau être un bon cycliste on n'en a pas pour autant le pied marin. Au retour de notre sortie, il n'y avait plus de vent et, dans ce cas, avec ce type de bateau il faut patienter. On mit 3 h pour faire en sens inverse un trajet que l'on avait fait en 30 minutes à l'aller ! Et rentrer de nuit, à la voile dans le port de Pointe-à-Pitre n'était pas une sinécure.

Le stade du Maracana

Mes voyages liés au sport me permirent également d'aller au Brésil. Mais là, ce n'est pas le vélo qui m'a laissé des souvenirs mais le stade mythique du Maracana. Fouler ce stade où ont joué les plus grands footballeurs du monde, et en premier lieu Pelé, fut pour moi un grand moment. Le stade était vide mais j'imaginais ce que cela pouvait donner lorsqu'il était plein.

Lorsque les championnats du monde de cyclisme eurent lieu aux États-Unis, dans le Colorado en 1986, avec quelques coureurs de l'équipe de France dont Alain Vigneron, ancien équipier de Bernard Hinault, eûmes l'opportunité de monter à 4000 m d'altitude à Pikes Peak, là où se déroule chaque année une grande course de côte en voiture, au-dessus de Colorado Springs. Même en marchant tranquillement, on sentait que l'on s'essoufflait vite. Alain Vigneron, sélectionné en équipe de France, donc athlète de haut niveau et en pleine forme, voulut courir, pour voir... Il vit assez vite ! Quelques dizaines de mètres suffirent pour que l'oxygène lui manque. Il n'en revenait pas et prit conscience ce jour-là de la réalité de la raréfaction de l'oxygène en altitude.

24 heures du Mans 1980

Le Tour me donna l'occasion d'être en rapport avec des responsables de la marque de télévision ITT Océanic. Cette société était sponsor sur le Tour mais aidait également l'automobile, et notamment l'écurie Jean Rondeau pour les 24 heures du Mans. Une année, ils m'invitèrent à suivre cette course mythique depuis les stands. Je connaissais Jean Rondeau personnellement pour avoir fait des conférences avec lui mais au cours des 24 heures je ne voulais pas le déranger. J'observai donc de loin tout en étant déjà privilégié. Durant la nuit, je partis sur le parking pour me reposer un peu dans ma voiture. À peine endormi, on vint me chercher en me disant : « Jean voudrait te voir ». Il était le concepteur de la voiture, il la produisait et en plus il pilotait. Il était donc sous pression. Au milieu de la nuit, il se sentit un peu fatigué et, sachant que j'étais présent, me fit appeler. Quelques paroles rassurantes, un bon massage, un peu de vitamine C, des apports diététiques réguliers... et il repartit. Mais il me demanda de rester au stand jusqu'à l'arrivée, à 16 heures. Ainsi ai-je participé pleinement à l'encadrement de son team et, lorsqu'il pilotait, je récupérais Jean-Pierre Jaussaud son équipier auquel je prodiguais les mêmes soins et conseils. Et... ils ont gagné les 24 heures du Mans ! Je me rappellerai toujours lorsqu'après l'arrivée il passa devant le stand, debout sur sa voiture, et qu'il me fit un signe, le pouce levé. Ce fut le plus beau des remerciements !

Le Tour... Auto !

Dans les missions que je n'aurais probablement jamais remplies s'il n'y avait pas eu le Tour de France, il y a le Tour Auto. La course était organisée par *L'Équipe* et le responsable, que je connaissais, m'a demandé un jour si j'étais d'accord pour assurer l'assistance de la course, non pas sur les spéciales, mais pour répondre aux éventuels problèmes de santé des pilotes ou des suiveurs. Avec mon ami Alain Ducardonnet nous partîmes ainsi dans un milieu où nous ne connaissions personne si ce n'est Bernard Darniche, un grand pilote passionné de vélo. Ce fut une riche expérience. La découverte d'une organisation, de contraintes et de gens nouveaux. Nous conduisions chacun notre tour, de jour comme de nuit et nous nous prenions un peu pour des pilotes de rallye. Ce fut malheureusement la dernière édition, mais elle nous a laissé de bons souvenirs.

Les anciens

Les rencontres avec les anciens cyclistes m'ont aussi beaucoup touché. Mon père m'a tant de fois raconté l'histoire du vélo. Il avait conservé les vieux *Miroir du Cyclisme* et *Miroir Sprint* et je les feuilletais avec délectation. Lorsqu'il m'a été donné de connaître ces grands anciens, un de mes bonheurs fut de pouvoir en présenter quelques-uns à mon père, lui qui les avait tant admirés durant leur carrière.

J'ai ainsi rencontré André Leduc, vainqueur du Tour en 1930 et 1932, Antonin Magne (1931 et 1934), Georges Speicher (1933), Roger Lapébie (1937), Jean Robic (1947), Ferdi Kübler (1950), Louison Bobet (1953, 1954, 1955), Roger Walkoviak (1956), Charly Gaul (1958), Federico Bahamontes (1959).

J'ai ensuite connu tous les vainqueurs depuis 1961 et je pense au total en avoir rencontré 33 qui totalisent 65 Tours, les deux tiers des Tours courus à ce jour.

Avant de passer à d'autres rencontres, et ayant parlé des anciens, je voulais dire mon admiration pour tous ces coureurs d'avant-guerre et même d'avant la Première Guerre mondiale. Deux exemples : Henri Desgrange qui, avant de créer le Tour de France, était un excellent cycliste puisqu'il a détenu le record de l'heure en 1893 en couvrant 35,325 km, ce que peu de cyclos sont capables de faire aujourd'hui, malgré les progrès du matériel et, à tout seigneur tout honneur, Maurice Garin, le vainqueur du premier Tour en 1903 : 2 428 km en 6 étapes, à 25 km/h de moyenne sur un vélo de 16 kg et sur des routes qui n'étaient souvent que des chemins de terre. Toute mon admiration Messieurs les pionniers !

Parmi les anciens vainqueurs qui m'ont marqué après leur carrière il y a Jan Janssen. J'ai suivi son Tour victorieux en 1968, qu'il a gagné sans jamais avoir porté le maillot jaune. Il est le premier Hollandais à avoir remporté le Tour. J'ai beaucoup d'admiration pour lui et, un jour, un ami nous a présentés. Nous avons tout de suite sympathisé et nous nous retrouvons toujours avec le même plaisir. Il est souvent présent au village départ du Tour. Ensuite, il va s'installer, incognito, au sein de la foule des spectateurs. Sur une étape, j'étais derrière le peloton dans une montée de col, quand j'entendis une voix m'interpeller. C'était Jan Janssen et son épouse qui me faisaient de grands signes amicaux. C'était une nouvelle fois le monde à l'envers. Un ancien vainqueur du Tour criait mon nom au milieu de la foule... J'en avais les larmes aux yeux.

L'immense Géminiani

D'autres n'ont pas gagné le Tour mais ont tout de même été d'immenses champions et, qui plus est, des personnalités éminemment sympathiques.

Je pense à Raphaël Géminiani, l'homme le plus haut en couleur que j'aie connu. « Le Grand Fusil ». Mes plus belles soirées sur le Tour, je les ai passées avec lui. C'est un conteur né. Il suffit de le provoquer gentiment pour qu'il vous abreuve d'histoires toute une soirée. L'évocation du nom de Jean de Gribaldi, surnommé « le vicomte », l'a toujours fait bondir, surtout si on laissait supposer qu'il était plus fort que lui.

Je me souviens aussi de deux anecdotes avec Gem, lorsqu'il était directeur sportif puisque je ne l'ai pas connu coureur.

À l'époque, les responsables d'équipe avaient encore l'obligation de prendre un commissaire de la fédération dans leur voiture. Certains les faisaient boire et manger pour qu'ils s'endorment. D'autres conduisaient violemment leur voiture pour qu'ils soient malades et qu'ils descendent.

Géminiani, lui, ne les supportait pas. Un jour, il s'arrêta au bord de la route pour un besoin naturel. Tout le monde descendit de la voiture mais Gem et son mécano repartirent en trombe, oubliant volontairement le commissaire au bord de la route. Le soir, convoqué par la direction, il expliqua sans se démonter qu'ayant été appelé par Radio Tour pour un de ses coureurs, il ne pouvait pas se permettre d'attendre le commissaire qui, avec sa prostate, avait du mal à uriner.

Un autre jour, il était très en colère contre un commissaire qui lui avait mis une amende la veille. Il s'était muni d'un grand seau d'eau et faisait mine de laver sa voiture. Lorsque le commissaire s'approcha, il l'arrosa copieusement. À quelques minutes du départ, le commissaire n'avait plus la possibilité de se changer. Nouvelle convocation. Explication de Gem : « J'étais en train de laver ma voiture. J'ai fait un faux mouvement et le seau s'est renversé sur lui. Je n'y peux rien ! ».

Autre grand conteur ayant gagné entre autres 7 étapes du Tour et la Course de la Paix : Jean-Pierre Danguillaume. Toujours de bonne humeur, toujours une anecdote à raconter. Avec Jean-Pierre à sa table, on n'est jamais certain de l'heure à laquelle on va monter se coucher.

J'ai aussi eu beaucoup de bonheur à rencontrer des coureurs qui ont écrit l'histoire du cyclisme : André Darrigade, Jean Stablinski, tous les deux anciens champions du monde, Lucien Aimar, vainqueur du Tour 1966, Bernard Gauthier, vainqueur de quatre Bordeaux-Paris, Henri Anglade, Guy Lapébie, le frère de Roger, André Le Dissez, Guy Ignolin, Louis Caput, Édouard Delberghe, Georges et Joseph Groussard, Bernard Guyot, Roger Hassenforder, le fantasque, Léon Le Calvez, François Mahé, Jacques Marinelli, Roger Piel, Daniel Dousset, Michel Rousseau, Daniel Morelon et Pierre Trentin les grands pistards, mais aussi des étrangers comme Rudi Altig, équipier de Jacques Anquetil, Fred de Bruyne, Rik Van Looy, deux fois champion du monde, Brick Schotte, deux fois champion du monde également, Peter Post, Joop De Roo, également équipier de Jacques Anquetil, Vittorio Adorni, Gianni Motta…

Je n'oublie pas les féminines avec lesquelles j'ai aussi passé de bons moments : Jeannie Longo, Geneviève Gambillon, Josiane Bost, Marion Cliguet ou Catherine Marsal pour ne citer qu'elles.

Certains grands champions que je n'ai pas eu l'occasion d'aider ou de soigner, viennent aujourd'hui me saluer. C'est le cas de Freddy Maertens, de Miguel Indurain, de Gianni Bugno, de Felice Gimondi ou de Francesco Moser par exemple. Ces coureurs, je ne les ai aperçus qu'à la visite médicale et pourtant aujourd'hui j'ai l'impression que, pour eux, j'ai fait partie de leur entourage lorsqu'ils couraient. Quel honneur !

Les passionnés de vélo

Le cyclisme permet aussi des rencontres d'autres passionnés du même sport, même si nous n'avons été coureurs ni l'un ni l'autre. Ce fut le cas du niçois Louis

Nucéra, écrivain, prix Interallié qui m'a lui-même présenté Alphonse Boudard et José Giovanni, un personnage étonnant, ancien prisonnier puis écrivain, réalisateur de film, qui faisait des randonnées de plusieurs centaines de kilomètres. André Le Dissez aussi qui travaillait pour la même maison d'éditions que Nucéra.

La passion de Louis Nucéra pour le vélo l'a conduit à refaire le parcours du Tour de France 1949, gagné par Fausto Coppi, soit 4808 km. Il en a tiré un livre « Mes rayons de soleil ». Il est mort de sa passion, sur son vélo, renversé par une voiture le 9 août 2000 à 72 ans, dans son pays niçois.

Je n'ai pas eu le bonheur de connaître Fausto Coppi, mais Raphaël Géminiani m'en a souvent parlé. Ces dernières années, j'ai eu le plaisir de faire connaissance avec sa fille Marina, grâce à un ami lui aussi passionné, Antoine D'Agostino. Elle reste très proche du milieu cycliste et à travers elle, j'ai un peu l'impression d'avoir connu son illustre papa.

La vie sur le Tour

C'est Jean Amadou, lui aussi tombé amoureux du Tour de France, qui disait qu'être suiveur c'est mener une vie de saltimbanque. C'est bien vrai. Chaque jour il faut faire sa valise, changer d'hôtel, découvrir un nouveau restaurant. Répéter le même rituel mais en des endroits différents.

J'ai connu l'époque où l'on partait sur le Tour sans savoir où l'on serait logé. Chaque soir, il fallait passer à la permanence chercher son bon d'hébergement. Le brave Jean Desille vous délivrait votre voucher, parfois après une longue attente. Je ne sais pas comment il se débrouillait car il était seul et l'informatique n'existait pas… Il était l'homme le plus sollicité, le soir, après la course.

Il fallait ensuite trouver l'hôtel attribué ou parfois le dortoir de collège ou de lycée. Pas de GPS pour vous indiquer le chemin dans des villes où la plupart des gens rencontrés dans les rues étaient en vacances et ne pouvaient pas vous renseigner.

Lorsque j'ai commencé en 1972, les repas étaient libres. Après avoir trouvé son hôtel, il fallait s'enquérir d'un restaurant. Et ce n'était pas toujours facile car après la tournée médicale dans les hôtels des coureurs, on refusait souvent de nous servir. À 21 heures en province, c'était parfois déjà trop tard malgré la présence du Tour. Restait le buffet de la gare. Pratique mais peu représentatif de la gastronomie locale.

Nous vivions isolés du monde. Nous étions dans notre bulle. Dans les hôtels, il n'y avait pas de télévision ni de radio. Donc pas de nouvelles. Combien d'informations importantes ne me sont parvenues que fin juillet ou bien longtemps après…

Le matin, on se précipitait pour acheter le journal *L'Équipe* mais, en province, les libraires n'en recevaient que quelques exemplaires. Si vous n'y pensiez pas dès le saut du lit, il n'y en avait plus !

Il fallait penser aussi au sandwich de midi. C'était la course pour trouver du pain et du jambon et c'est sur le capot de la voiture que l'on préparait notre déjeuner !

Pour ce qui est des nouvelles de la famille, il fallait soit téléphoner depuis un bureau de poste, souvent fermé après notre arrivée, soit de l'hôtel, mais il n'y avait qu'une cabine… Le meilleur moyen de communiquer était encore le courrier et je me souviens que j'écrivais régulièrement à mes parents, en glissant quelques autographes de coureurs dans l'enveloppe.

Notre vie de suiveurs était donc très différente de celle d'aujourd'hui où les hôtels sont corrects. Nous sommes nourris sur place, nous avons radio, télévision, journaux, portables, Internet et GPS à notre disposition pour nous rendre aux hôtels ou sur le site de départ.

Ce qui n'a jamais changé c'est la nostalgie du dernier jour et le mal-être des journées suivantes. Le Tour est long et, sur la fin, chacun est heureux de rentrer chez soi, de retrouver sa famille. Pourtant, on ne peut empêcher une certaine nostalgie de poindre car on sait que, malgré les belles promesses, on ne reverra pas la plupart de ses amis avant un an. On a passé un mois ensemble, vécu de belles aventures et soudain tout s'arrête. Le lendemain de l'arrivée, on est totalement perdu. Plus d'horaires imposés. On ne retrouve pas ses marques, sa fonction. Heureux d'être chez soi, on erre néanmoins comme une âme en peine, sans savoir par quoi commencer sa nouvelle vie. On n'a qu'une envie, celle de téléphoner à ses amis et l'on s'aperçoit que tous ressentent le même mal-être. Sans parler de la fatigue, qui nous assomme brutalement. Le Tour est épuisant, même pour un suiveur. Les journées sont longues. Les déplacements en plus de la course souvent importants. Les heures de sommeil insuffisantes. Les anciens coureurs qui deviennent suiveurs sont souvent surpris et se plaignent d'être plus fatigués que lorsqu'ils étaient coureurs. Mais tout le monde tient le choc car il y a les obligations, les horaires, l'ambiance, les amis. Il est courant d'entendre dire : « En rentrant, j'ai dormi pendant 8 jours ! ».

Les acteurs m'ont dit ressentir les mêmes sentiments lorsqu'ils terminent un tournage de film, qui peut durer jusqu'à deux mois en continu, ou à la fin d'une tournée théâtrale. Je n'en suis pas surpris.

Valence d'Agen

Dans les années 1970, les étapes étaient très longues. 10 étapes de plus de 220 km sur le Tour 1973 auxquelles il fallait ajouter 6 jours où il y avait deux demi-étapes. Au total, 16 journées très longues et un seul jour de repos ! J'ai même connu trois tiers d'étape dans la journée ! Une seule fois, car les coureurs et les accompagnateurs des équipes ont fait connaître leur mécontentement. C'est dans ce contexte qu'est survenue la fameuse grève de Valence d'Agen. Le 12 juillet 1978, tout le peloton s'arrêta à quelques mètres de la ligne d'arrivée. Sous la conduite de Bernard Hinault, mais aussi en accord avec les leaders de l'époque (Maertens, Karstens, Kuiper, Danguillaume, Esclassan, Teirlinck, Legeay, Pollentier, Bossis), tous mirent pied à terre. Les coureurs voulaient protester contre les horaires matinaux, les transferts, les demi-étapes. Le maire de Valence d'Agen était furieux. On lui avait volé son arrivée de demi-étape. Mais qui se souviendrait sinon encore du sprint de Valence d'Agen aujourd'hui, en dehors de Jean-Paul Ollivier et de Daniel Mangeas, alors que le monde cycliste en parle encore 33 ans après !

Anquetil, Poulidor, Merckx, Hinault et Armstrong

Pour clore ce chapitre, j'aimerais évoquer brièvement les plus grands champions dont j'ai été relativement proche.

Je n'ai pas connu Anquetil coureur. Lorsque j'ai débuté, il suivait le Tour comme consultant pour Europe

1. J'étais très ému de rencontrer ce grand champion. Dès le départ de mon premier Tour, il avait eu recours à mes soins et nous avons immédiatement sympathisé. On se retrouvait régulièrement et nous passions chaque année quelques jours ensemble lorsqu'il était sélectionneur de l'équipe nationale professionnelle et moi le médecin. On a beaucoup parlé d'astronomie car c'était un passionné, d'agriculture, une passion là aussi, des voitures qu'il aimait et de sa famille, si spéciale (sa fille, Sophie, en a parlé dans un livre). La seule chose que je n'ai pas faite avec lui c'est jouer aux cartes. Il adorait le poker et il pouvait y jouer toute la nuit. Mon collègue Philippe Miserez, précédent médecin-chef, adorait jouer lui aussi et ils se sont souvent séparés très tard dans la nuit.

Jacques Anquetil et moi avons été très liés. Il m'a fait l'honneur d'être mon témoin de mariage le 26 avril 1986. Malheureusement, peu de temps après, il a commencé à se plaindre de l'estomac. Le cancer le rongeait déjà. Je me souviens lui avoir fait des perfusions, sur le Tour 1987, dans sa chambre, après certaines étapes. Tout se passait bien et, comme toujours dans ces cas-là, on n'imagine pas que la personne va nous quitter dans les mois qui suivent.

Raymond Poulidor, après sa carrière de cycliste, aimait aussi jouer au poker avec Anquetil et Miserez. Il était étonnant de voir Anquetil et Poulidor, non plus sur un vélo, mais autour d'un tapis de cartes. Nous avons tous à l'esprit le duel du Puy-de-Dôme en 1964 mais peu de monde les a vu côte à côte, cartes en mains. Je raconte cela car en les voyant j'avais l'impression que les rôles étaient inversés. Poulidor paraissait très sûr de lui, dominateur et Anquetil plutôt inquiet, se demandant ce qui allait se passer.

Adolescent, Poulidor était mon idole et j'étais très heureux de l'entrevoir quand je fis mon entrée comme infirmier dans le service médical. J'ai déjà écrit qu'il était tellement populaire qu'il en était inabordable et très peu disponible. Ce fut un peu une déception pour moi, mais les années passant nous fîmes progressivement connaissance. À 75 ans maintenant, il est toujours aussi populaire et les amateurs de vélo lui réclament systématiquement un autographe ou une photo.

Aujourd'hui, c'est toujours avec un plaisir immense que nous nous retrouvons. Le bon sens qu'il l'a rendu célèbre demeure. Il analyse la course, et les événements en général, d'une manière fort judicieuse et je passe toujours d'excellents moments avec lui.

Je me souviendrai toujours, même si je n'y étais pas, qu'il a été le dernier coureur à gagner une étape au Parc des Princes, en 1967, lieu mythique des arrivées du Tour avant sa démolition l'année suivante.

Merckx, pour moi, est et restera encore longtemps le plus grand. Mais je l'ai déjà dit, je n'ai pas connu Coppi. Eddy avait cette volonté de tout gagner, du début à la fin de la saison. Son palmarès est exceptionnel. Quand il était coureur, on le craignait, les coureurs comme les suiveurs. Ce n'était pas quelqu'un que l'on osait aborder. Pourtant, moi qui ai eu la chance de rentrer dans son intimité, notamment à l'occasion du voyage que nous avons fait ensemble au Japon pour une cause médicale, j'ai pu constater combien il était simple, sympathique, abordable. Mais tant de gens voulaient et veulent encore le voir qu'il est presque obligé de se cacher. Je me souviens qu'il m'avait dit ne pas pouvoir aller manger où que ce soit tranquillement en Belgique et même dans le nord de la France. Ceci le dérangeait. Il aurait aimé vivre en ayant moins de sollicitations.

J'ai connu Bernard Hinault encore amateur. Nous avons aussi été très liés. Lorsqu'il est devenu professionnel, les sollicitations ont rapidement augmenté et je l'ai un peu moins côtoyé sinon en course. Mais Bernard a toujours été quelqu'un de fidèle. Après sa carrière il a pris la fonction de relation publique, chef du protocole auprès d'ASO et ce rôle lui va fort bien. Il est très disponible, toujours aimable, mais garde sa manière directe de dire les choses telles qu'il les ressent, sans s'embarrasser de faux semblants.

Sa volonté en tant que coureur restera légendaire. J'ai parlé dans un autre chapitre de sa seconde victoire sous la neige sur le Liège-Bastogne-Liège. Je me souviens également qu'il m'avait dit longtemps à l'avance qu'il serait champion du monde à Sallanches, en 1980. Comme s'il l'avait décidé, comme si cela n'avait dépendu que de lui.

Après sa brillante victoire, quand on lui demandait s'il n'aurait pas été préférable qu'il lâche Baronchelli un peu plus tôt, en raison d'un éventuel ennui mécanique, il répondait qu'il se sentait suffisamment fort pour gagner quoi qu'il arrive.

J'ai également connu Laurent Fignon amateur. Je l'ai accompagné dans plusieurs épreuves où il était sélectionné en équipe nationale. On voyait qu'il était doué et intelligent mais je n'aurais pas pensé qu'il puisse gagner le Tour dès 1983. Bien sûr, il a bénéficié de l'abandon de Pascal Simon, mais le sport cycliste est ainsi et il a gagné. Il ne faut pas sous-estimer sa victoire, qu'il confirma dès l'année suivante.

Laurent avait différents visages. Il pouvait être très sec, cassant mais en même temps, dans l'intimité, c'était un excellent ami, prêt à faire la fête, très simple. Il aimait le vélo. Il lui a beaucoup donné, et son idée d'organiser des cyclo-sportives avec occupations parallèles pour les familles et les non cyclistes était géniale. C'est avec beaucoup de passion qu'il a racheté Paris-Nice à Josette Leulliot, la fille de Jean et sœur de Jean-Michel, trois personnes auxquelles je tiens à rendre hommage ici. Mais Laurent était parfois trop tranchant, trop peu diplomate et il n'a pas pu poursuivre son rêve. Son départ en août 2010 nous a tous surpris et peiné. J'avais eu le bonheur de discuter assez longuement avec lui sur le Tour, le mois précédent. Il se disait fatigué et il souffrait, mais rien ne laissait penser qu'il ne serait plus des nôtres un mois plus tard.

Le dernier que je tiens à évoquer est Lance Armstrong. Un grand monsieur ! La barrière de la langue ne m'a pas permis de le connaître aussi intimement que les cinq francophones dont j'ai parlé ci-dessus mais il y a toujours eu entre nous une estime réciproque.

Je lui tire mon chapeau pour sa carrière. Beaucoup ont oublié qu'il a été le plus jeune champion du monde professionnel en 1993 à Oslo à moins de 22 ans, et sous la pluie. Je ne le connaissais pas à l'époque mais vu les conditions atmosphériques de ce jour-là, il s'agissait assurément d'un grand champion. En 1994 et 1995 il confirma en remportant une étape sur chaque Tour. Cyrille Guimard ne s'y était pas trompé lorsqu'il l'a fait signer pour venir dans son équipe en 1997.

Malheureusement pour lui, il y a eu la découverte de ce cancer d'un testicule, fin 1996. Il avait d'ailleurs abandonné le Tour en 1996 dès la 6e étape en Franche-Comté entre Arc-et-Senans et Aix-les-Bains. Prémices de la maladie ?

Puis il s'imposa sept fois de suite sur le Tour. Ses victoires créèrent la suspicion. Mais j'ai moins de doute envers un coureur qui a gagné trois, cinq ou sept Tours que sur une étoile filante qui n'en gagne qu'un seul ou sur un coureur qui se montre à son avantage seulement un an sur deux. Armstrong devrait être montré en exemple pour avoir gagné le Tour après avoir été victime d'un cancer. Il est la preuve qu'un cancer peut guérir et que l'on peut retrouver sa forme antérieure. Et cette forme, il ne l'a pas retrouvée instantanément. Son retour a été difficile. Il a abandonné dans les premières étapes de son Paris-Nice de reprise, incapable de suivre l'allure du peloton.

De plus, ses performances en 2009 et 2010 lors de son retour ont montré qu'il était un athlète comme les autres. Les années sont là et si Poulidor a encore été capable de faire 3e du Tour à 40 ans, Armstrong a montré qu'à 38, il n'était plus en mesure d'être dans les meilleurs.

Terminons par Jeannie Longo. Probablement la plus titrée des athlètes françaises, tous sports confondus. Elle est très populaire et aurait pu l'être encore davantage si elle avait cédé aux sirènes de la médiatisation, tant son parcours est extraordinaire. Sa seule préoccupation a été le vélo, toujours le vélo et seulement le vélo. Elle n'a jamais cherché à soigner son image et n'a pas toujours fait les efforts nécessaires pour se montrer à son avantage. Je l'ai souvent accompagnée sur des courses. Nos rapports ont toujours été excellents et j'ai un immense respect pour la personne et la carrière qu'elle a faite. On peut penser qu'en France il n'y avait personne face à elle. Mais lorsque l'on se classe 4e aux Jeux olympiques à près de 50 ans, cela prouve que le niveau est toujours là. Bravo Jeannie, tu es un exemple !

17

Le dernier tour de piste

« Rappelle-moi qui est décédé, Anquetil ou Poulidor ? ». Lorsque l'on m'a rapporté cette phrase prononcée par un responsable de la société qui a repris le service médical du Tour, à quelques mètres de Poulidor, j'ai tout de suite compris à qui l'on avait à faire. Aucune connaissance du milieu cycliste, aucune passion. Tournois de ping-pong, foires expositions ou mariages, pour eux l'assistance médicale est grossièrement la même. Il faut des urgentistes car seuls les urgentistes sauraient faire de la médecine !

Ce sentiment fut confirmé par une autre question posée par la même personne lors d'un contre-la-montre : « Pourquoi, aujourd'hui, les coureurs partent-ils un par un ? ». Et aussi : « Pourquoi ont-ils leur nom sur la voiture qui les suit ? ». Tellement gros que c'en est comique. Mais aussi dramatique quand on pense que ce sont désormais ces personnes qui ont la responsabilité du service médical de la plus grande épreuve cycliste au monde !

J'ai toujours mis un point d'honneur à ne recruter que des gens passionnés par le vélo, connaissant ce sport, vibrant au contact des champions. Beaucoup l'ont pratiqué et le pratiquent assidûment.

Un de mes ambulanciers possède plus de 300 maillots

dont les plus vieux remontent aux années 1960 ! Un médecin s'est constitué une collection d'autographes impressionnante. Il faut dire que son père avait une boutique de cycles et qu'il était lui-même passionné. Il a été, lui aussi, « vacciné avec un rayon de bicyclette ».

Les médecins retenus, quelle que soit leur discipline principale, étaient de vrais médecins du sport de terrain. Ils connaissaient le cyclisme et pouvaient tout aussi bien parler des réglages d'un vélo que d'un problème spécifique de périnée.

Désormais, ce seront des urgentistes… Que leur dira la taille d'une manivelle ou une hauteur de selle ?

Mais la société change. On aurait pu penser que le Tour échapperait à la règle. Il ne s'agit pas d'une entreprise classique, vendeuse de télévisions ou de portables. Autrefois, l'expérience avait de la valeur aux yeux des dirigeants. Elle en aurait eu aux yeux de Jacques Goddet, de Félix Lévitan et même plus récemment de Jean-Marie Leblanc. Mais non ! C'est désormais une affaire comme une autre, où les gens expérimentés dérangent, où les gens qui ont plus de 60 ans n'ont plus leur place, n'intéressent plus…

Tout a commencé ce jour de novembre 2009 où un simple adjoint m'a informé que la direction avait décidé de solliciter une société extérieure pour gérer le service médical dès la saison 2010. Jusque-là, j'avais toujours eu des rapports amicaux et conviviaux avec la haute direction du Tour. J'avais même rendu quelques services sur un plan médical personnel à certains de ses membres. J'étais donc en droit d'attendre que l'on me prévienne officiellement de cette décision importante. Après 28 ans comme médecin-chef, et 38 ans de présence, cela aurait été une marque de respect et de confiance. Ils me l'ont fait savoir par un collaborateur. C'est toujours plus facile qu'en tête à tête ! Les appels d'offres étaient déjà lancés sans que j'aie eu à donner mon avis.

J'ai néanmoins joué le jeu, en recevant les différentes sociétés candidates à cette reprise, car ma passion pour le vélo demeurait. J'avais envie qu'une belle équipe médicale continue à exercer son savoir-faire, quoi qu'il arrive.

Je savais bien qu'il faudrait passer la main dans les années à venir. Nous en avions déjà parlé avec le directeur, Christian Prudhomme. Le 100ᵉ Tour en 2013 ou mes 65 ans auraient pu en être l'occasion. Ceci aurait pu se faire avec élégance et en prenant le temps de former progressivement une nouvelle équipe.

Mais je rêvais. Dès les premiers contacts avec la société qui avait été retenue, je compris que rien ne serait plus comme avant. Il m'avait été demandé, immédiatement, à moi qui n'avais manqué aucune course en 39 ans, d'envisager de ne plus les suivre toutes, d'en retirer de mon programme. J'affirmai que j'étais là par passion et que j'appréciais autant un Tour de Picardie ou la Classique des Alpes juniors que le Tour de France. Mais, pour eux, je devais m'effacer progressivement dès l'année suivante. Je n'ai pas compris cette analyse qui laisse à penser que les nouveaux seront mieux formés si ceux qui ont de l'expérience ne sont plus là ! L'inverse de ce que nos patrons nous ont appris en médecine...

D'emblée, il y eut une discordance choquante entre leur ignorance du sport cycliste et leur volonté de tout changer : ajouter des ambulances, une moto, des médecins, mais uniquement urgentistes, des infirmières, mais uniquement anesthésistes, et même des hélicoptères médicalisés. Autant de moyens totalement démesurés par rapport à l'expérience que nous avons de notre sport. Si nous en avions eu réellement besoin, si mes urgentistes, car il y en avait dans l'équipe, me les avaient réclamés, arguments à l'appui, je les aurais bien sûr demandés. La direction du Tour, toujours soucieuse de la sécurité sur ses épreuves, nous les aurait probablement accordés.

Aujourd'hui, tout change. On a l'impression qu'il ne faut plus de passionnés. La société repreneuse nous a reproché de trop bien connaître les coureurs, leur encadrement, la presse... Le service médical doit être déshumanisé. Il ne faut plus désormais que des numéros.

Sur le plan sportif, un des responsables a voulu chiffrer les écarts entre les coureurs en kilomètres et non plus en temps, comme cela se fait depuis les origines du cyclisme (qui remontent à plus de 120 ans). On croit rêver !

Le Tour dure environ 3 semaines. C'est pour moi une unité indivisible. Dans le service médical, on a toujours suivi le Tour en entier ou pas du tout. Désormais, il va être découpé en deux, voire trois parties ! Les cyclistes et leurs accompagnateurs ne connaîtront plus les médecins de la course. Ces médecins viendront faire une prestation de quelques jours puis repartiront. Sauront-ils qu'ils ont côtoyé un champion du monde, un champion olympique, un vainqueur du Giro ou de la Vuelta ? Probablement pas. Quand on pense aux passionnés qui paieraient pour venir occuper ces fonctions privilégiées !

Le cyclisme a ses spécificités. Il faut savoir placer les véhicules, les répartir, les positionner en fonction de la course. Les pilotes doivent savoir doubler un peloton, les ambulanciers descendre un col à 80 km/h de moyenne, et ce n'est pas inné. Je souhaite pour les coureurs et les organisateurs que ne surviennent pas des catastrophes liées à ces changements.

J'ai eu l'immense bonheur de vivre pendant 39 ans dans ce milieu. J'ai beaucoup donné, en temps, en disponibilité, en sacrifices financiers, et affectifs vis-à-vis de ma famille. Tout ceci pour être jeté comme un kleenex sans aucun respect pour les années passées et les services rendus au cyclisme.

Mes collègues, médecins d'équipes cyclistes professionnelles, d'équipes de football de haut niveau ou les anciens médecins de l'équipe de France de football ont toujours été surpris par la modicité du salaire qui m'était alloué, environ 2 200 € par mois en 2009, pour un véritable travail à l'année : préparation en hiver et courses de mars à octobre, sans parler de l'importante responsabilité. Prendre en charge des sportifs professionnels est à haut risque, mais ceci n'a jamais été pris en compte. Ma passion m'a toujours fait accepter des salaires très bas…

Cette belle histoire va se terminer par une procédure devant des tribunaux. Quel dommage, quel gâchis ! Jamais je n'aurais imaginé que ma passion me conduirait en de tels lieux alors que mon équipe a toujours été professionnelle, a fait un travail exemplaire, sans faille, avec passion et qu'elle donnait satisfaction aux coureurs, à leur entourage, aux suiveurs, à la direction, à la presse et au public !

Nelson Mandela a déclaré : « Dans la vie, la plus grande gloire n'est pas de ne jamais tomber, mais de se relever après chaque chute ». Nous allons rebondir, à commencer par ce livre que je n'aurais probablement pas envisagé écrire dès aujourd'hui.

Paradoxe : au moment où l'on vous « remercie » sans oser vous le dire en face, survient l'hommage rendu par le président de la République lui-même, pour service rendu au cyclisme. Il m'a remis les insignes de chevalier de la Légion d'honneur en février 2010, au Palais de l'Élysée. Et le Président a conclu son allocution par « Vous faites partie du quotidien des Français. Un Tour sans Gérard Porte, qu'est-ce que cela serait ? On dirait il manque quelqu'un, “il manque quelque chose !” ».

Ce jour est pourtant arrivé Monsieur le Président ! Et contre ma volonté !

Et je souhaite que, lorsque la personne évoquée au début de ce chapitre se retrouvera face à Raymond Poulidor, elle ne l'appelle pas Jacques Anquetil !

18

L'éternel problème

J'ai raconté dans un chapitre précédent qu'en 1972, Cyrille Guimard avait tenu tête à Eddy Merckx malgré des douleurs aux genoux. Il avait été contraint à l'abandon à quelques jours de l'arrivée. Le champion belge, qui avait hérité du maillot vert, le lui remit symboliquement sur le podium à Paris.

Cyrille recevait quotidiennement des soins du médecin-chef de l'époque. Il espérait tenir jusqu'à Paris et sauver son maillot chèrement acquis et assurément mérité. Je me souviens que des journalistes avaient trouvé à redire aux soins du service médical, l'accusant indirectement de dopage. Ils partaient du principe que si Cyrille avait mal, c'était la nature qui l'avait voulu. Tenter de modifier un état naturel, et en l'occurrence lui permettre de moins souffrir, devenait suspect. Aucun des produits utilisés par mes confrères n'était interdit et Cyrille ne fut jamais contrôlé positif à cette occasion.

Cette anecdote a le mérite de poser le problème de la définition du dopage.

Prendre de l'aspirine ou du paracétamol pour un mal de tête durant son travail revient-il à se doper ? Et que penser de certains écrivains, chanteurs, artistes, compositeurs qui travaillent sous l'emprise de l'alcool ou des drogues ?

Le prix à payer : Tom Simpson

Nous avons tous été marqués par le décès de Tom Simpson le 13 juillet 1967, dans la 13e étape du Tour sur les pentes du Ventoux. Ce drame est devenu le symbole du dopage dans le cyclisme. Il a conduit le Dr Pierre Dumas, le médecin-chef de l'époque, à quitter sa fonction dès l'année suivante, pour endosser celle de médecin des contrôles anti-dopage.

Je n'étais pas encore sur le Tour, mais j'ai beaucoup lu et j'ai écouté de nombreux coureurs qui étaient dans le peloton cette année-là.

Mon intime conviction est que Simpson est mort d'un fâcheux concours de circonstances. Ce maudit 13 juillet, les coureurs partaient de Marseille et arrivaient à Carpentras. Dès l'aurore, il faisait une chaleur épouvantable et le programme était chargé : 211,5 km avec l'ascension du Ventoux. Les coureurs n'avaient pas droit au ravitaillement en eau fraîche durant la course. Nous étions encore à l'époque de la « chasse à la cannette », évoquée plus haut, pour s'hydrater. Tous les coureurs « mouraient » littéralement de soif. Les photos montrent un Tom Simpson réellement mal en point dans le Ventoux. D'après un autre coureur, il aurait attrapé au passage sur une table de camping du bord de la route une bouteille. Il en but, paraît-il, quelques gorgées avant de s'apercevoir que le liquide brûlait. C'était du cognac, ou en tout cas un alcool fort. Médicalement, nous connaissons tous les effets néfastes d'une grosse déshydratation, potentialisée par la chaleur. La femme de Roger Pingeon, vainqueur de ce Tour 1967, avait vu Simpson de près. Voici son témoignage : « Je l'ai vu mais je ne l'avais pas reconnu tant il était défiguré par l'effort. Je n'en croyais pas mes yeux. Il était livide. Son visage avait la couleur d'un drap ».

Autre point, peut-être fatal à Tom Simpson : il était très populaire. Il avait été champion du monde en 1965 et avait notamment gagné le Tour des Flandres, Bordeaux-Paris, Milan-San Remo, le Tour de Lombardie. Le public le connaissait et le reconnaissait, l'encourageait. Lorsqu'ils le virent tomber une première fois, des spectateurs eurent le réflexe de l'aider à se relever pour repartir. Simpson retomba un peu plus loin, encore plus épuisé. Il ne s'en releva jamais.

Le Dr Dumas refusa de signer le permis d'inhumer. Il y eut autopsie et l'on retrouva des amphétamines dans le sang de Simpson. Seul cet élément fut retenu comme étant à l'origine de sa mort. Pourtant, Tom Simpson n'était pas un grimpeur. L'étape n'était pas pour lui et il n'avait rien à espérer ce jour-là.

Il avait bien évidemment utilisé des amphétamines puisqu'on en retrouva dans son sang mais est-ce là la seule cause de son collapsus cardio-vasculaire ? Les médecins savent que l'effet des amphétamines est potentialisé par la déshydratation ainsi que par l'alcool. Un malheureux cocktail était donc réuni : chaleur, déshydratation, amphétamines et alcool.

Je suis persuadé que s'il avait plu au cours de cette étape, si la bouteille saisie au passage avait contenu de l'eau, si les spectateurs bien intentionnés l'avaient laissé allongé, aspergé, mis à l'ombre et lui avaient fait boire de l'eau… Simpson serait peut-être encore vivant. Beaucoup de si, mais il est possible qu'une seule des ces conditions ait suffi pour que le drame soit évité.

Le lendemain, les coureurs rendirent hommage à leur copain Tom en laissant gagner Barri Hoban, un autre Britannique, à Sète.

Maillot jaune à l'Alpe d'Huez

En 1978, le dopage fit encore la une des journaux avec l'affaire Pollentier à l'Alpe d'Huez. Le 16 juillet, le porteur du maillot à pois, Michel Pollentier, venait de gagner l'étape Saint-Étienne–L'Alpe d'Huez. Il prit même le maillot jaune et se rendit au contrôle antidopage. Le médecin contrôleur eut le temps de voir que les urines de Pollentier (ou d'un autre) sortaient d'un petit tuyau en plastique, dissimulé derrière l'index du coureur belge ! Immédiatement, il le fit se déshabiller complètement. Il découvrit alors que le coureur avait placé une poche contenant des urines sous son aisselle ! La poche était prolongée par un long tuyau caché par les manches longues du maillot. Et la supercherie se terminait dans la main du coureur ! Pollentier fut immédiatement déclassé et mis hors course. Hennie Kuiper fut déclaré vainqueur de l'étape, et Zoetemelk récupéra le maillot jaune.

Le probénécide

Dix ans plus tard, en 1988, Pedro Delgado porte le maillot jaune depuis le 14 juillet à l'Alpe d'Huez. Le 19 juillet à Bordeaux, à cinq jours de l'arrivée, nous apprenons qu'il aurait été contrôlé positif. Deux jours plus tard à Clermont-Ferrand, le résultat de la contre-expertise confirme le contrôle positif. Le produit retrouvé est du probénécide : utilisée médicalement contre la goutte. Cette molécule aurait la capacité de masquer l'usage d'anabolisants. Et là, problème : à l'époque, le produit figure bien sur la liste des produits interdits par le Comité international olympique, mais pas encore sur la liste de l'Union cycliste internationale. Delgado ne sera pas inquiété et sera déclaré vainqueur du Tour 1988 !

Une intoxication bizarre

En 1991, c'est toute l'équipe PDM qui disparaît au soir du 15 juillet à Quimper. Le matin même, Uwe Raab et Nico Verhoeven étaient non partants. Durant l'étape, Martin Earley et Jean-Paul Van Poppel abandonnent. Le champion d'Allemagne Falk Boden réussit à terminer l'étape mais est hors délai : éliminé !

Les quatre restants ne sont pas mieux lotis. Paul Alcala, Erik Breukink, Sean Kelly et Jos Van Aert quittent la course sur avis de leur médecin d'équipe le matin du 16 juillet ! Ils présentent tous des maux de tête, des douleurs articulaires et musculaires, de la température, une transpiration inhabituelle... Une intoxication alimentaire est immédiatement évoquée. Question : Pourquoi l'encadrement de l'équipe et aucune autre équipe ne présentent-ils pas les mêmes symptômes ?

Le 16 au matin, je fus appelé par le directeur sportif, Jan Gisbers, à l'hôtel des coureurs, bien avant le départ, afin de constater les symptômes présentés. Il me demanda de rendre compte à la direction du Tour, mais tout le monde était déjà informé !

Quelques jours plus tard, le médecin me communiqua les résultats des analyses sanguines qu'il avait lui-même prescrites pour toute l'équipe. Tout était normal.

Mais ce médecin fut remercié dix jours plus tard par son équipe.

Ce jour-là, un grand journaliste de *L'Équipe* me demanda si je pouvais lui donner des informations sur un médicament appelé « Eprex ». J'entendais ce nom pour la première fois. Je me renseignai immédiatement et j'appris qu'il s'agissait d'érythropoïétine, un produit plus connu désormais sous le nom d'EPO. La presse en savait donc plus que moi.

C'était la première fois que j'entendais parler d'EPO. Mon confrère le Dr Paul Raymond, néphrologue, qui a suivi de nombreuses courses avec moi, dont le Tour 2010, m'apprit à l'époque que cette molécule était régulièrement utilisée pour stimuler la fabrication de globules rouges chez des patients sous rein artificiel. Ceux-ci, en effet, en perdent beaucoup mais leur prescription d'érythropoïétine se fait sous étroite surveillance…

Pour les PDM, on ne saura jamais, mais la suspicion était déjà présente.

Pendant la Coupe du monde de football

Un des plus fameux épisodes de l'histoire du dopage est évidemment l'affaire Festina. Nous sommes en 1998 et le Tour part d'Irlande. Trois jours avant le départ, nous apprenons qu'un soigneur de l'équipe Festina a été arrêté à la frontière franco-belge dans une voiture du Tour. Le véhicule contenait de nombreux produits dopants. Le soigneur déclare avoir agi sur ordre de l'équipe. Il est mis en examen et quelques jours plus tard, le directeur sportif et le médecin de l'équipe Festina seront, à leur tour, placés en garde à vue puis mis en examen.

Le 17 juillet, la direction du Tour exclut l'équipe Festina. Les coureurs font grève au départ de la 12e étape entre Tarascon-sur-Ariège et le Cap d'Agde. Cinq jours plus tard, ils mettent pied à terre au 32e km de l'étape Albertville–Aix-les-Bains. Le long du lac d'Annecy, ils retirent leurs dossards et se rendent en randonnée à Aix-les-Bains où ils arriveront avec plus de trois heures de retard. Du jamais vu dans l'histoire du Tour ! Daniel Mangeas, le speaker, dut se creuser la tête pour meubler et maintenir l'intérêt des spectateurs. Les équipes Once, Banesto, Riso Scotti, Kelme, Vitalicio et TVM quittent le Tour. Seuls 96 coureurs sur les 189 au départ arriveront à Paris !

Au cours de ce même tour, l'italien Rodolfo Massi, meilleur grimpeur, fut arrêté à Aix-les-Bains et mis en prison pour détention de produits interdits.

Pour la première fois de son histoire, nul ne savait si le Tour arriverait à Paris ! Le directeur Jean-Marie Leblanc, par respect pour les coureurs et le public, répétait son intention de poursuivre et il eut raison. Par la suite, il proposa sa démission à la société organisatrice. Celle-ci la refusa car elle savait bien que, sans Jean-Marie, le Tour ne serait jamais allé au bout. L'organisateur du Tour n'était pour rien dans ce phénomène de dopage, structuré de manière très professionnelle par certaines équipes. Lorsqu'un individu se rend coupable de faits interdits, il ne va pas s'en vanter sur la place publique et l'organisateur est souvent le dernier informé.

Le soigneur de l'équipe Festina s'occupait personnellement du champion français Richard Virenque. Sur un championnat du monde où Virenque avait demandé sa présence – car il n'était pas kinésithérapeute diplômé –, il me dit qu'il s'occupait d'un club de jeunes cyclistes et me demanda si j'accepterais de venir animer une conférence-débat sur le dopage. Il insistait sur la prévention auprès des jeunes. Je trouvai son raisonnement très judicieux et responsable. Mais quelle ne fut pas ma surprise quand j'appris que c'est le même homme, apparemment bourré de bonnes intentions, qui s'était fait arrêter à la frontière !

En 2006, l'affaire Puerto toucha le cyclisme mais pas directement le Tour de France.

Cette même année, le vainqueur du Tour, l'américain Floyd Landis, ancien équipier de Lance Armstrong, fut contrôlé positif à la testostérone. Après son déclassement, l'espagnol Oscar Pereiro fut déclaré vainqueur. Une victoire sur tapis vert, au goût amer bien sûr, puisqu'il n'eut l'honneur de porter le maillot jaune sur le podium des Champs-Élysées. Un préjudice psychologique certain.

Le Tour 2010 ?

Fin avril 2011, le sort de l'édition 2010 reste encore incertain. La surprise est tombée le 30 septembre 2010, plus de deux mois après l'arrivée à Paris. Nous apprenions qu'Alberto Contador, vainqueur du Tour pour la troisième fois, avait été contrôlé positif au clenbutérol le 21 juillet à Pau, avec des traces infinitésimales. Le problème est que le clenbutérol est un produit d'origine vétérinaire. Il permet notamment d'augmenter la masse musculaire et donc la quantité de viande d'un animal de boucherie. Il est impossible de le retrouver naturellement dans l'organisme humain. Même des traces infimes signifient que le produit a été absorbé !

La défense de Contador pose question. Pourquoi aurait-il mangé le 20 juillet dans un restaurant français de la viande achetée en Espagne ? Par le plus mauvais des hasards cette viande contenait du clenbutérol en quantité suffisante pour que l'on en retrouve dans ses urines ! Difficile de ne pas évoquer le cas de Richard Gasquet qui, lui, avait embrassé une jeune fille sur la bouche et s'était retrouvé positif… à la cocaïne !

À la date où j'écris ces lignes, rien n'est terminé pour Alberto Contador mais j'espère simplement que les suites ne seront pas préjudiciables à l'image du cyclisme en général.

Quelques réflexions

L'histoire du cyclisme, c'est une évidence, est jalonnée de problèmes de dopage. Mais je veux profiter de ce livre pour souligner que c'est le premier sport qui s'y est réellement intéressé. Et donc, le premier sport qui a mis en place les moyens de lutter contre ce fléau. Il a assumé d'en être victime dans l'opinion et il n'est pas un endroit où l'on parle de cyclisme sans dire : « Alors le dopage, c'est vrai ? ».

En 1968, le respecté Dr Dumas a quitté la fonction de médecin de course pour s'occuper des premiers vrais contrôles anti-dopage. À l'arrivée de chaque étape sur le Tour plusieurs coureurs passent au contrôle. Le maillot jaune, le vainqueur de l'étape et d'autres coureurs tirés au sort. Il est bon de rappeler que jusqu'en 1988, pendant 20 ans, il n'y aura pratiquement de véritables contrôles anti-dopage QUE dans le cyclisme ! Par définition donc, tout sportif déclaré positif ne pouvait être qu'un cycliste. D'où cette image fausse, désormais incrustée dans l'album des sports : cyclisme = dopage. On entretient le mythe. Et dans ce beau sport, tout est mis sur le dos du dopage. Un jeune de 25 ans décède ?

S'il fait du vélo, c'est le dopage. S'il fait un autre sport, on accuse la fatalité ou une faiblesse cardiaque.

Eh bien non, ce n'est pas le cas ! Il existe des mauvais « joueurs » dans le cyclisme comme dans tous les sports, mais aussi nombre de pratiquants honnêtes qui refusent de se laisser tenter.

Ce n'est pas par hasard que j'avance la date de 1988. Cette année-là, en effet, les instances internationales eurent le courage de déclasser le vainqueur du 100 m des Jeux olympiques de Séoul, le canadien Ben Johnson. Enfin, aux yeux du monde, il devenait clair que le dopage n'était pas une exclusivité du cyclisme.

Depuis et malheureusement pour le sport en général, les cas positifs pullulent dans tous les sports qui se donnent les moyens de faire des contrôles. Même le monde du handisport, le sport handicapé, n'échappe pas au dopage !

La conclusion évidente est qu'il faut continuer la lutte anti-dopage, la renforcer, faire de l'éducation, faire progresser les moyens de détection. Nous vivons hélas, à l'heure actuelle, une époque où des scientifiques véreux conseillent des sportifs, où des chercheurs n'ont qu'une obsession : trouver le moyen (indétectable) de faire progresser artificiellement l'organisme humain. Nous sommes en droit d'afficher les pires craintes avec le développement des manipulations génétiques. J'espère que ces techniques ne sont pas encore au point, mais la question se pose désormais de savoir quand apparaîtra le premier champion génétiquement modifié…

Les jeunes sportifs - minimes, cadets - ne demandent rien à personne. Mais les années passent. Ils croisent beaucoup de monde, des conseillers, des dirigeants, des médecins pas toujours bien intentionnés. Les parents, eux aussi, ont parfois des attitudes néfastes et coupables envers leurs enfants. Le problème est vaste et la lutte n'est pas facile. Dans ce contexte, le cyclisme est incontestablement à la pointe de la lutte anti-dopage.

Les cyclistes acceptent d'être réveillés avant 7 heures du matin le jour d'une grande étape de montagne ou d'un important contre-la-montre du Tour pour faire une prise de sang. Le fait-on le matin d'une finale de Coupe de monde de football, de rugby ou de Coupe Davis ?

Le dopage existe dans le cyclisme comme dans tous les autres sports. La différence est que le cyclisme a le mérite de mettre la question sur la place publique. Après toutes les vicissitudes qu'elle a connues, cette discipline devrait aujourd'hui être citée en exemple.

Je me souviens de Jean-Claude Misac, un jeune coureur originaire de Bar-sur-Aube, dans ma région d'origine. Membre de l'équipe Gan-Mercier en 1975, il venait de finir le Tour de France à la 65e place. Il avait remporté le Prix TF1, un prix qui récompensait celui qui apparaissait le premier à l'écran à la prise d'antenne. Quelques jours après le Tour, Misac devait faire une petite sortie d'entraînement avec des jeunes de son pays. Il devait passer dans mon village. Un aller-retour de 60 km au total. Autant dire, vraiment peu de chose pour un coureur qui sortait du Tour. Pourtant dès le départ, à 3 km de chez lui, il s'effondra dans un fossé et mourut sur place. Aucune raison de se doper ce jour-là ! Aucune raison de partir de chez lui s'il s'était senti mal ! Immédiatement, des gens mal intentionnés ont pourtant évoqué le dopage, sans preuve...

Même interprétation pour le belge Marc de Meyer, vainqueur de deux étapes sur le Tour en 1978 et 1979. Il est mort dans son lit, durant son sommeil. La veille il avait roulé sans problème. S'était-il dopé pour dormir ? Bien sûr, ce problème a été évoqué. Mais il l'est trop systématiquement.

Et souvenons-nous également du jeune Fabrice Salanson parti aussi durant son sommeil le 3 juin 2003 à 23 ans.

Les « non-cyclistes », quel que soit leur âge, ont le droit de mourir dans leur sommeil sans être suspectés. Pas les cyclistes professionnels !

Tout cela ne nous empêche pas d'affirmer que certains jeunes sont probablement morts du dopage. L'origine de la lutte anti-dopage se trouve justement là : la protection de la santé des jeunes. Les empêcher de prendre des substances dont ils n'ont pas besoin et qui pourraient nuire à leur santé.

Le second but de la lutte anti-dopage est l'éthique sportive. Ne pas tricher. C'est souvent la suspicion des uns qui pousse les autres à utiliser des produits interdits. L'argument classique est : « Les autres en prennent, alors on ne lutte pas à armes égales ». Et tout cela sans preuve évidemment.

Je me souviens d'un coureur, dans les années 1975, dont je suis toujours très proche, qui me disait : « Ce n'est pas étonnant que Merckx marche aussi bien. Son frère est pharmacien, il lui donne des produits que nous ne connaissons même pas ». Merckx a été le plus grand de son époque tout simplement, et ce n'est pas la pharmacie qui a construit sa longue et belle carrière.

Car n'oublions pas qu'en cyclisme, mais c'est vrai dans tous les autres sports, si on n'a pas le niveau, ce n'est pas l'aide de produits artificiels qui permettra de faire carrière. C'est un fait : nous ne sommes pas égaux face à la nature. Nous partons tous avec un moteur de cylindrée différent. Si un individu a un gros moteur et que parallèlement il est sérieux, intelligent, courageux et qu'il s'entraîne bien, il pourra peut-être réussir. Mais s'il n'a qu'un petit moteur, il ne pourra que se faire plaisir à vélo en roulant à 22 km/h de moyenne et non à 40 ou 45.

Le dopage ne crée pas des champions. Il apporte tout au plus une petite aide mais au prix de gros risques. Tous ceux qui ont abusé du dopage ont fait « exploser » leur moteur. Si vous essayez de faire les 24 heures du Mans avec votre voiture en roulant au maximum durant un temps très prolongé, il est certain qu'elle rendra l'âme sans atteindre les 24 heures.

L'être humain est une merveilleuse machine mais elle a ses limites, et ce n'est pas en mettant une super essence dans votre voiture que vous roulerez à l'allure d'une Formule 1 !

Effet placebo

Dans le dopage, il faut aussi parler du rôle des placebos ou de l'aspect psychologique.

Un coureur du Tour, après une chute, était reparti avec de sérieuses contusions. Le lendemain, il vint me voir avant le départ de l'étape en me demandant quelque chose de fort car il avait mal. Il craignait de ne pas pouvoir terminer la journée. Je l'examinai attentivement et jugeai que l'ensemble de ses plaies avaient vraiment évolué favorablement. Je décidai de lui donner de l'aspirine tout simplement car, avec mon expérience, il me semblait que cela suffirait. Je pris toutefois la peine de la lui donner sous forme de comprimés qu'il ne connaissait pas. Je ne le revis pas de la journée et apparemment, tout se passa bien pour lui. Le lendemain, il revint me voir et me dit : « Merci pour hier. C'était parfait. Je n'ai rien senti. Si tu peux me redonner les mêmes pour aujourd'hui, ça ira ». La confiance avait joué, mais je suis sûr que si je lui avais parlé d'aspirine le premier jour, cela n'aurait pas suffi ! Il n'a jamais su la vérité.

Un jour, un directeur sportif, ancien coureur, vint me voir au départ d'une étape. Il devait conduire toute la journée, il faisait très chaud, et le malheureux souffrait d'hémorroïdes. Il me demanda un produit pour le calmer. À quelques minutes du départ je n'avais plus le temps d'aller aux ambulances chercher le produit le plus approprié. Je lui donnai donc un produit dont l'indication n'est pas théoriquement de soigner les crises hémorroïdaires aiguës. Le soir, il me remercia. Il n'avait rien senti de la journée et me demanda de lui donner le nom du produit. Depuis ce jour, j'utilise ce médicament en complément des traitements classiques, même pour cette pathologie !

Moyennes élevées

Les moyennes élevées des dernières années sur le Tour n'ont pas échappé à l'accusation de dopage. Cependant, il ne faut pas oublier de nombreux autres paramètres.

Le premier est que les coureurs ont toujours roulé vite. En 1903, lors du premier Tour de France, la moyenne du vainqueur Maurice Garin était de 25,679 km/h. En 1934, Antonin Magne dépassait les 30 km/h et Roger Walkowiak gagna le Tour 1956 à 36,268 km/h. Il fallut attendre plus de quarante ans pour qu'en 1999, Armstrong dépasse pour la première fois les 40 km/h de moyenne. Une progression régulière. Souvenons-nous que le record de l'heure de Henri Desgrange était déjà de 35,325 km/h en 1893 ! Pour faire du vélo à mon très modeste niveau, je sais ce que ces moyennes représentent sur des routes de mauvaise qualité, avec des vélos lourds et l'absence de dérailleurs.

Le second paramètre est la réduction des distances : de 1911 à 1924, tous les Tours faisaient plus de 5 000 km en 15 étapes seulement. Imaginez la longueur des étapes : plus de 330 km en moyenne ! C'est seulement à partir de 1971 que le Tour est passé sous le seuil des 4 000 km. Il faut aussi préciser qu'à cette époque, il y avait souvent des demi-étapes qui allongeaient énormément les journées. On roule bien évidemment moins vite sur une distance de 300 km que sur les 150 à 180 km de certaines étapes d'aujourd'hui.

Dans les années 1970, on comptait sur les doigts d'une main les journées de moins de 200 km ou les journées sans demi-étapes. La course se traînait à 32-35 km/h pendant trois ou cinq heures et c'est seulement au cours des deux dernières heures que les concurrents roulaient à 60 km/h de moyenne. Combien de coureurs se sont faits réprimander par le patron du peloton sous prétexte qu'ils roulaient trop vite ou qu'ils attaquaient trop tôt ? Il y avait une règle dans le peloton, et les leaders savaient la faire respecter. Hinault faisait partie de ces patrons.

Aujourd'hui, dès le départ donné, le peloton roule à 45-50 km/h, sur des distances de 150 à 180 km, et personne ne dit plus rien. La course est animée et les leaders ou les capitaines de route laissent partir les échappées pour aller les rechercher dans les 20 derniers kilomètres de course. La tactique a changé et les moyennes sont évidemment plus élevées.

Après avoir connu Robert Mintkewicz coureur, j'ai eu le bonheur de l'avoir de longues années à mes côtés comme pilote de la voiture du médecin-chef. Il s'étonnait quotidiennement dans le final à 60 km/h et il ne pouvait pas s'empêcher de me dire : « Qu'est-ce qu'ils roulent vite ! ». À chaque fois je lui répondais que c'était exactement pareil à son époque, sauf que, sur son vélo, il ne voyait pas les choses de la même manière. Le plus étonnant est que Robert était sprinter, c'est-à-dire un homme toujours proche de la tête de course dans les deux dernières heures, là où le peloton roule fort et où les coureurs frottent au maximum.

Il faut reconnaître que les organisateurs ont largement allégé la charge de travail quotidien en réduisant la longueur des étapes. La course est plus humaine, mais aussi plus nerveuse. L'image des « forçats de la route », comme les appelait le journaliste Albert Londres, a changé. Je retiens cependant cette phrase de bon sens de l'ancien patron du Tour, Jacques Goddet : « Si Ben Johnson s'est bien dopé pour faire 100 m en course à pied, cela veut dire que la distance n'est pas le facteur primordial pour les tricheurs ! »

Aujourd'hui, les coureurs bénéficient en général de plus d'heures de sommeil et de récupération qu'auparavant. Les fameux bus hyper équipés des groupes sportifs attendent les concurrents dès la ligne d'arrivée franchie. Ils se changent, prennent leur douche, se réhydratent et grignotent immédiatement. Ils s'allongent dans des fauteuils confortables et peuvent somnoler le temps de rentrer à l'hôtel. Elle est loin l'époque où les professionnels rentraient... à bicyclette ! Bien sûr les transferts sont plus longs et plus nombreux, mais ils se font dans d'excellentes conditions. Ce sont des facteurs qui aident grandement à mieux récupérer et à se sentir bien le lendemain. D'ailleurs, le nombre de coureurs à l'arrivée à Paris est en nette progression. Durant de nombreuses années, nous avions entre trente et cinquante abandons par Tour. Actuellement, on dépasse à peine la vingtaine. Et encore : une dizaine de coureurs abandonne chaque année suite à une chute. Les abandons pour cause d'épuisement ont fortement diminué.

Un autre facteur intervient, bien évidemment : la qualité des routes et du matériel. Tout a énormément progressé. En produisant le même effort, le peloton roule un peu plus vite grâce à un vélo plus léger dont les roulements sont performants et à des routes en bon état. Les chemins de terre ont disparu, même si j'en ai encore connu quelques-uns dans mes premières années, dans les Pyrénées. Bref, le rendement est meilleur.

La télévision joue également un rôle dans la moyenne du peloton. Les sponsors investissent de grosses sommes d'argent dans le cyclisme, même si elles n'ont rien à voir avec celles du football, du golf ou du tennis. Et pour l'investisseur la rentabilité se calcule toujours en minutes de télévision ! Les coureurs sont donc invités, par leurs directeurs sportifs, à se montrer le plus possible. Il faut faire voir le maillot. La victoire n'a pas de prix et il n'y en a qu'une par jour. Si l'on voit une échappée pendant deux heures en direct, des millions de téléspectateurs apercevront à un moment ou un autre le nom du sponsor. Les attaques sont donc plus fréquentes en début d'étape, ce qui entraîne une allure plus rapide, souvent autour de 50 km/h la première heure, avant que l'échappée ne prenne corps.

Enfin, l'hygiène de vie et la diététique ont énormément progressé. Les connaissances scientifiques ont permis, par exemple, aux coureurs de boire à volonté en roulant, ce qui évite la déshydratation. Je n'en ai jamais vu dans ma carrière, alors qu'autrefois le ravitaillement était totalement interdit en dehors du départ et des zones de contrôle de ravitaillement. À mon avis, ces contrôles devraient d'ailleurs disparaître un jour ou l'autre car les ravitaillements se font de plus en plus souvent depuis les voitures des directeurs sportifs.

Croyances

Pour en revenir aux croyances, je dois parler d'un type de médicament, les bétabloquants, qui en sont l'illustration. Ces molécules déjà anciennes sont utilisées essentiellement contre l'hypertension artérielle. Cette maladie étant très fréquente, ces produits sont largement prescrits. L'un de leurs effets secondaires est d'abaisser la fréquence cardiaque. Les cyclistes connaissent cette caractéristique et savent que les meilleurs ont souvent un pouls très bas, même si on ne pourra jamais faire le classement du Tour à partir de ce paramètre ou de tout autre d'ailleurs (consommation maximale d'oxygène ou VO2 max, par exemple).

À une époque, certains cyclistes ont donc pensé qu'en prenant des bétabloquants, ils abaisseraient leur fréquence cardiaque et qu'ils seraient ainsi plus performants. Mais ils ne s'étaient pas renseigné sur les autres effets secondaires et notamment sur le fait qu'ils abaissent aussi la fréquence cardiaque maximale à l'effort et limitent donc leur capacité. Ils s'en sont vite rendu compte par eux-mêmes et ces médicaments ont tout de suite été abandonnés. D'ailleurs, ils ont figuré à une certaine époque sur la liste des produits interdits, puis ont été à nouveau autorisés car ils ne peuvent procurer aucun avantage à celui qui les utilise. Au contraire, même chez les cyclo-sportifs souffrant d'hypertension artérielle, on essaie de leur donner d'autres molécules qui n'ont pas la propriété de limiter les capacités à l'effort.

Autre croyance, bien éloignée de tout dopage : les écarteurs de nez ! Ce fut une vraie mode. Il y a quelques années, des chercheurs ont pensé qu'en écartant les narines, le sportif pourrait aspirer une plus grande quantité d'air. C'est totalement faux ! À moins d'être malade – polype, œdème des fosses nasales, grippe, allergie, antécédents de fracture –, la respiration nasale est suffisante dans la vie courante. À l'effort, la quantité d'air nécessaire est tellement importante (on passe de 5 litres au repos à 100 litres, et parfois 200 litres chez les champions) que la majeure partie de la quantité d'air absorbée passe par la bouche et non par le nez. Partant de ces principes, l'écarteur nasal ne pouvait avoir qu'un rôle psychologique. Cependant, le marketing a été si bien fait qu'on a vu fleurir ces petits sparadraps munis d'une bandelette en plastique semi souple à l'intérieur. Tout le monde sportif en voulait, et pas seulement les cyclistes ! Ces petits objets n'ayant aucune utilité, ils furent rapidement abandonnés, même si on en voit encore quelques-uns aujourd'hui.

La dernière croyance est celle concernant des bracelets qui contiendraient une sorte d'aimant protégeant l'organisme de la maladie, des chutes, de la méforme ou de la malchance... peut-être permettent-ils même de gagner au Loto... On a vu apparaître ces « bijoux » aux poignets de coureurs mais aussi de suiveurs et d'autres personnalités dans tous les milieux. Là encore, un joli coup de marketing. Si l'on souhaite porter un bracelet, je pense qu'il vaut mieux acheter ceux de la Fondation Armstrong, qui au moins rapportent un peu d'argent en faveur de la lutte contre le cancer.

L'efficacité du dopage

Le vrai problème du dopage est qu'il est efficace. Les exemples ci-dessus prouvent que ce qui est inutile ou inadapté est rapidement abandonné mais quand on entend que certains produits sont utilisés depuis plus de 20 ans, on a la preuve qu'ils apportent quelque chose à leurs utilisateurs. Et le problème est là, car c'est une drogue. Et lorsqu'un athlète a essayé, souvent il y revient. Pour preuve, les contrôles positifs à répétition malgré les sanctions.

Quant aux risques pour la santé, dans la tête de ceux qui en prennent, ils ne semblent pas exister. Ils sont jeunes, en pleine forme et surtout déclarent en prendre « très peu » ! « contrairement à tel autre sport ou telle autre équipe, qui en abuse et fait courir des risques à ses membres. Mais nous ? Non ! »

Tout cela se fait dans le plus grand secret. Certains fabriquent leur mixture, ce qui devient de plus en plus facile et fréquent avec Internet. D'autres écoutent les mauvais conseilleurs ou quelques anciens. La vérité est que, si vous n'êtes pas dans l'intimité de l'athlète, vous ne saurez rien. Il s'agit d'une pratique interdite, ne l'oublions pas. Il ne va pas s'en vanter sur la place publique, auprès d'un directeur du Tour ou d'un médecin officiel.

Une seule fois j'ai été dans la confidence. C'était un coureur qui venait de tomber sur la piste des 6 Jours de Paris. Il présentait à l'évidence une fracture de la clavicule. Il me prit à part pour m'avouer : « Je préfère te le dire pour le cas où je devrais être opéré, j'ai pris [tel produit] avant la course ». Son honnêteté m'a touché mais il est sûr qu'il craignait pour sa santé et savait par ailleurs qu'il pouvait me faire confiance.

Dans les années 1960-1970, la consommation d'amphétamines pouvait être suspectée car elle donnait parfois des signes cliniques extérieurs : malaise, effondrement, sueurs inhabituelles, incohérence verbale, salivation anormale… Aujourd'hui, avec les hormones et autres produits utilisés, il n'y a aucune suspicion clinique possible. Les individus se comportent normalement, comme vous et moi. Ils utilisent des produits naturels, naturellement présents dans notre corps. D'où la difficulté des contrôles. Il était facile autrefois de retrouver des amphétamines. Il est plus difficile aujourd'hui de faire la part des choses entre ce qui est naturel et ce qui est un apport extérieur. Pour compliquer les choses, nous avons aujourd'hui des produits qui augmentent la sécrétion naturelle. Tout pour brouiller les pistes ! On comprend alors la difficulté des non experts à juger, les appels, les débats entre experts, les procès, les contre-appels... et la mauvaise foi !

Des gendarmes et des voleurs

Il existera toujours des gendarmes et des voleurs. Les voleurs auront toujours un temps d'avance sur les gendarmes mais ceci n'est pas une raison pour baisser les bras. Les recherches actuelles permettent de mettre au point des techniques de détection toujours plus pointues. La preuve, des individus qui ont utilisé tel ou tel produit, sont aujourd'hui démasqués, alors que leurs conseilleurs leur avaient certifié que le produit était indécelable. Jamais la détection n'a été aussi performante.

Malheureusement, depuis des années, le Tour est malmené. Même si l'organisation n'a rien à voir dans ce type de problème, les grandes affaires ressortent au moment du Tour. C'est le vainqueur du Tour, la première épreuve cycliste au monde, qui intéresse les médias par-dessus tout. Le Tour est l'épreuve phare du cyclisme mondial. Toute la presse du monde entier est présente, et tout problème sur ou autour du Tour est démultiplié au-delà de l'entendement.

Il n'importe. Il faut constater les dégâts. Quand on est passionné de vélo, il est douloureux de s'apercevoir que depuis Miguel Indurain, il y a seize ans, seuls deux vainqueurs sont sortis indemnes de la lutte anti-dopage, même si tous les autres n'ont pas forcément été contrôlés positifs : Carlos Sastre, vainqueur en 2008, et Oscar Pereiro, déclaré vainqueur en 2006 après le déclassement de Floyd Landis. Mais c'est l'Américain qui bénéficia des honneurs sur le podium des Champs-Élysées.

Je terminerai ce chapitre sensible en rendant hommage à mon équipe. En 40 ans, nous avons pratiqué de nombreux soins, chaque jour, conseillé des centaines de coureurs. Des médecins d'équipe sont souvent venus nous solliciter parce qu'ils avaient un doute. Jamais un problème de dopage n'est apparu suite à nos soins ou nos conseils. Tout le monde a toujours été vigilant et je tiens à en remercier toute cette belle équipe.

19

Vie privée, vie publique

Beaucoup de personnes imaginent que je ne travaille que pour le Tour de France. Il n'en est rien, même si j'en ai quelquefois émis le souhait. La direction du Tour n'a jamais donné suite à mes demandes. Pourtant, en dehors de la course, il y avait largement de quoi faire, notamment pour la sécurité en général, les contacts avec les services d'urgence, les réunions en préfecture... Tout cela aurait pu m'occuper à temps complet, mais cela n'a jamais été le cas.

En dehors des courses, j'exerce mon activité de médecin du sport. Je suis installé dans une clinique. En France, la médecine du sport n'est reconnue ni par la Sécurité sociale, ni par le Conseil de l'Ordre des médecins, mais elle existe. Elle est considérée par les organismes officiels comme une simple compétence. La médecine du sport est vraiment le parent pauvre de la médecine...

Je reçois évidemment beaucoup de cyclistes mais aussi des pratiquants de sports très variés allant du parachutisme à la plongée sous-marine, de la course à pied (beaucoup de marathoniens) aux arts martiaux.

La moitié des patients viennent pour des pathologies : entorse, claquage, tendinite, lésion des ménisques, mal de dos... L'autre moitié pour des aptitudes au sport, plus exactement pour la remise du certificat de non contre-indication à la pratique sportive. Cette activité est intéressante et variée.

Je rencontre énormément de cyclistes fervents randonneurs ou pratiquant des cyclo-sportives. Pas une semaine sans que l'on me parle de l'Ardéchoise, du BRA, de la Marmotte, de Levallois-Honfleur ou de l'Étape du Tour. Beaucoup de ces cyclistes sont devenus de véritables amis au fur et à mesure des tests annuels. Tout en travaillant, l'un d'entre eux affichait un total de 32 000 km par an ! Certains pros ne les font même pas.

Une clientèle de copains, sans distinction de classe sociale : du PDG à l'ouvrier, du notaire au petit cuistot. Sans distinction d'âge non plus car les plus jeunes sont encore en école de cyclisme alors que les plus anciens dépassent allègrement les 80 ans et sont toujours verts. Je compte plusieurs champions du monde dans ma clientèle. Ils pointent dans la catégorie vétérans mais ils sont aussi fiers de leurs titres que s'ils avaient 25 ans, et surtout ils se préparent certainement mieux qu'ils ne l'auraient fait 50 ans plus tôt ! Le cyclisme conserve !

Tous, évidemment, sont passionnés de vélo et, dans mon cabinet, on parle généralement plus de cyclisme que de médecine. Ils ont surtout la sagesse de se faire surveiller. Ils viennent pour avoir une garantie médicale et leur certificat mais, dès octobre, ils me font tout de même remarquer que je n'ai pas encore affiché la carte du Tour de l'année suivante sur les murs de mon cabinet !

Lorsqu'ils ont un problème, celui-ci est souvent lié à la pratique du vélo. Et l'on reparle de bicyclette, mais cette fois d'un point de vue technique : position, qualité du cadre, hauteur et marque de selle, guidon, chaussures et cales, entraînement, alimentation…

Connu mais ignoré !

Depuis 39 ans que je suis les compétitions de haut niveau, le grand public me connaît et, naturellement, pense que je ne m'occupe que d'athlètes de très haut niveau. C'est la télévision qui vous donne cette image de personnage inaccessible. Or, de très nombreux cyclistes amateurs sont venus me voir un jour, adressés par leur médecin ou plus souvent par un ami cycliste et m'ont déclaré qu'ils n'auraient jamais pensé que je m'occupais de gens de leur niveau. Ils n'auraient jamais osé prendre spontanément rendez-vous avec moi.

Dans mon équipe, j'ai toujours réuni une majorité de médecins originaires de la province. Un hasard ! Mais pour eux, tout est différent. Ils profitent pleinement de l'effet Tour de France. À 150 km à la ronde, on sait qu'il y a un médecin du Tour qui exerce à Vichy, à Cognac, à Saint-Chinian ou à Dôle et les cyclistes viennent parfois les consulter de très loin. Mais Paris est spécial, on y vit presque anonymement et le Tour m'a presque empêché d'accueillir certains cyclistes « timides » qui avaient une impression d'inaccessibilité.

Au sein des équipes professionnelles, le suivi médical est organisé par leur médecin d'équipe. Je ne vois donc que très peu de professionnels en activité dans mon cabinet mais il fut une époque où Yves Hézard, directeur sportif de l'équipe Toshiba-Look-La Vie Claire me demandait d'effectuer des tests sur tous ses coureurs Il y avait parmi eux Jean-François Bernard, ancien maillot jaune et vainqueur d'étape au Ventoux en 1987. Il envisageait de battre le record de l'heure et nous avons même fait des tests poussés. Bjarne Riis, jeune professionnel danois arrivant en France, qui devait gagner le Tour 1996, faisait aussi partie de cette équipe.

Par contre, d'anciens professionnels prennent toujours soin de leur santé et je reçois régulièrement, et ce n'est pas révéler un secret médical car ils en parlent volontiers eux-mêmes, Stéphen Roche, vainqueur du Tour en 1987, Bernard Gauthier, vainqueur de 4 Bordeaux-Paris, Jacques Cadiou, l'ancien équipier de Cyrille Guimard, ou quelques filles des équipes de France des années 1970-1980. J'ai même des membres de la famille d'anciens champions. Ainsi un petit neveu de Jean-Marie Goasmat, né en 1913 et vainqueur d'étape en 1936. À chaque visite nous ne manquons pas d'évoquer son grand-oncle, qui fait partie de l'Histoire du Tour.

Une championne en Île-de-France

En septembre 2000, une dame, qui ne faisait pas de vélo, est venue me voir pour un test d'effort. Elle avait 33 ans et, sans difficulté apparente, elle a pédalé à 280 watts, ce qui est une puissance exceptionnelle pour une femme, surtout non cycliste. Nous avons longuement discuté. Je lui ai parlé de vélo en lui disant qu'elle serait probablement capable de belles performances. Les années ont passé, sans aucune nouvelle.

Je ne la revit qu'en 2010 et là, elle m'apprit que 10 ans plus tôt, lors de sa visite, je l'avais convaincue. Elle s'était mise très sérieusement au vélo et, en 2005, était sacrée championne d'Île-de-France UFOLEP. L'annonce d'un bébé avait mis sa pratique cycliste entre parenthèses, mais lorsque je la revit elle souhaitait surtout que je la remotive pour participer à nouveau à des compétitions.

Monsieur Goddet !

Le père de Jacques Goddet fut un des collaborateurs de Henri Desgrange lors de la création du Tour. Jacques Goddet, lui, est né en 1905. Il a grandi avec le Tour et en a toujours entendu parler. C'était un immense monsieur, la classe anglaise. La tenue coloniale qu'il portait sur le Tour restera célèbre à jamais. Il était d'agréable compagnie, mais c'était un grand patron. C'était Monsieur Goddet ! Je le rencontrai pour la première fois en 1972 pour de petits soins : une écharde dans un doigt. Lorsque je le vis s'avancer vers moi, je fus très impressionné. Il me salua d'un « Bonjour Docteur », ce que je n'étais pas à l'époque, et je me demandai si j'allais être à la hauteur.

Très sportif, alors qu'il avait déjà dépassé les 75 ans et que nous logions dans le même hôtel, que je lui tenais la porte de l'ascenseur qui menait à nos chambres. Il me dit alors : « Merci, mon vieux, mais je monte toujours à pied ». J'ai retenu la leçon et depuis, je renonce souvent aux ascenseurs en pensant à celui qui avait tout de même 45 ans de plus que moi et qui les refusait.

Il appelait beaucoup de monde « Mon vieux ». C'était un signe d'estime et de considération. Mais il savait aussi être virulent dans ses articles contre les coureurs que pourtant il aimait tant, ou à l'égard de ses collaborateurs lorsque leur attitude, leur conduite ou leurs articles ne lui convenaient pas. Il m'impressionnait car tout en étant directeur du Tour de France, après l'étape, souvent très longue à l'époque, il reprenait sa casquette de journaliste et écrivait de longs articles sur la course, en salle de presse, au milieu de ses collègues. Et le soir, il recevait la haute société car il connaissait tous les ministres, sénateurs et maires mais aussi tous les grands patrons français de l'industrie, des finances...

Rue du Faubourg-Montmartre, là où le Tour est né, il disposait d'un immense bureau, tout en longueur, qui paraissait sans fin. Lorsque l'on était introduit, on était saisi par le volume de cette pièce interminable, aux murs revêtus de bois. L'homme était à son bureau, tout au fond, et personne n'était très à l'aise pour traverser et arriver jusqu'à lui.

Il ne suivait jamais Paris-Tours lorsque cette course tombait le jour de l'ouverture de la chasse. J'en avais été très étonné la première fois, mais il m'expliqua lui-même que cette journée était sacrée pour lui. C'était un grand chasseur. Lorsque j'achetai son livre *L'Équipée belle* (Éditions Robert Laffont) à sa sortie en 1991, et que je lui demandai de me le dédicacer, il inscrivit « À Gérard Porte qui tient le Tour en bonne santé ». Il me rendait là un bel hommage après m'avoir remis personnellement, le 10 juillet de la même année, à Reims, dans ma région, la médaille de la Reconnaissance du Tour. Celle-ci est attribuée aux suiveurs qui totalisent vingt participations. Un ancien coureur devenu suiveur, et qui serait un jour mon pilote, me dit ce jour-là : « Bravo docteur, la médaille c'est bien mais le plateau, après 30 ans, c'est beaucoup mieux ». Je ne pensais jamais y arriver un jour.

C'était un homme charmant et je n'eus que de bons rapports avec lui. Etant donné ce qu'il représentait pour moi, je lui demandai d'être mon témoin de mariage, en 1986. Il me fit l'honneur d'accepter, tout comme Jacques Anquetil, que j'avais également sollicité. Ainsi, moi, le petit passionné de vélo, originaire de la campagne, je me retrouvais avec deux témoins célèbres qui avaient marqué l'Histoire du Tour.

Après le mariage à la mairie du 18e arrondissement de Paris, dont Roger Chinaud était le premier élu à l'époque, la municipalité avait organisé un vin d'honneur dans un salon privé devant quelques personnalités parmi lesquelles Jean-Loup Dabadie et Robert Chapatte. Monsieur le maire nous offrit à Jacques Goddet, Jacques Anquetil et moi-même une bouteille du très rare vin de Montmartre, la vigne de Montmartre étant au cœur du 18e arrondissement. Par contre, les témoins de mon épouse n'eurent droit… qu'à une poignée de main !

Jacques Goddet a dirigé le Tour dès 1936, à l'âge de 31 ans, lorsque Henri Desgrange fut contraint d'arrêter, pour raison de santé, à Charleville. Il est resté à sa tête jusqu'en 1987, à l'âge de 82 ans mais toujours aussi vaillant. Il est décédé le 15 décembre 2000 et depuis, je vais quelquefois me recueillir sur sa tombe, au cimetière de Passy à Paris. Je lui dois bien cet hommage. Avec Félix Lévitan, ils auront orienté une grande partie de ma carrière.

Henri Desgrange, dont les initiales HD ont longtemps figuré sur le maillot jaune, était né en 1865. Il est mort en 1940 et il me plaît de rappeler une nouvelle fois qu'il connaissait parfaitement le vélo puisqu'avant d'être le directeur du Tour, il avait été recordman de l'heure. Un hommage est rendu à ce grand homme du sport en 2011, pour le centième anniversaire du premier passage du Tour au sommet du Galibier. Là où a été érigé un monument à sa mémoire.

Félix Lévitan

Félix Lévitan et Jacques Goddet étaient très différents mais complémentaires. L'un connaissait le tout-Paris et était l'image du Tour, l'autre était le gestionnaire, le comptable, l'organisateur de terrain. Félix Lévitan avait commencé très jeune, comme porteur de journaux dans Paris, probablement pour le journal qui a précédé le *Parisien libéré* après la Première Guerre mondiale. D'abord pigiste, il est rapidement devenu journaliste sportif. C'est à ce titre qu'il a connu Marcel Cerdan et sa compagne Édith Piaf. J'adorais quand Félix Lévitan et son épouse Geneviève me parlaient d'Édith Piaf.

Rapidement, Félix Lévitan est devenu rédacteur en chef des sports au *Parisien libéré*, et on le retrouve à la reprise du Tour en 1947 comme directeur adjoint au côté de Jacques Goddet. C'était un petit homme sec, charmant, mais devant lequel la plupart des gens n'étaient pas à l'aise. Personne n'aimait être convoqué dans son bureau. Tous le craignaient.

Dans les années 1980, il y avait souvent à l'hôtel de la direction une grande salle de restaurant où se retrouvaient tous les suiveurs logés sur place. Ce soir-là, il y avait beaucoup de bruit. La salle résonnait, nous étions nombreux et tout le monde parlait sur un ton assez soutenu. Arrivant de l'extérieur avec un de ses amis journaliste et entendant le brouhaha, il fit le pari de faire taire toute la salle en cinq secondes. Il entra tout simplement et, miracle, cinq secondes plus tard on entendait une mouche voler. Son personnage impressionnait, un peu comme un directeur d'école entrant dans une salle de classe trop bruyante !

Il était très strict mais pourtant il tolérait que je sois torse nu sur la moto derrière le peloton. Ce n'était pas prudent, j'en conviens, mais on roulait à moins de 30 km/h en début d'étape, et il n'y avait pas autant de véhicules ou de motos qu'aujourd'hui. Il me disait seulement : « Mon cher Gérard, faites attention au coup de soleil ! ». Je m'attendais à bien pire de sa part.

Il était très soucieux de sa condition physique, et savait que le Tour était exigeant, même pour un suiveur. Une fois par semaine, il montait à sa chambre dès 19 heures et prenait juste une tisane pour récupérer. Son travail terminé, il ne voulait plus voir personne et souhaitait se coucher tôt.

Au départ du Tour 1981, à Nice, son épouse trébucha lors de la cérémonie de présentation des coureurs. Elle s'ouvrit largement le front et des points de suture étaient nécessaires. Félix Lévitan, résidant à Cannes, connaissait bien les autorités niçoises et, après m'avoir demandé de pratiquer les premiers soins, il partit avec son épouse aux urgences de l'hôpital. Il avait prévenu et pensait être accueilli immédiatement. Mais les urgences étaient débordées et il n'y eut pas de passe-droit. C'est peu dire que Félix Lévitan en fut très contrarié. Il me rappela et me demanda si je pouvais faire les points de suture dans leur chambre. Dans de mauvaises conditions, je me mis à recoudre la plaie de Madame Lévitan, avec la crainte de mal faire, d'autant plus que j'étais épié par quelques amis présents. Mais tout se passa bien et cet incident compta certainement dans l'estime dont je bénéficiai par la suite auprès de Félix Lévitan, de son épouse et de leur fille Claudy.

Félix Lévitan quitta le Tour en 1986 et disparut le 18 février 2007, à l'âge de 95 ans. Il a lui aussi marqué l'Histoire du Tour et je lui dois, comme à Jacques Goddet, de m'avoir accepté comme infirmier, médecin puis médecin-chef.

Jean-Marie Leblanc

Jean-Marie Leblanc a fait partie des grands dirigeants du Tour. Il exerça cette fonction de 1989 à 2006, soit pendant 18 ans. Il a d'abord été coureur. Bon coureur puisqu'il participa à deux Tours de France, le premier en 1968 dans l'équipe de France B. Par la suite, il devint un brillant journaliste à *La Voix de Nord* puis fut appelé à *L'Équipe*. Rapidement, il devint rédacteur en chef du cyclisme. Jacques Goddet le prit comme speaker de Radio Tour et il suivit plusieurs Tours à ses côtés. C'est là qu'il apprit le métier d'organisateur en ayant le meilleur professeur possible.

Il connut des moments difficiles, notamment en 1998 avec l'affaire Festina, mais il sut toujours réagir à bon escient et se montrer à la hauteur. Son expérience de coureur professionnel lui a certainement été utile. Il a pu quitter le Tour la tête haute et passer le flambeau en 2006 à Christian Prudhomme, grand passionné de vélo mais qui, comme moi, n'a pas connu le peloton de l'intérieur.

Jean-Marie Leblanc m'a fait l'honneur de me remettre le mardi 10 juillet 2001, à Anvers en Belgique, le plateau de la reconnaissance du Tour pour ma 30e participation. Qu'il en soit ici remercié.

La Légion d'honneur

J'aurais dû fêter mon 40e Tour en cette année 2011. Ce ne sera probablement pas le cas, tout au moins dans la fonction qui était la mienne jusqu'ici. À cette occasion, j'aurais pu rendre un grand hommage à « ma » belle équipe médicale, si fidèle durant des années et que j'ai constituée avec patience.

Des dirigeants, bien loin du monde cycliste, de cette grande famille, en ont décidé autrement sans tenir compte de l'Histoire du Tour, ni de l'expérience, ni des hommes. Ils n'ont pas hésité à briser la passion et le rêve de bon nombre d'entre nous... Aujourd'hui, je pense aux coureurs, aux directeurs sportifs, aux journalistes, à tous les suiveurs, au public et à mon ancienne équipe.

Mais, malgré cette décision, le président de la République, Monsieur Nicolas Sarkozy, me remettait le 2 février dernier au Palais de l'Élysée les insignes de chevalier de la Légion d'honneur pour service rendu au sport cycliste durant près de 40 ans.

Lors de cette cérémonie, le Président se montra très chaleureux à mon égard et me glissa à l'oreille avec un sourire complice : « Je suis vraiment heureux que ce soit moi qui vous la remette car vous savez combien j'aime le vélo ». Ces paroles m'ont énormément touché, d'abord parce qu'elles étaient murmurées, confidentielles, ensuite parce qu'il les a prononcées comme un remerciement, comme si c'était moi qui lui faisait honneur en le sollicitant pour me remettre cette distinction. Le monde à l'envers, une nouvelle fois, mais avec un président de la République française, qui, il est vrai, adore le cyclisme. Merci Président !

J'avais invité mon ami l'académicien Jean-Loup Dabadie. Celui-ci ne pouvait pas se libérer, mais il me fit cette remarque : « Je suis très touché car j'ai souvent été invité à des remises de décorations mais c'est la première fois qu'un médecin m'invite, et de plus à l'Élysée ». Invité, il l'était souvent, mais plutôt par des artistes.

C'est un ancien président du Club cycliste de Denain, Jean-Claude Halliez, ami de Robert Mintkewicz qui, avec Michel Drucker, Jean Gachassin, Jean-François Lamour, Alain Calmat et bien d'autres, m'a fait admettre dans ce cercle très restreint. Il m'avait déjà fait décerner antérieurement les médailles de bronze, d'argent et d'or de la Jeunesse et des Sports. Qu'il reçoive ici toute ma reconnaissance.

J'en profite pour remercier tous les bénévoles du Grand Prix de Denain, cette belle course d'un jour : notre ami Jean Donain, ancien président disparu en 2006, Dominique Serrano, son successeur, Roger Crombez, son collaborateur précieux, et à travers eux tous ceux qui, partout en France, métropolitaine et outre-mer, donnent de leur temps pour que ce beau sport existe.

Une pensée particulière et mes remerciements pour Thierry et François Cazeneuve, les jumeaux, qui, en plus de leur amitié fidèle, ont fait confiance à mon équipe sur leur belle course « Le Critérium du Dauphiné », pendant plus de 20 ans. Ils m'ont de plus présenté plusieurs de mes collaborateurs fidèles.

Pour conclure, je tiens à redire le bonheur que j'ai eu à être le compagnon des cyclistes. Le porteur du maillot jaune était un Dieu pour moi lorsque j'avais 15 ans. Souvent je me suis retrouvé en situation de soigner ces coureurs porteurs de la plus belle tunique, couleur or. Dans ces moments-là, j'ai toujours repensé à mon adolescence et j'ai apprécié à sa juste valeur le privilège qui était le mien.

Je remercie le vélo pour tout ce qu'il m'a permis de vivre.

Cette présence auprès des athlètes a nécessité beaucoup de disponibilité, tout au long de ces 39 années. Elle a un prix et je tiens à remercier pour leur compréhension ma famille, mes parents, hélas partis avant d'avoir pu lire ce témoignage, mes amis et, avant tout, mon épouse Évelyne.

Remerciements

Mes remerciements à tous les équipiers qui m'ont accompagné durant ces quatre décennies, y compris ceux que j'aurais pu oublier.

Christophe Abric, Halina Adamczyk, Jacqueline Allary, Jean-Claude Annaert, Hubert Arbes, Michel Avale, Dr Michel Babeau, Philippe Baran, Lionel Béchu, Philippe Bénard, Dr Jos Benders, Dr Michel Berger, Valérie Bernard, Fabrice Berthomé, Dr Edwige Bertin, Jacques Bessou, Martine Bloch, Dr Pierre Boubée, Dr Patrice Bouillon, François Brandy, Dr Bruno Brazier, Michel Briffaut, Dr Jean-Jacques Brossard, Rosa Bruna, Philippe Buirette, Alain Caille, Dr Thierry Campas, Aldo Carbonari, Pierre Cargnelli, Marie Cénac, Dr Éric Ciocca, Nicolas Clauss, Dr François Chadoutaud, Dr Laurent Chardin, Dr Jacques Christophe, Jo Cohade, Jean-Claude Colotti, Véronique Declas, Élisabeth Degardin, Dr Jean-Jacques De La Forest Divonne, Pierre-Yves Delevaque, Dr Laurent Deluche, Laurent Desbiens, Roland Diesny, Jacques Dittmar, Jean-Philippe Djowa, Michel Dorgère, Nicolas Dubois, Dr Alain Ducardonnet, Jacques Duchaussoy, Dr Caroline Ducos, Philippe Dufour, Dr Roland Dumas, Stéphane Dumont, Jérôme Dziembowski, Patrice Esnault, Robert Fabre, Bernard Faure, Richard Fauterre, Virginie Fernandez, Marie-Noëlle Féron, César Gallo, Jean-Luc Garnier, Jean-François Girard, Bernard Gispert, Sylvain Gitton, Dr Stéphane Glaisal, Nicolas Goreux, Armand Gorce, Dr Claude Goubault, Jean-Michel Gourgues, Benjamin Guyot, Dr Catherine Guyot,

Serge Guyot, Odile Hamon, Jacques Hanegraaf, Henri Heintz, Dr Bernard Henke, Sylviane Huberman, Christian Jacob, Guillaume Jaffré, Dr Pascal Jayais, Gilbert Josserand, Fabien Joyard, Dr Emmanuel Julien, Dr Claude Labanère, Michèle Lacroix, Jean-Michel Lance, Gérard Larpin, Maguy Lavit, Alain Leclerc, Patricia Leclerc, Dr Luc Lécuyer, Yves Le Guellec, Sylvie Lottin, Gilles Maignan, Brigitte Mairesse, Marc Malotiaux, Didier Mandon Joly, Jacques Marquet, Cédric Marsault, Dr Ludovic Martino, Gilles Maurice, Dr Alain Mazaud, Sylviane Melin, Orphée Ménéghini, Jean Milesi, Robert Mintkewicz, Dr Philippe Miserez, Florence Molaro, Francis Moreau, Philippe Morlain, Jean Moulin, Mickaël Mula, Jean Pierre Odier, Dr Bernard Otto, Guy Ozenne, Dr Olivier Paul, Jean-Yves Pécheur, André Perry, Franck Perry, Yves Pirollo, Gaston Plaud, Valérie Poirier, Régis Porte, Pascal Pradeau, Dr Paul Raymond, Jean Richard, Dr Pascal Rivat, Patrick Robin, Dr Pascal Rosselot, Alain Roy, Jacques Roy, Dr Xavier Roy, Hervé Rozé, Emmanuel Sauzéon, Dr Xavier Schwartz, Salvador Soriano, Jean-Paul Tannion, Teun Van Vliet, Pascal Veyssière, Christian Vidal, Marc Vidore, Catherine Vrignaud, Franck Walusinski.

Mes remerciements également à :

Maryline Abrimont, Gilles Alberti, José Alvarez, Bernard Azam, Éric Barthelet, Claude Benech, Valérie Bernard, Roger Boullier, Bernard Braun, Patrice Brun, Joël Camart, Jean-Baptiste Carminati, François Cazeneuve, Thierry Cazeneuve, Bernard Chalchat, Nils Clémencin, Antoine D'Agostino, Dr Christian Decloquement, Emmanuel Dehan, Henriette Desbois, Sophie Dion, Monique Douet, Dr Laurence Ducrot, Franck Durand, Christian Fabre et son équipe, Marie-Noëlle Féron, Dr François Fisch, Christian Garbarini, Laurence Gilot, Patrick Gruau, Dr Richard Guédon, Sandrine Hémono, Alain Huguet, Maguy Lavit, Erwan Le Bars, Jérôme Le Dantec, Dr Pierre Lesourd, Christophe Lévêque, Bernard Le Viavant, Marcel Martin, Arnaud Mary, Jean Mathieu, Thierry Moreau Defarges, Frédéric Muller, Patrick Petit, Dr Thierry Poiraud, Dr Christophe Ravault, Geoffroy Robert, Raphaël Robert, Sylvain Senet, Simone Séréro, Michel Talgorn, Maurice Thévenon, Joseph Toulot, Dr Dominique Truchot-Cardot, Jean-Jacques Zanetto.

Et aux sociétés :

Air Liquide Santé, Bottu, Ciba Geigy, Cosmolys, Dimatex, Ezy Wrap, Fornet, Fournier Frères, Janssen Cilag, Laërdal, Martinet, Ménarini, Pierre Fabre, Rhône-Poulenc, Roche-Nicholas, Sanofi, Schiller, SM Europe, Spécia, Thuasne, Upsa, Wyeth Lédерlé, Zambon.

Ouvrage publié sous la direction de Laure Paoli
Suivi éditorial : Myrtille Chareyre
Relecture et correction : Cécile Chavent

Composition Nord Compo
Impression CPI Bussière en mai 2011
à Saint-Amand-Montrond (Cher)
Éditions Albin Michel
22, rue Huyghens, 75014 Paris
www.albin-michel.fr
N° d'édition : 19805/01. – N° d'impression : 111538/4.
Dépôt légal : juin 2011.
ISBN 978-2-226-21787-5
Imprimé en France.